Guide pratique de prévention et traitement des cancers gynécologiques et mammaires

Pierre Joseph INGALA AMASA

Guide pratique de prévention et traitement des cancers gynécologiques et mammaires

Nouvelle édition, revue corrigée et augmentée

Préface du Professeur François GOLFIER

L'Harmattan
RDCongo

1ère édition, L'Harmattan RDCongo, 2021.

5-7, rue de l'École-Polytechnique 75005 Paris

http://www.librairieharmattan.com

ISBN : 978-2-14-020961-1
EAN : 9782140209611

Abréviations et acronymes

ACE : antigène carcino embryonnaire

AGO : assemblée generale ordinaire

ADN: acide désoxyribo nucléique

ALK : anaplasic lymphoma kinase

AMM : autorisation de mise sur le marché

ARN: acide ribo nucléique

ASMR: amélioration du service médical rendu

ASS : afrique subsaharienne.

ATU : autorisation temporaire d'utilisation

AUC: area under the curve

Bcl2: B cell lymphopma 2

BCRP: breast cancer resistance protein

BM: biologie moléculaire.

BRCA: breast cancer antigen

CA125: carcinoma antigen 125

CCIC: carcinome canalaire in situ

CCS: completeness carcinoma score

CDK : cycline dépendant des kinases

CDKI…….. : cdk inhibitor

CHIP : chimiothérapie intra péritonéale

CIN : cervical intra-épithéliale néoplasie

CISH : cytokines inducible SH2containing protein

CLIS : carcinome lobulaire in situ

CMI : chaine mammaire interne

CSM : cancer du sein métastatique

CTLA-4 : cytotoxic t-lymphocytes assoicated protein 4

CUK : cliniques universitaires de Kinshasa

DNMT: DNAmethyltransférase.

EBCTCG: early breast cancer trialisfs collaborative group

EBV: Epstein-Bahr virus

ECG: electrocardiogramme

ECHO: echographie

ECOG Ps: eastern cooperative oncology group (group)-palliative- science

EGF: epidermal growth factor

EL: embole lymphatique

ESMO: European society of medical oncology

EVA : evaluation visuelle analogue

FIGO : fédération internationale des gynécologues obstétriciens

FIV : fécondation in vitro

FVO : frottis vaginal oncologique

G0 : phase de repos des cellules

G1 : phase d'entrée dans le cycle cellulaire

G2 : phase pré mitotique du cycle cellulaire

GS: ganglion sentinnelle

GTV: gross tumor volume

HCG: hormone chorionique gonadotrope

HER-2: human endothélial receptor-2

HIS: hybridation in situ.

HNPCC: hereditary non-polyposis colorectal cancer

HPV: human papilloma virus

HSIL: high grade squamous intra epithelial lésion

HTA : hypertension artetrielle

HTIC : hypertension intracrânienne

IA : inhibiteur de l'aromatase

IFN : interféron

IHC : immuno histochimie

IL : interleukine

IM : intra musculaire

IRM : imagerie par résonnance magnétique

IVA : inspection visuelle à l'acide acétique

IVD : intra veineuse directe

IVL : inspection visuelle au lugol

Ki67 : indice de prolifération Kiel 67

LHRH: luteinizing-hormone-releasing hormone.

LIEBG : lésion epithéliale de bas grade

LIEHG : lésion epithéliale de haut grade

LSIL: low grade squamous intra epithelial lésion

LSV : lichen scléreux vulvaire

M : mitose

MAPK : mitosin activated protein kinase

MCNT : maladie chronique non transmissible

MIV : maturation in vitro

MMP13 : membrane metallo protéinase 13

MSI-H : microsatellite instability-high

NCCN: national comprehensive cancer network

Neu : neuroblastome

NFS : numération formule sanguine

NTA : nécrose tubulaire aigue

OAP : œdème aigu du poumon

ODD : objectif de développement humain durable

OMS : organisation mondiale de la santé

ONU: organisation des nations unies

OVHIPEC: hyperthermic intraperitoneal chemotherapy for ovarian Cancer

PARP: poly add-ribose polymerase

PCNA: proliferating cell nuclear antigen

PCR: polymérase chain reaction

PD-L1: programmed death ligand 1

PET : tomodensitométrie par émission des positons

PEV : poussée evolutive

PFRFI : pays à revenu faible et intermédiaire

PI3-K-mtor: phosphor inositol kinase mammalian

PIPAC : chimiothérapie intrapéritonéale pressurisée par aérosol

R: récepteur

RANKL: receptor activator of nuclear factor kappa-B ligand

Rb : rétinoblastome

RCMI : radiothérapie conformationnelle avec modulation d'intensité

RCP : réunion de concertation pluridisciplinaire

RCPG : récepteur cytoplasmique couplé aux protéines G

RDC : république démocratique du congo

RE: récepteur oestrogénique

CTLA-4: regulator of chromatin subfamily family a member 4

RH : récepteur hormonal

RM : récepteur membranaire

RP : récepteur progestéronique

RTE : radiothérapie Externe

RTH : radiothérapie

RTK : récepteur tyrosine kinase

RT-PCR : retro transcriptase polymérase chain réaction

RX : exploration radiologique au rayon X

S : phase de synthèse de l'ADN dans le cycle cellulaire

SBR: Scarff Bloom Richardson

SCC-Ag: squamous cell carcinoma antigen

SMARCA 4: SWI / SNF related matrix associated action dependant

SOMPK: syndrome des ovaires micropolykystiques

STUMP: smooth muscle tumors of uncertain malignant potential

TAP: thoraco- abdomino-pelvien.

TCD4+: T cells lymphocytes cluster of differenciation 4

TD: tube digestif

TDM: tomodensitometrie

THS: thérapie hormonale de substutition

TNM: tumor nodes metastasis

TTG : tumeur trophoblastique gestationnelle

TV : toucher vaginal

UICC : union internationale contre le cancer

UPA-PAI1 : activateur du plasminogène de type urokinase

UIV ; urographie intra veineuse

VEGF : vascular endothélial growth factor

VHB : virus de l'hépatite B

VIN : vulvar intra-epithelial néoplasia

Dédicace

« À mon épouse et mes enfants, pour leurs actions au bénéfice des malades et orphelins, je dédie cet ouvrage »

Remerciements

Au terme de cet ouvrage je remercie particulièrement :

- le professeur François Golfier, chef de service de chirurgie gynécologique et oncologique–obstétrique, responsable du centre INCa des tumeurs trophoblastiques de l'institut de cancérologie des hospices civils de Lyon, Université de Lyon / France, que je n'ai jamais rencontré mais qui, en acceptant d'apprécier et de préfacer cet ouvrage, n'est pas resté insensible à la demande que je lui avais adressée. De cet acte, j'ai eu l'occasion de mesurer sa grandeur en tant qu'homme et scientifique qui a consacré sa vie pour le bien de l'humanité à travers la médecine dont il a la passion depuis sa naissance. Qu'il trouve ici non seulement l'expression de mes remerciements mais également ma profonde considération, ma gratitude et mon désir de le rencontrer et de travailler davantage à sa proximité ;

- le professeur François Lepira Bompeka (Université de Kinshasa, RDC), bien que n'étant plus de ce monde, pour avoir participé efficacement à la conception de cet ouvrage ;

- le docteur Abou Dao (Service de radiothérapie, clinique Nganda, Kinshasa, RDC) avec qui j'ai eu plusieurs contacts et discussions pour la mise au point de cet ouvrage ;

- les professeurs Philippe Simon (ULB, Belgique), Mputu Lobota, Mboloko Esimo, Lokomba Bolamba, Lebwaze Massamba (Université de Kinshasa, RDC) et le docteur Beaume (Centre médical de Kinshasa, Kinshasa, RDC) pour leurs remarques pertinentes et encouragements ;

- le professeur Matangila Musadila (Université de Kinshasa et représentant des éditions L'Harmattan en RDC) avec son équipe pour l'ajustement littéraire du texte et la mise en forme de l'ouvrage.

- mon épouse Huguette Makusa Mpolo et mes enfants Samuel Ingala Kanobokasa, Dju Ingala Djua-Kali, Victoria Ingala Uwezo, Maicha Ingala Maicha Ndjema, Miclelle Ingala Mwema et Rose Ingala Mwangaza pour leur soutient moral.

Préface

Le « guide pratique de prévention et traitement des cancers gynécologiques et mammaires » est un ouvrage exhaustif didactique à destination des gynécologues en formation comme des praticiens diplômés en exercice, rédigé par le professeur INGALA AMASA Pierre Joseph, MD, PhD.

En insistant dans le titre sur la facette de prévention des cancers gynecologiques et mammaires, le professeur INGALA AMASA témoigne de sa conscience aiguë de l'importance des actions qu'il est indispensable de développer au bénéfice de la population. C'est bien par le biais de la prévention que de nombreux cancers pourront être évités ou diagnostiqués à des stades précoces plus facilement curables avec les moyens déjà disponibles.

Chaque chapitre fournit un état de l'art du traitement des cancers qui pourra sans nul doute servir de guide de premier recours aux professionnels de santé. La disponibilité de nombreux algorithmes décisionnels et de protocoles thérapeutiques détaillés guidera le lecteur dans la complexité des choix de traitement. Avoir ce livre à disposition immédiate incitera chaque médecin à savoir prendre des décisions thérapeutiques basées sur les recommandations les plus récentes de sociétés savantes.

La disponibilité de références bibliographiques en fin de l'ouvrage permettra aux plus curieux lecteurs d'étendre leurs connaissances et notamment d'ouvrir leur esprit critique sur la validité externe des données publiées dans des revues souvent prestigieuses.

Le professeur INGALA AMASA a réalisé un immense travail de synthèse de la cancérologie gynécologique et mammaire. La capacité de vision globale dont il fait preuve en rédigeant cet ouvrage n'a d'égale que sa persévérance à finaliser un travail d'excellence. Il fait preuve ainsi d'une implication tout à fait exemplaire dans le partage des connaissances. On ne peut attendre de cet ouvrage qu'une homogénéisation et une optimisation des pratiques basées sur les données actuelles de la science, dans l'intérêt des femmes qui confient leur santé à des praticiens éclairés et intègres. Que le professeur INGALA AMASA en soit chaleureusement félicité et remercié !

Lyon, le 17 avril 2021

Professeur François GOLFIER

Avant Propos

Les pays à revenu faible et intermédiaire (PRFI), dont ceux de l'Afrique Subsaharienne (ASS), sont confrontés, en plus du fardeau des maladies transmissibles et les troubles nutritionnels, à l'émergence des maladies chroniques non transmissibles (MCNT), dont le cancer. Cette émergence est justifiée, entre autres, par la transition démographique, nutritionnelle et épidémiologique sous-tendue par l'amélioration de l'espérance de vie et, surtout, l'adoption des habitudes du mode de vie occidentale.

Les projections de l'Organisation Mondiale de la Santé (OMS) indiquent qu'à l'horizon 2030, la morbi-mortalité liée aux MCNT va atteindre voire dépasser celle des maladies transmissibles hypothéquant ainsi le développement humain durable.

En réponse à l'impact négatif des MCNT, dont le cancer, sur le développement humain durable, l'Assemblée Générale de l'Organisation des Nations Unies (ONU) et de l'OMS ont reconnu les MCNT, dont le cancer, comme un problème mondial de santé publique et de développement requérant des stratégies éprouvées de lutte.

Pour matérialiser cette approche, la prévention et la prise en charge des MCNT, dont le cancer, font partie intégrante des objectifs du développement humain durable (ODD) dans une approche « santé et développement ». A cet effet, un accent particulier a été mis sur la prévention de ces maladies ; cependant, compte tenu du caractère longtemps asymptômatique de celles ci et du diagnostic tardif, le dépistage et la prise en charge précoce ont été proposés comme stratégies complémentaires à la prévention. La prise en charge requiert donc des protocoles standardisés et validés susceptibles de permettre l'évaluation des patients et renseigner les planificateurs et les décideurs politiques.

Parmi les cancers, les cancers gynécologiques contribuent, de manière substantielle, à la morbi-mortalité observée dans les pays de l'ASS, dont la République Démocratique du Congo (RDC). D'où la nécessité d'adapter et contextualiser les recommandations des Sociétés Savantes Internationales et de l'OMS sur la prise en charge des cancers, en général, et des cancers gynécologiques, en particulier, à l'environnement sanitaire et socioéconomique. C'est la raison pour laquelle, nous mettons à la disposition des apprenants, des gynécologues et des praticiens, le présent guide pratique de prise en charge des cancers gynécologiques et mammaires tout en plaidant pour la création des centres d'excellence de concérologie et des filières post universitaires de formation des oncologues.

L'objectif poursuivi par ce guide est double : d'abord, fournir un outil de travail fiable aux futurs médecins, praticiens et aux gynécologues pour une prise en charge rationnelle des cancers gynécologiques et mammaires basée sur l'évidence scientifique puis, contribuer à la réduction de la morbi-mortalité et, partant, à l'atteinte des ODD auxquels la RDC a souscri.

Introduction générale

Ce livre est un guide pratique de prévention et de traitement des cancers gynécologiques et mammaires.

En effet, les cancers provoquent un véritable traumatisme psychologique tant chez le patient que chez son environnement. On est souvent porté au désespoir comme si c'était une fatalité tant le taux de mortalité liée aux cancers reste élevé et le coût de la prise en charge très conséquent. L'urgence d'informer le public sur cette maladie s'impose tant pour la prévention que pour la meilleure prise en charge médicale. La panique s'accroît surtout quand on est en face d'un patient dépourvu des moyens financiers pour y faire face, singulièrement dans le contexte Africain. Etre atteint d'un cancer signifie pour un grand nombre, une mort imminente.

La difficulté de la documentation sur les cancers a motivé ma détermination à mettre à la disposition du public et des chercheurs un outil de travail pour aider à la prévention et au traitement de ces types des maladies, en particulier gynécologiques et mammaires. Mon objectif est aussi d'informer les lecteurs sur cette question pour un comportement responsable et serein.

L'ouvrage a pour ambition d'être un outil de référence de premier recours capable d'aider chaque professionnel de santé à prendre promptement une décision thérapeutique anti cancéreuse juste et de l'appliquer correctement.

La question majeure reste celle de savoir comment prévenir et traiter les cancers, dont gynécologiques et mammaires ? Quels comportements responsables et sereins adopter pour ne pas laisser la place au traumatisme et au désespoir face à cette pathologie ? Car tant que ces questions ne sont pas résolues, le taux de mortalité lié aux cancers sera toujours élevé: telle est mon hypothèse.

Je n'ai pas la prétention d'épuiser la réflexion sur les questions de prévention et de traitement des cancers gynécologiques et mammaires. Ce guide pratique requiert dès lors d'être complété et enrichi par les résultats des recherches des autres. Toutefois, ces pages apportent un éclairage indispensable sur cette pathologie.

En effet, dans cette présente conception, ce guide pratique rappelle certaines généralités indispensables à savoir d'une part, et d'autre part les protocoles thérapeutiques des différents cancers. Les généralités sont un rappel de la multiplication cellulaire, l'oncogenèse et les moyens de lutte et de traitement curatif face aux cancers. Les protocoles thérapeutiques sont divisés en un rappel succinct des notions théoriques d'une part, et d'autre part les algorithmes de traitement devant différentes situations cliniques. A la fin de l'ouvrage quelques pages des annexes présentent des informations pour la meilleure compréhension de certains concepts abordés dans le texte et des actes complémentaires pour une prise en charge holistiques des patients.

Chapitre 1
Généralités

I. Multiplication cellulaire et oncogenèse

1.1. Multiplication cellulaire

1.1.1. Définition

La multiplication cellulaire chez l'homme est l'augmentation du nombre de ses cellules à travers le cycle cellulaire en équilibre avec des mécanismes régulateurs tampons.

Quelles sont les étapes préparatoires du cycle cellulaire ?

1.1.2. Etapes préparatoires du cycle cellulaire

Facteurs de croissance

↓

Activation des récepteurs membranaires

(1) +

Transduction de la messagerie extracellulaire

↓

(2) Signalisation intra cytoplasmique : plusieurs voies de signalisation

↓

(3) Activation des facteurs nucléaires de l'expression des gènes

↓

Cyclines

↓

Démarrage du cycle cellulaire

Légende : (1) = membrane cellulaire (2) = cytoplasme (3) = noyau.

Source : auteur

Que dire du cycle cellulaire lui même et de sa régulation ?

1.1.3. Cycle Cellulaire

- Définition : ensemble d'étapes qu'une cellule normale doit franchir pour donner naissance à deux cellules filles identiques à elle-même.

- Schéma :

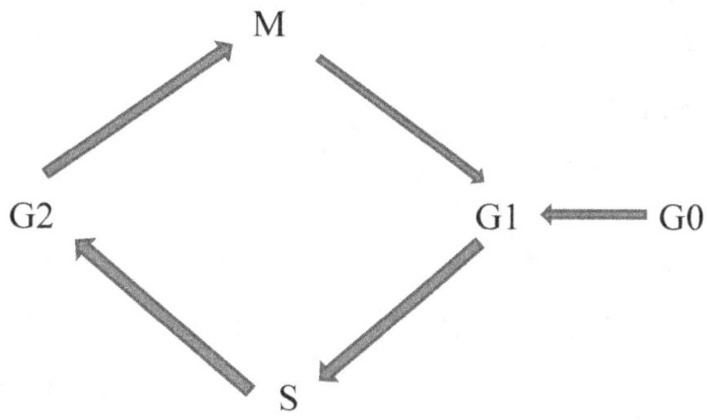

Légende : G0 : phase de repos (cellules hors cycle ou quiescentes)
G1 : gap 1 : absence de réaction dans le noyau
S : phase de synthèse de l'ADN
G2 : gap 2 : absence de réaction dans le noyau
M : phase de mitose proprement dite

Source : auteur

1.1.4. Régulation du cycle cellulaire

La régulation du cycle cellulaire est l'ensemble des réactions physiologiques qui permettent d'assurer une multiplication cellulaire harmonieuse.

1.1.4.1. Régulation Positive

La régulation positive du cycle cellulaire dépend des cyclines. Ces protéines particulières (cyclines A, cyclines D, cyclines E, ...) sont spécifiques du cycle cellulaire, tandis que les kinases dépendant des cyclines (cdk2, cdk4. cdk6...) leurs cofacteurs, sont des protéines normales habituelles de la cellule. La présence des cyclines est la condition nécessaire pour que le cycle cellulaire démarre.

Du point de vue fonctionnel, les cyclines et les cdk agissent toujours en binômes, les premières comme unités régulatrices et les secondes comme unités catalytiques-comme le montre le tableau ci-dessous- pour assurer la régulation du cycle cellulaire au niveau des check points.

Phases du cycle	Types des cdk	Types des cyclines
Phase G1	cdk4, cdk6	Cycline D
Transition G1/S	cdk2	Cycline E
Phase S	cdk2	Cycline A
Phase M	cdk1	cycline B

On peut alors observer-dans le tableau ci-dessus- que le déroulement de la phase G1 implique les cdk 4, 6 et la cycline D ; le passage de G1 à la phase S implique l'action de cdk2-Cycline E; la progression de la phase G2 à la phase M implique l'action de cdk2-Cycline A tandis que le contrôle à la phase M lors de la métaphase requiert l'activité de cdk1- cycline B.

1.1.4.2. Régulation Inhibitrice

La régulation inhibitrice du cycle cellulaire nécessite la mise en jeu de plusieurs protéines et plusieurs mécanismes :

- CDKI :

- CDKI à double spécificité : p21, p27, p57 : double action : soit empêcher la phosphorylation de la pRb donc bloquer la cellule en G1 ; soit inhiber l'ADN polymérase par liaison à PCNA, donc empêcher la réplication de l'ADN à la phase S.

-CDKI à spécificité unique : p15, p16, p18 sont des inhibiteurs spécifiques de cdk4, elles se fixent sélectivement au complexe cycline D/cdk4 qui phosphoryle pRb.

- Protéine Rb :

La protéine Rb est le produit de la transcription du gène Rb qui en cas de mutation de ses deux allèles peut conduire au rétinoblastome. Dans les conditions physiologiques elle se lie au facteur de transcription E2F et l'inactive. A la phase G1, l'arrivée d'un signal mitotique déclenche l'activation de la cycline D qui phosphoryle Rb qui ne retient alors plus E2F. Celui-ci alors libre permet la transcription et l'activation des gènes impliqués dans la production des cyclines D, E, A pour l'entrée de la cellule dans le cycle cellulaire.

- Protéine p53 :

La protéine p53 est considérée comme le gardien du génome. Au cours du cycle cellulaire elle est capable de bloquer la cellule en G1 pour permettre la réparation des lésions éventuelles de l'ADN par activation de p21 ou conduire la cellule vers l'apoptose par activation de la protéine pro apoptotique Bax si la réparation des lésions de l'ADN est impossible.

- C-myc :

En présence d'une quantité suffisante des facteurs de croissance, le gène C-myc assure la progression dans le cycle cellulaire en activant l'expression de la cycline A et de la cdk 2 donc l'entrée de la cellule à la phase S ; par contre si les facteurs de croissance sont insuffisants, son action abouti à l'apoptose par activation de la protéine pro apoptotique Bax.

- Apoptose :

Il s'agit ici d'un processus de mort programmée des cellules, régulateur négatif du nombre des cellules dans un tissus par action complémentaire entre les caspases d'une part et ou la résultante des actions opposées entre les protéines pro apoptotiques telles que Bax et Bad et la protéine anti apoptotique telle que Bcl2 d'autre part aboutissant à la dégradation de l'ADN sans réaction inflammatoire.

Comment peut-on alors comprendre la survenue du déséquilibre entre les systèmes de régulation positive et négative du cycle celluaire ?

1.1.5. Oncoprotéines

La multiplication cellulaire harmonieuse requiert un équilibre parfait entre les protéines de régulation positive et inhibitrice du cycle cellulaire. Cette condition suppose l'existence des gènes normaux pour la synthèse de ces protéines. Toute mutation cancerigène d'un seul ou d'un grand nombre de ces gènes (= première étape de l'oncogenèse) peut conduire à la synthèse des oncoprotéines qui sont des équivalences des protéines normales mais douées d'une activité constitutive pouvant conduire à un cancer, suite au dérèglement de la régulation du cycle cellulaire, soit par suractivation de la régulation positive ou par relachement ou disparition de la régulation inhibitrice de celui-ci.

En effet, l'oncogenèse peut elle être schématisée ?

I.2. Oncogenèse

I.2.1.Définition : L'oncogenèse est l'ensemble d'étapes qui conduisent à la naissance et au développement d'un cancer à partir d'une cellule normale. Ces étapes au nombre de trois comprennent l'initiation ou étape de la transformation oncogénique des gènes normaux ; la promotion ou étape de la production des oncoprotéines suite à l'expression des gènes transformés et la progression ou étape des actions optimales des oncoprotéines.

I.2.2. Schéma général de l'oncogenèse

Cellule normale

Initiation ↓ ← *facteurs oncogéniques*

Cellule génétiquement modifiée

Promotion ↓ ← *facteurs de promotion*

Cancer

Progression ↓

Activités métaboliques du cancer.

↓

Acquisition du potentiel métastatique et des capacités de résistance au traitement et aux attaques immunologiques du malade.

Source : auteur

I.2.3. Initiation

I.2.3.1. Schéma :

Cellule génétiquement normale

↓ ⟵ *Facteurs oncogéniques*

Cellule génétiquement modifiée

Source : auteur

I.2.3.2. Les principaux groupes des facteurs oncogéniques

Il y a des facteurs extrinsèques et intrinsèques.

1.2.3.2.1. Facteurs extrinsèques

- Chimiques :

  Naturels : Aflatoxine pour le cancer hépatique.

  De synthèse : Chlorure de Vinyle pour l'angiosarcome du foie.

  De combustion : Benzo pyrène pour le cancer du poumon.

- Physiques : rayonnements radioactifs
- Infectieux et parasitaires

  -Viraux :HPV pour le cancer du col utérin.

  EBV pour le lymphome de Burkitt et certains cancers du TD.

  VHB pour le cancer du foie.

  RETROVIRUS pour la survenue de certains lymphomes.

  -Bactérien : Helicobacter pylori pour le cancer de l'estomac.

  - Parasitaire : Schistosoma hématobium pour le cancer de la vessie.

1.2.3.2.2. Facteurs intrinsèques

- Accidents de la régulation de l'expression des gènes.
- Hormones

I.2.3.3. Mécanismes et résultantes des actions des facteurs oncogéniques

Facteurs oncogéniques

↓

Actions sur ADN des cellules normales :

-mutations

-translocations

-insertion d'un gène ou d'un promoteur viral

-mécanismes épigénétiques :

Amplification génique

Perte de l'empreinte génétique

Unidisomie

↓

Proto oncogènes → Oncogènes

↓

Apparition des cellules génétiquement modifiées

↓

Prédisposition à développer le cancer

Source : auteur

I.2.4. Promotion

I.2.4.1. Schéma

Cellules génétiquement modifiées

↓ ← *Facteurs de promotion*

Expression des gênes

↓

Oncoprotéines

↓

Cancer

Source : auteur

I.2.4.2. Facteurs de promotion

- facteurs endogènes essentiellement hormonaux.
- facteurs exogènes, environnementaux.

I.2.4.3. Voies de signalisation des facteurs de promotion.

Il y a des voies des récepteurs membranaires, des récepteurs cytoplasmiques et des récepteurs nucléaires.

I.2.4.3.1. Voie des récepteurs membranaires

Facteur de promotion

Activation des RM

Transduction membranaire du Signal — *membrane cellulaire*

Activation de la messagerie cellulaire cytoplasmique

Translocation des messagers activés dans le noyau — *membrane nucléaire*

Activation des facteurs nucléaires de régulation de l'expression des gènes

Membrane nucléaire

Synthèse cytoplasmique des oncoprotéines

Source : auteur

I.2.4.3.2. Voie des récepteurs cytoplasmiques

Facteur de promotion

Membrane cellulaire

Activation des récepteurs intra cytoplasmiques

Translocation des récepteurs *membrane nucléaire*

activés dans le noyau.

Activation des facteurs nucléaires de régulation de l'expression des gènes

Membrane nucléaire

Synthèse cytoplasmique des oncoprotéines

Source : auteur

I.2.4.3.3. Voie des récepteurs nucléaires

Facteur de promotion

Membrane nucléaire

Activation directe des facteurs nucléaires de régulation de l'expression des gènes

Synthèse cytoplasmique des oncoprotéines

Source : auteur

I.2.4.4. Types d'oncoprotéines

A la différence des protéines normales produites par les gènes normaux ou proto oncogènes, les oncoprotéines qui sont des protéines tumorigènes déterminants du phénotype, génotype et métabolisme des cellules cancéreuses sont les produits de l'expression des gènes pathologiques appelés oncogènes. Ces oncoprotéines peuvent être des équivalences soient des facteurs de croissance, des récepteurs membranaires, des transducteurs membranaires, des protéines de signalisation cytoplasmique et des facteurs nucléaires de l'expression des gènes et être le point de départ du dérèglement de la multiplication cellulaire du fait d'une hyperactivité fonctionnelle constitutive.

L'évaluation de l'expression des oncoprotéines est possible grâce à des techniques comme l'immuno histochimie. Dans la mise au point d'un cancer, cette évaluation est obligatoire parce qu'il est toujours important de définir la voie de signalisation spécifique à chaque cancer étant donné l'hétérogénéité des oncoprotéines, définir le traitement ciblé et personnaliser le traitement.

Le tableau ci-dessous est un exemple de traitement personnalisé dans une situation particulière d'expression d'oncoproteines.

Surexpression d'oncoproteines	Traitement personnalisé
HERR 2	Trastuzumab
PDL1	Durvalizumab
VEGF	Bevacizumab
PARP	Olaparib

Quelle est la physiopathologie des oncoprotéines ?

1.2.4.5. Physiopathologie des oncoprotéines

Les conséquences permanentes de la présence des oncoprotéines sont d'une part l'immortalisation par le fait des mitoses sans limite et d'autre part des actions métaboliques propres, à l'origine de l'acquisition d'un potentiel métastasique ainsi que d'adaptation et de survie même dans un environnement hostile.

Pour assurer les mitoses, les oncoprotéines doivent initier la synthèse des cyclines (protéines d'allumage du cycle cellulaire) tandis que pour déterminer les actions métaboliques, plusieurs protéines spécifiques – que nous ne pouvons détailler dans cet ouvrage- doivent être produites.

La figure ci-dessous résume le schéma général des actions des oncoprotéines :

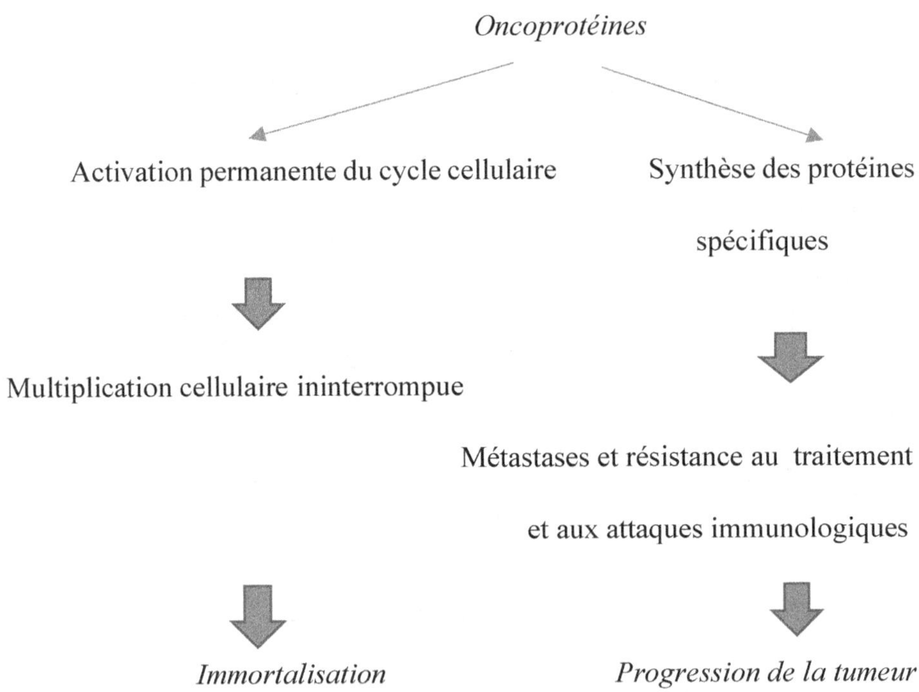

Source : auteur

I.2.5. Progression

I.2.5.1. Schéma

Cellule cancéreuse

↓

Activités métaboliques de la cellule cancéreuse.

↓

Acquisition des potentiels métastatique et de résistance intrinsèque au traitement et aux attaques immunologiques du malade

Source : auteur

I.2.5.2. Mecanismes physiopathologiques de survenue des métastases

-Capacité de se libérer des jonctions cellulaires entre autres par la sous expression de l'E-cadhérine.

-Capacité de digestion enzymatique de la membrane basale notamment par la surexpression des métalloprotéinases.

-Capacité de surmonter les résistances mécaniques de la pression sanguine et des parois vasculaires,

-Capacité d'inhiber les défenses immunitaires de l'hôte, notamment par l'expression de PDL1.

-Capacité d'ancrage aux tissus étrangers.

-capacité de néo vascularisation notamment par la surexpression du VEGF.

I.2.5.3. Mecanismes physiopatholgiques de résistance au traitement

-Modifications de transport transmembranaire : diminution de la pénétration des molécules étrangères dans la cellule ; augmentation de la sortie des molécules étrangères de la cellule, rôle essentiel dévolu à la glycoprotéine P (P-gp).

-Modification du métabolisme cellulaire : diminution du métabolisme activateur ou augmentation du métabolisme inactivateur.

-Modification de la cible thérapeutique : augmentation de la quantité de la cible ou modification de sa structure.

-Augmentation de la réparation de l'ADN notamment par la surexpression du PARP.

I.2.6. Conclusion

Trois étapes sont nécessaires pour l'émergence d'un cancer :

1. Transformation oncogénique du génome d'une ou de plusieurs cellules normales avec comme conséquence l'acquisition d'une prédisposition génétique à développer un cancer : INITIATION.

2. Expression des oncogènes conduisant à la synthèse des oncoprotéines et à la naissance des clones des cellules transformées : PROMOTION

3. Acquisition des possibilités d'évolution du cancer suite à l'acquisition du potentiel métastatique et du potentiel de résistance intrinsèque aux attaques therapeutique et immunologique du malade: PROGRESSION.

Le cancer peut il malgré tout être prévenu et traité ? Quelles en sont les stratégies de lutte ?

II. Stratégies de lutte contre les cancers

Quatre actions sont essentielles pour lutter contre un cancer :

- empêcher la survenue des transformations génétiques cancérigènes.
- empêcher l'expression des transformations génétiques cancérigènes.
- empêcher les lésions suspectes d'évoluer vers un cancer franc.
- empêcher le développement du cancer par destruction directe des cellules cancéreuses, soit par inhibition du cycle cellulaire, soit par blocage de la survenue des métastases,...

Les mesures applicables correspondantes aux différents niveaux de lutte contre le cancer peuvent se résumer en :

1. Prévention primaire

-Définition : ensemble des mesures applicables dans le but d'éviter le contact avec le facteur cancérigène.
-Quelques mesures : suppression de la production des éléments cancérigènes chimiques, radioprotection, interdiction de la consommation des céréales avariées pouvant contenir l'aflatoxine, éviter le contact humain pouvant favoriser la transmission des virus oncogènes, hémovigilance, vaccination, chirurgie prophylactique...

2. Prévention secondaire

-Définition : ensemble des mesures applicables pour empêcher l'évolution du cancer du stade préclinique au stade clinique.
-Quelques mesures : dépistage et traitement des lésions suspectes et ou précancéreuses.

3. Prévention tertiaire

-Définition : ensemble des mesures applicables pour traiter le cancer très précocement et empêcher son évolution vers un décès précoce ou des séquelles.

-Mesures applicables : il s'agit des différents axes de traitement curatif, essentiellement la chirurgie, la chimiothérapie, l'hormonothérapie, le traitement ciblé et la radiothérapie.

III. Axes de traitement curatif des cancers

Les axes essentiels de traitement curatif des cancers sont : la chirurgie, la chimiothérapie, le traitement ciblé et l'immunothérapie, l'hormonothérapie et la radiothérapie.

1. Chirurgie

- But : exérèse totale du cancer.
- Types : chirurgie conservatrice, chirurgie radicale, chirurgie des récidives, chirurgie des métastases et chirurgie réparatrice.

2. Chimiothérapie

- But : détruire les cellules cancéreuses dans et hors du cycle cellulaire.
- Types de chimiothérapie :

Chimiothérapie néo adjuvante

Chimiothérapie adjuvante

Chimiothérapie des métastases.

- Médiateurs : les antis cancéreux dont les grandes familles et leurs principaux mécanismes d'action sont :

Alkylans :

- Membres :

  -Dérivées de la moutarde azotée : Bisulphan(BSF)
  Chlorambucil (CHL)
  Chlormétine (HN_2)
  Lomustine(CCNU)
  Procarbazine(PCZ)
  Streptozotocine(SZN)
  Thiotépa(TTP)
  Melphalan(LPAM)
  Cyclophosphamide (CPM)
  Ifosfamide(IFM)

  -Sels de platine : Cis Platinum(CDDP)
  Carboplatine(CBDCA)

- Principal mode d'action : liaison covalente intra ou intercathénaire sur l'ADN empêchant la duplication et la réplication de celui-ci pour l'accomplissement des mitoses.

Anthracyclines :

- Membres : -Intercalants : Doxorubicine ou Adriblastine(ADR)
  Daunorubicine(DNR)
  Epirubicine(EPI)

  -Apparentés : Amsacrine(AMSA)
  Acétate d'Elleptinium (NMHE)

- Principal mode d'action : établissement des ponts intercathénaires sur l'ADN avec comme conséquence le blocage de la duplication et de la réplication de ce dernier.

Antimétabolites :

- Membres : 6 Mercaptopurine (6MP)
  5FluoroUracile (5FU)
  Thioguanine (6TG)
  Méthotrexate(MTX)
  Cytarabine (ARA-C)
- Principal mode d'action : interférence avec certains métabolites utiles pour la synthèse des acides nucléiques et par conséquent synthèse des ADN et ARN impropres pour le bon fonctionnement d'une cellule.

Antibiotiques antimitotiques :

- Membres: Bleomycin(BLM)
  Mitomycine C (MTC)
  Actinomycine D (ACT-D)
- Principal mode d'action : Action principale comme celle des alkylants

Alcaloïdes végétaux :

- Membres : Etoposide (VP16)
  Téniposide (VM26)
  Vincristine (VCR)
  Vinblastine (VNB)
  Vindésine (VDS)
  Vinorelbine (NVB)
- Principal mode d'action : destruction du fuseau mitotique.

Anti topo isomérases :

- Membres : Topothécam ou Hycantin
  Irinothécan ou Campto
- Principal mode d'action : inhibition de la topo isomérase-enzyme nécessaire pour la décompaction de l'ADN- entrainant l'impossibilité de la réplication et de la duplication de l'ADN.

Taxanes :

- Membres : Paclitaxel ou Taxol (TXL)
  Docétaxel ou Taxotère
- Principal mode d'action : cristallisation des microtubules, éléments nécessaires pour la construction du fuseau mitotique et du cytosquelette.

3. Traitement à ciblage moléculaire et immunothérapie

- But : bloquer les actions des oncoprotéines par usage des anticorps monoclonaux et augmenter les capacités immunitaires du malade soit par stimulation des mécanismes des défenses immunitaires ou par inhibition des freins immunologiques.
- Médiateurs : essentiellement les anticorps monoclonaux dont quelques-uns des plus courants sont :

  - Anticorps monoclonal anti VEGF: Bevacizumab, Pazopanib
  -Anticorps monoclonal inhibiteur du récepteur de facteur de croissance EGF : Trastuzumab, Pertuzumab, Emtansine, Lapatinib.
  - Anticorps inhibiteur du système PI3K-Akt-mTOR : Everolimus ou Affinitor
  - Anticorps anti PARP : Olaraparib, Niraparib.
  -Anticorps anti PD1 : Pembrolizumab ou Keytruda, Nivolumab

-Anticorps anti PDL1 : Avolumab, Durvalizumab

- Anticorps bispécifiques anti PD1 et anti PDL1 : Blinatumomab

- Anticorps anti CTLA-4 : Ipilimomab

- Anticorps inhibiteurs des cdk4 et cdk6 : Palbociclib, Abemaciclib.

-Autres en voie de validation pour un usage clinique : Anticorps anti Télomérase, anti E-cadhérine, anti E6 et E7, anti P-gp et anti MMP13.

4. Hormonothérapie

- But : empêcher l'action hormonale dans la croissance du cancer.
- Médiateurs :

Hormonothérapie suppressive :

Agonistes de LH-RH : Décapeptil/Leuproréline/Buseréline...

Inhibiteurs de l'aromatase :

- non stéroïdiens(IAs) : Anastrazole=Arimidex
  Letrozole=fémara
- stéroïdien : Exémestane=Aromasin

Hormonothérapie additive :

Progestatifs : Depo provera...

Inhibiteur des RE : Fulvestrant ou Faslodex.

: Tamoxifène ou Nolvadex

5. Radiothérapie

- But : destruction des cellules cancéreuses par la radioactivité.
- Types : Radiothérapie externe, curiethérapie et radiothérapie métabolique.
- Médiateurs : radiations ionisantes d'intérêt médical.

IV. Niveau d'action des anticancéreux dans le cycle cellulaire

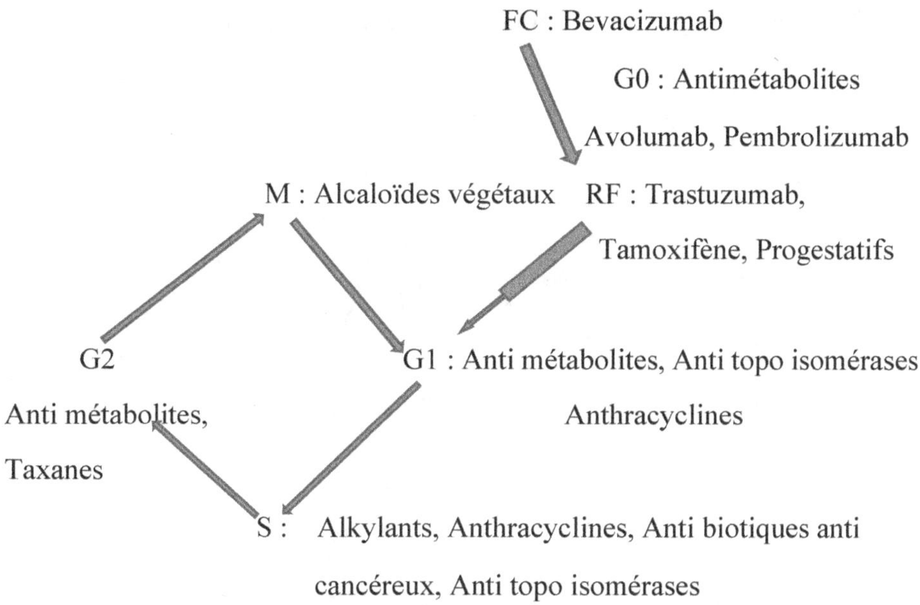

Légende : FC (facteur de croissance).

RF (récepteur de facteur de croissance).

G0 (phase de repos).

G1 (phase intermédiaire / production des matériels nécessaires pour la duplication de l'ADN).

S (phase de synthèse de l'ADN).

G2 (phase intermédiaire / production essentiellement des microtubules).

M (phase de division mitotique de la cellule).

Action du facteur de croissance sur son récepteur cellulaire (G0)

Debut du cycle cellulaire (phasee G1) partant de la phase G0

Début du cycle cellulaire (phase G1) après la mitose (phase M)

Passage à la phase S (synthèse du DNA)

↖ Passage à la phase G2

↗ Entrée à la phase M (mitose)

Source : auteur

Chapitre 2

Protocoles de traitement

Les protocoles thérapeutiques présentés concernent respectivement les cancers de la vulve, du vagin, du col utérin, de l'endomètre, du myomètre, de la trompe, de l'ovaire, le choriocarcinome et le cancer du sein sur quatre points à savoir : le diagnostic positif, la classification, le traitement et la surveillance après traitement.

I. Cancer de la vulve

1. Diagnostic positif

1.1. Anamnèse :

-Signes d'appel habituels : sensation de brûlure et ou prurit vulvaire.

-Facteurs de risque les plus fréquents à rechercher : âge avancé $\geq$ 60 ans souvent sans un facteur viral, obésité, tabagisme, immunodépression quelle que soit l'origine, infections virale : HPV 16, 18, herpès virus souvent chez les plus jeunes, lésions dystrophiques vulvaires : maladie de Bowen et le lichen scléreux.

1.2. Examen physique

-Examen clinique général pour évaluer le retentissement du cancer sur le plan général.

-Examen gynécologique centré sur la vulve et les aires ganglionnaires inguinaux : on peut observer des lésions nodulaires, indurées, de coloration blanchâtre, bleuâtre, etc… souvent prurigineuses et palper des adénopathies inguinales satellites.

1.3. Examens para Cliniques

- Bilan d'orientation et de confirmation diagnostique.

- Colposcopie, importante surtout chez la femme âgée pour la détection des lésions microscopiques associées.

-Analyse histopathologique des pièces biopsiques vulvaires pour la confirmation diagnostique des lésions possibles :

  - soit LSIL : VIN 1, condylome plan // faible risque de progression
    soit HSIL : 2 formes :

- classiques = VIN2, VIN3, maladie de Bowen (papulose Bowenoïde), syndrome clinique de papulose Bowenoïde liées à HPV 16 // risque de progression vers un carcinome épidermoïde forme multicentrique : vagin, col.

- VIN indifférenciées : non liées à HPV, risque de progression//association possible avec un carcinome épidermoïde ou verruqueux //association possible avec un lichen scléreux atrophique ou hyperplasique vulvaire.

  - soit cancer invasif plus souvent le type épidermoïde.

- Bilan d'extension de la tumeur : échographie inguinale éventuellement avec cytoponction microscopique ganglionnaire, scanner TAP, IRM dès le stade T1A et PET à partir du stade T2, si disponible.
- Bilan général :

  Sanguin :

  NFS, tests évaluant les fonctions hépatiques et rénales, ionogramme sanguin, bilan glycémique et lipidique, tests évaluant le potentiel de coagulation sanguine.

Imagerie : RX thorax

ECG et échographie Cardiaque

Bilan oncogériatrique en fonction de l'âge et ou des comorbidités.

2. Classification

2.1. Classification TNM 2018.

- Tumeur primitive (T)

T1 : T. Limitée à la vulve ou au périnée

T1a : < 2cm avec invasion stromale ≤ 1mm [1]

T1b : >2cm avec invasion stromale > 1mm [1]

T2 : T. quelle que soit la taille avec envahissement du bas urètre et ou du 1/3 inferieur du vagin ou de l'anus

T3 : Envahissement tumoral du haut urètre, des 2/3 supérieurs du vagin, de la vessie, de la muqueuse rectale ou du pelvis.

1.↑ [1,0] et [1,1] : la profondeur de l'envahissement est définie par la mesure de la tumeur de la jonction stroma épithélium de la papille dermique la plus superficielle au niveau d'invasion la plus profonde.

- Ganglions régional (N)

Nix : statut ganglionnaire non évaluable

N0 : pas de métastase ganglionnaire

N1a : métastase d'un ou deux ganglions lymphatiques chacun < 5mm

N1b : un ganglion lymphatique > 5mm

N2a : métastase ≥ 3 ganglions lymphatiques chacun < 5mm

N2b : ≥ 2 ganglions lymphatiques ≥ 5mm

N2c : ganglions lymphatiques métastatiques avec extension extra capsulaire

N3 : ganglions lymphatiques métastatiques fixés ou ulcérés

- Métastases à distance (M)

Mx : statut métastatique à distance non évaluable

M0 : pas de métastase à distance

M1 : métastase à distance

2.2. Stadification FIGO 2018

	FIGO 2018	TNM
Stade I	Tumeur limitée à la vulve et au périnée Pas de métastase ganglionnaire	
Stade IA	Tumeur ≤ 2mm limitée à la vulve ou au périnée et invasion stromale ≤1mm [1] Pas de métastase ganglionnaire	T1AN0M0
Stade IB	Tumeur < 2mm limitée à la vulve ou au périnée ou invasion stromale >1mm [1] Pas de métastase ganglionnaire	T1BN0M0
Stade II	Tumeur (quelle que soit la taille) avec envahissement du bas urètre et ou du 1/3< du vagin ou de l'anus Pas de métastase ganglionnaire	T2N0M0
Stade III	Tumeur (quelle que soit la taille) avec envahissement du bas urètre et ou du vagin ou de l'anus et métastase ganglionnaire régionale unilatérale	

Stade IIIA	Métastase(s) d'un ou deux ganglions < 5mm ou d'un ganglion >5mm	T2N1aM0 T2N1bM0
Stade IIIB	Métastase $\geq$ 3ganglions <5mm ou Métastase $\geq$2ganglions >5mm	T2N2aM0 T2N2bM0
Stade IIIC	Métastase ganglionnaire avec effraction capsulaire	T2N2cM0
Stade IV	envahissement tumoral du haut urètre, de la vessie, de la muqueuse rectale, des 2/3> du vagin ou du pelvis	T3
Stade IVA	Métastase ganglionnaire fixée, ulcérée	T3N3M0
Stade IVB	Métastase à distance	T3N3M1

↑ [1,0] et [1,1] : la profondeur de l'envahissement est définie par la mesure de la tumeur de la jonction stroma épithélium de la papille dermique la plus superficielle au niveau d'invasion la plus profonde.

Source:///C:/Users/USER/Downloads/vulve-version-59-publiee-du-18-06-2020.pdf

3. Traitement :

3.1. Recommandation ; recours obligatoire aux RCP pour toute décision thérapeutique.

3.2. Modalités de traitement

3.2.1. Prévention : -hygiène de la vie pour éviter les facteurs de risque
- traitement des lésions dystrophiques vulvaires
-vaccination anti HPV

3.2.2. Traitement curatif

3.2.2.1. Néoplasie vulvaire intra épithéliale (VIN)

3.2.2.1.1 Types :

- type classique : -forme la plus fréquente des VIN
  - -âge souvent : 35 -55 ans
  - -association fréquente au HPV
  - -souvent à l'origine de cancer épidermoïde sous type basaloïde ou des condylomes.

-type différencié : -fréquent chez les femmes âgées : 55- 85 ans
  - -pas d'association au HPV
  - -apparition souvent dans le contexte de lichen scléreux et évolution souvent vers un carcinome épidermoïde de sous type kératinisant.

3.2.2.1.2 Grades histopronostics :

- VIN de bas grade = VIN I : lésion < 1/3 de la couche supérieure de la peau ; peut disparaitre spontanément.
- VIN de haut grade= VIN II et VIN III :

  VIN II : lésion < 2/3 de la couche supérieure de la peau.

  VIN III : lésion >2/3 de la couche supérieure de la peau.

3.2.2.1.3. Modalités de traitement :

- VIN de bas grade : surveillance une fois par an : colposcopie et biopsies éventuelles.
- VIN de haut grade :
  - But : ablation stricte de la lésion-pas de traitement radical- et suivi de longue durée.
  - Moyens thérapeutiques : plusieurs possibilités :

-ablation chirurgicale par excision locale large, vulvectomie simple de la tumeur jusqu'à au moins 1cm dans la zone saine. La pièce opératoire devant être fixée et orientée pour analyse anatomopathologique.

- topiques : onguent ou crème à base d'imiquimod (Aldara crème à 5%, Zyclara), instauration progressive pour une meilleure tolérance jusqu'à 3 fois par semaine (posologie optimale) pendant 4 mois. En cas d'échec thérapeutique ou de réponse incomplète : biopsie(s) impérative(s) : pommade à base de Fluoracil (5 Flu, Efudex)

-vaporisation au laser CO2 jusqu'à une profondeur maximale de 2 mm.

- Algorithme décisionnel de traitement :

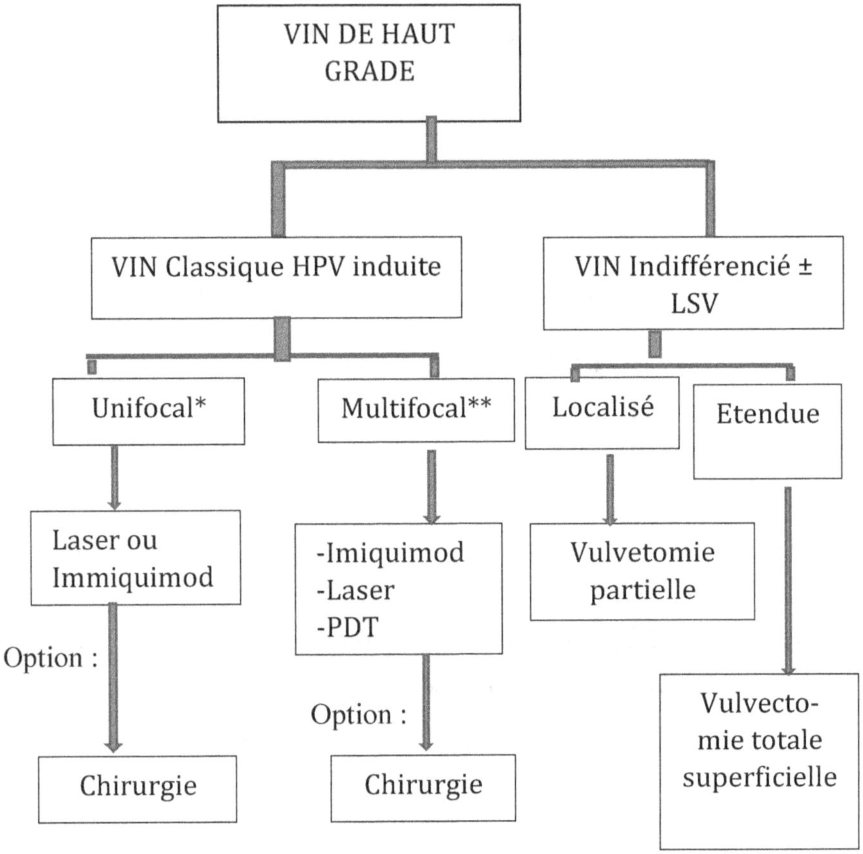

Légende : VIN=Néoplasie Intraépithéliale de la Vulve

HPV=Human Papillome Virus

LSV=Lichen Scléreux Vulvaire

PDT= Photothérapie Dynamique

*=ancienne maladie de Bowen

**=Papulose Bowenoïde

Source : C:/Users/USER/Downloads/vulve-version-59-publiee-du-18-06-2020.pdf

- Lichen scléreux vulvaire (LSV)

Le traitement du LSV nécessite une prise en charge de longue durée par dermocorticoïdes de classe forte : Clobétasol (Dermoval), Bétaméthasone (Diprolene). La réponse au traitement doit être contrôlée en 3 mois, en cas de réponse thérapeutique incomplète : biopsie(s) impérative(s).

3.2.2.2. Cancer invasif :

3.2.2.2.1. But : élimination complète de la tumeur et préservation de la qualité de la vie.

3.2.2.2.2. Moyens thérapeutiques :

- Chirurgie : excision tumorale ; vulvectomie avec curage ganglionnaire.
- Chimiothérapie : essentiellement recours aux sels de platine :

Soit monothérapie au Cis platinum.

Soient associations : plusieurs possibilités :

Cisplatinum-5FU

Carboplatine-5FU

Carboplatine-Paclitaxel

Carboplatine- Mitomycine C

Carboplatine- Bléomycine …

-Radiothérapie externe (RTE) ou curie thérapie(CT) : traitement principal et de première intention pour des formes inopérables d'emblée de la tumeur.

3.2.2.2.3. Choix thérapeutiques de référence :

- Tumeur opérable :

Chirurgie puis traitement adjuvant, de préférence : radiothérapie en sandwich ou non avec la chimiothérapie.

- Tumeur non opérable d'emblée :

La Radiothérapie (RT) est le traitement de premier palier par rapport à la chirurgie. Les autres axes thérapeutiques (notamment la chimiothérapie) peuvent également être associés à la radiothérapie sauf en cas de contre-indication.

3.2.2.2.4. Modalité de la chimiothérapie (Auteur) :

Exemple : monothérapie au Cis- platinum :

Nombre des cycles : 6

Cycles successifs : J1 ; J22 ; J43 ; J64 ; J85 ; J106.

Bilan pré chimiothérapie (avant chaque cycle) :

Sanguin :- NFS, taux réticulocytes et plaquettes sanguines.

Tests rénaux et hépatiques fonctionnels : Créatinine, urée, clearance à la créatinine, transaminases hépatiques.

Imagerie :-RX thorax.

-ECG et Echo Cardiaque.

Examen auditif :- Audiométrie.

La veille de la chimiothérapie :

- Hospitalisation pour perfusion de 1 litre de sérum Glucosé 5% en IV pendant 3 heures couplée à 20 mg de LASILIX (diurétique) en IVD puis perfusion de 1litre de sérum physiologique pendant 3 heures couplée à 20 mg de LASILIX en IVD avec surveillance stricte des champs pulmonaires pour exclure un OAP.

-ACYLOC 50 mg (Azantac : anti sécrétoire gastrique) en IVD 2 fois par jour et GRAVISCON (pansement gastrique) 1 cuillerée à soupe 3 fois par jour per os.

Le J1 de la chimiothérapie = premier cycle de chimiothérapie

Cis PLATINUM : 80 mg par m^2 de surface corporelle dans 500 ml de sérum glucosé 5% en IV pendant 3 heures.

Puis à la fin de la perfusion de l'antimitotique : perfusion de 1 litre de sérum Glucosé 5% en IV pendant 3 heures couplée à 20 mg de LASILIX en IVD suivie de 1litre de sérum physiologique en IV pendant 3 heures couplée à 20 mg de LASILIX en IVD avec surveillance stricte des champs pulmonaires pour écarter un OAP.

ACYLOC 50 mg en IVD, 2 fois par jour.

GRAVISCON 1 cuillerée à soupe 3 fois par jour per os.

ANSET (anti émétique) : 1ampoule en IVD 3 fois par jour

Le jour 1 après la chimiothérapie :

Perfusion de 1 litre de sérum Glucosé 5% en IV pendant 3 heures couplée à 20 mg de LASILIX en IVD puis perfusion de 1litre de sérum physiologique en IV pendant 3 heures couplée à 20 mg de LASILIX en IVD, avec surveillance stricte des champs pulmonaires pour écarter un OAP

ACYLOC 50 mg en IVD 2 fois par jour.

GRAVISCON 1 cuillerée à soupe 3 fois par jour per os.

ANSET : 1ampoule en IVD 3 fois par jour

Sortie de l'hôpital

A partir du jour 2 après la première séance de la chimiothérapie

Repos à domicile jusqu'au J20

GRAVISCON 1 cuillerée à soupe 3 fois par jour per os.

ANSET : 1 suppositoire 3 fois par jour pendant 7 jours

TRES ORIX (stimulant d'appétit) : 1 cuillerée à soupe 3 fois /jour per os.

MULTIVITAMINE : 1 cuillerée à soupe 3 fois par jour per os.

Au J21, la veille du 2ème cycle de chimiothérapie :

- Hospitalisation pour perfusion de 1 litre de sérum Glucosé 5% en IV pendant 3 heures couplée à 20 mg de LASILIX en IVD puis perfusion de 1 litre de sérum physiologique pendant 3 heures couplée à 20 mg de LASILIX en IVD avec surveillance stricte des champs pulmonaires pour écarter un OAP.

-ACYLOC 50 mg en IVD 2 fois par jour

-GRAVISCON 1 cuillerée à soupe 3 fois par jour per os.

A partir du J 22 et pour la suite de la chimiothérapie : idem comme au premier cycle et ainsi de suite jusqu'au 6ème cycle.

3.2.2.2.5. Algorithme décisionnel de traitement :

++ Stade IA FIGO 2018

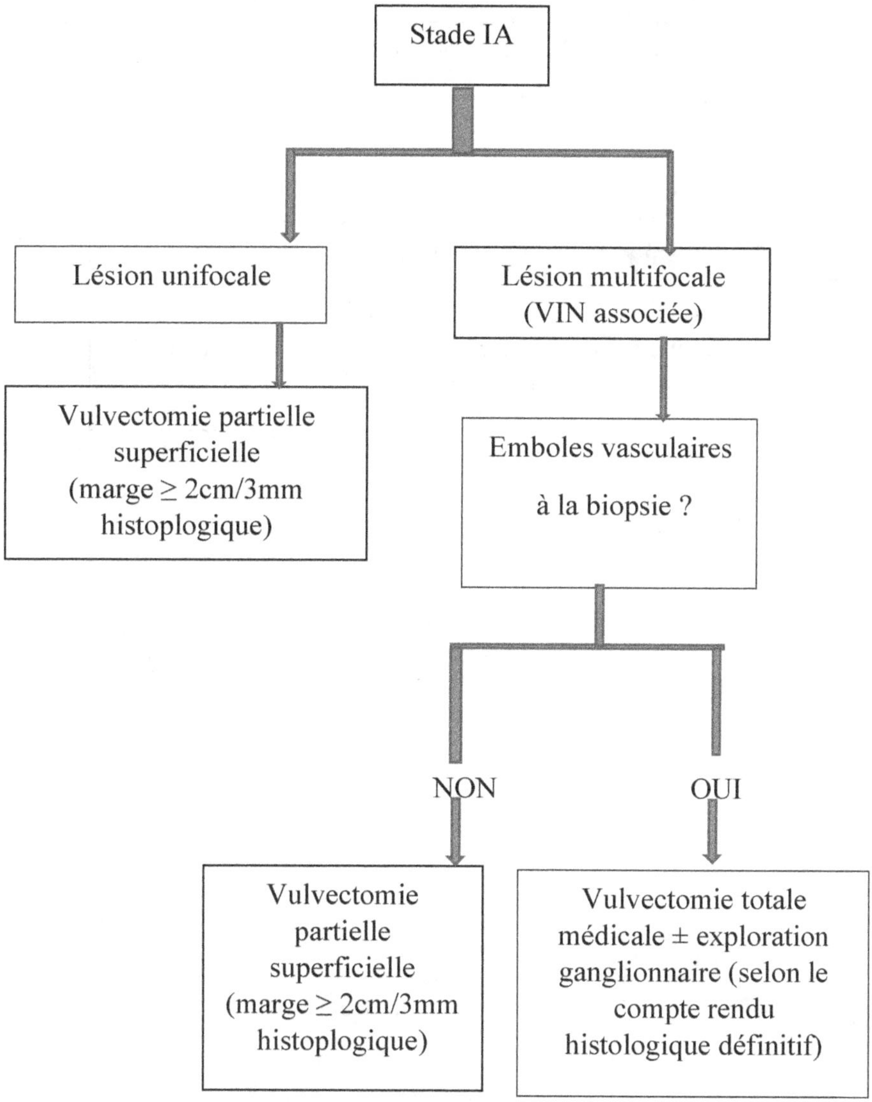

Source:///C:/Users/USER/Downloads/vulve-version-59-publiee-du-18-06-2020.pdf

++Stade IB uni focale FIGO 2018

- Patientes médicalement inopérables

Stade IB unifocale inopérable

↓

- Radiothérapie vulvaire et inguinale
- Complément par radiothérapie externe ou curiethérapie interstitielle

± Chimiothérapie concomitante (en fonction des facteurs de risque et des Comorbidités)

Source:///C:/Users/USER/Downloads/vulve-version-59-publiee-du-18-06-2020.pdf

- Patientes médicalement opérables

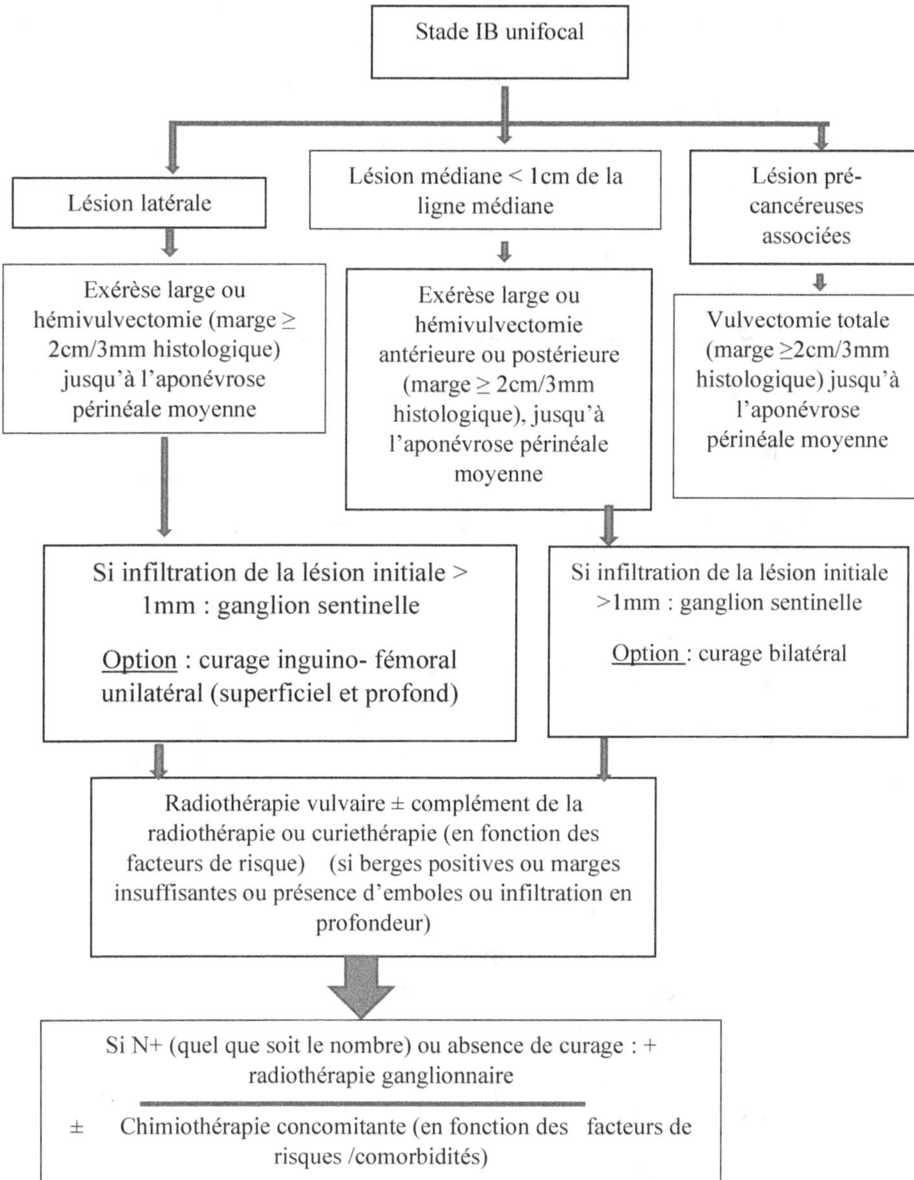

Source:///C:/Users/USER/Downloads/vulve-version-59-publiee-du-18-06-2020.pdf

++Stade I multifocal et stade II FIGO 2018

- Patientes médicalement opérables

Stade I multifocal ou stade II

Vulvectomie totale (marge ≥2cm /3mm histo) jusqu'à l'aponevrose périnéale moyenne

Tumeurs multifocale étendue sur > 4cm ?

NON

Procédure de ganglion sentinelle*

OUI

Curage inguino fémoral * (superficiel et profond)

± adénectomie (à discuter en cas de doute sur une atteinte isolée iliaque)

-Radiothérapie vulvaire ± inguinale
-Complément par RTE ou curiethérapie interstitielle

Chimiothérapie concomitante de potentialisation en fonction des facteurs de risque et des comorbidités

Source:///C:/Users/USER/Downloads/vulve-version-59-publiee-du-18-06-2020.pdf

- Patientes médicalement inopérables

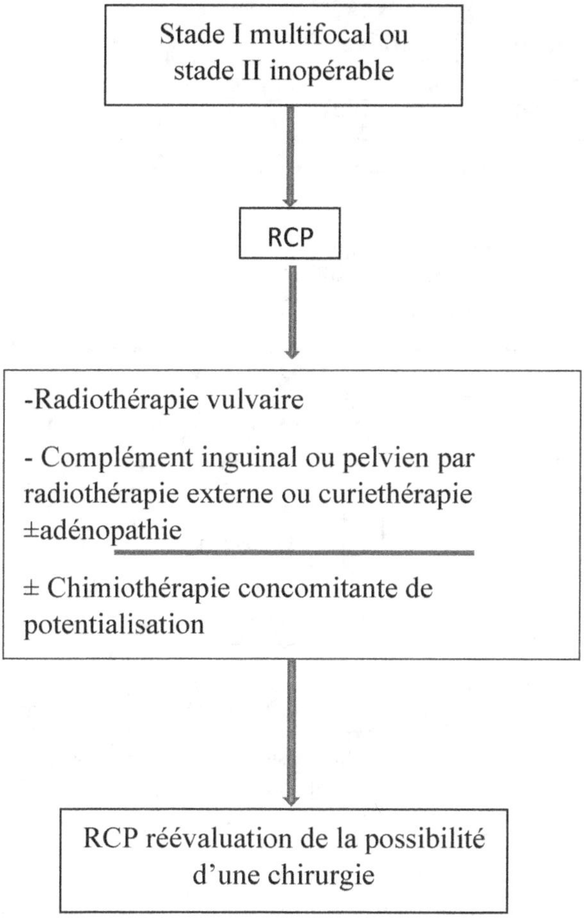

Source:///C:/Users/USER/Downloads/vulve-version-59-publiee-du-18-06-2020.pdf

++ Stade III FIGO 2018

- Patientes médicalement opérables

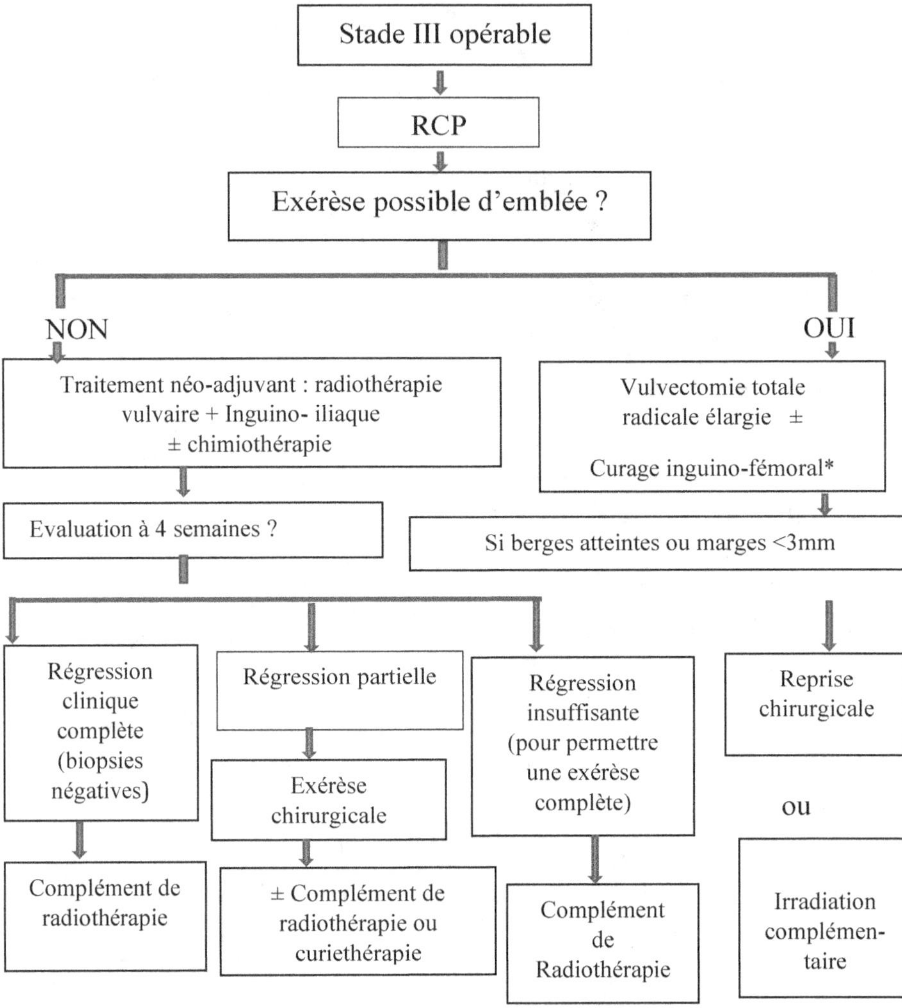

* : Sauf adénopathie fixée. En cas d'adénopathie inguinale iliaque une exploration préalable est nécessaire.

Source:///C:/Users/USER/Downloads/vulve-version-59-publiee-du-18-06-2020.pdf

- Patientes médicalement inopérables

Stade III médicalement inopérable

↓

Radio chimiothérapie concomitante
(5FU ou sels de platine)

\+ Radiothérapie externe et inguinal et vulvaire

\+ Complément radiothérapie externe vulvaire

ou curiethérapie interstitielle

Source:///C:/Users/USER/Downloads/vulve-version-59-publiee-du-18-06-2020.pdf

++Stade IV FIGO 2018

- Stade IVA : Patientes médicalement opérables

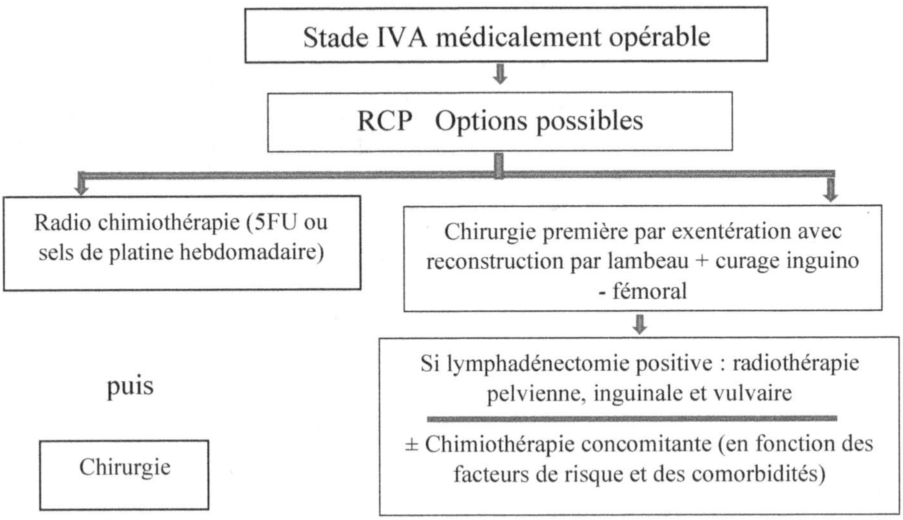

Source:///C:/Users/USER/Downloads/vulve-version-59-publiee-du-18-06-2020.pdf

- Stade IVA : Patientes médicalement inopérables

Stade IVA médicalement inopérable

↓

Radiochimiothérapie concomitante (5FU ou sel de platine)

+ RTE (radiothérapie externe) pelvienne inguinale et pelvienne

+Complément par radiothérapie externe vulvaire ou curiethérapie interstitielle

Source:///C:/Users/USER/Downloads/vulve-version-59-publiee-du-18-06-2020.pdf

- Stade IVB

Stade IVB

↓

Prise en charge palliative rapide et précoce par une unité de soins palliatifs :

Chimiothérapie palliative

Radiothérapie palliative symptômatique

Source:///C:/Users/USER/Downloads/vulve-version-59-publiee-du-18-06-2020.pdf

Que faire en cas de récidive tumorale ?

3.2.2.3. Cancer vulvaire récidivant

-Les facteurs de risque de recidive locale sont : présence des lésions précancéreuses à proximité de la berge ; profondeur > 5 mm ; taille >4 cm ; présence d'emboles (LVSI) et atteinte de la marge anale ou marge anale proche.

- Le traitement est fonction de l'avis des RCP, l'emplacement et l'extension de la récidive ainsi que des résultats des réévaluations histopathologiques et IHC des pièces des biopsies sur récidive.

-Moyens thérapeutiques applicables :

- Chirurgie : si la récidive est accessible à la chirurgie il y a lieu de pratiquer soit :-excision locale large.
  -vulvectomie partielle ou totale.
  - exentération pelvienne.
  -ablation des ganglions lymphatiques de l'aine uni ou bilatéralement.
- Radiothérapie : traitement adjuvant ou de premier palier si la récidive n'est pas opérable.
- Chimiothérapie : monothérapie à un sel de platine ou association entre un sel de platine et une autre molécule par exemple : Cis Platinum et Paclitaxel ou avec 5FU ou encore avec Mithomycine ou Bléomycine.

Il peut y avoir une progression tumorale. Que faire dès lors ?

3.2.2.4. Cas de progression tumorale

En cas de progression tumorale, il faut discuter de la suite de la prise en charge en RCP. Une option est le traitement palliatif d'accompagnement. En cas de refus, il y a lieu de discuter avec la patiente d'autres modalités thérapeutiques ou proposer un essai thérapeutique applicable sur avis déterminé en RCP.

Que faire en cas de cancer vulvaire et de grossesse ?

3.2.2.5. Cancer vulvaire et grossesse

Avant toute chose il faut d'abord discuter de la stratégie thérapeutique en RCP. La littérature rapporte moins de 20 cas de cancer vulvaire associé à la grossesse. Les cancers vulvaires chez la femme jeune sont plus volontiers multifocaux avec une invasion elle aussi multifocale avec des conséquences diagnostiques et thérapeutiques. Le pronostic lors de la grossesse semble plus péjoratif en raison de l'hyper vascularisation lymphatique et sanguine et des complications post thérapeutiques plus fréquentes. La morbidité post opératoire est accrue du fait de la grossesse en raison de la plus grande fréquence des complications locales (infectieuse au niveau du périnée et du curage inguinal, lymphorée inguinale) et surtout thromboembolique dont le risque de thrombose est multiplié par 3 à 4 en fin de grossesse et se normalise à environ 1 semaine du post parfum). Le mode d'accouchement doit être choisi selon l'état du périnée. Certains auteurs recommandent une césarienne prophylactique en raison du risque cutané et de la possibilité théorique de facilitation d'emboles lymphatiques tandis que d'autres préfèrent la voie basse même après vulvectomie. Le traitement doit être individualisé selon l'âge de la grossesse, le stade, la taille et le siège des lésions ; des signes d'extension lymphatique pousseront à interrompre la grossesse pour traiter. Un traitement en 2 temps est recommandé du fait de la forte morbidité du curage inguinal lors de la grossesse avec réalisation de la vulvectomie. La vulvectomie pendant la grossesse et curage inguinal suivi éventuellement d'irradiation après transposition ovarienne est possible dans le post partum.

Schématiquement :

Pas de chirurgie tumorale en principe entre 36 et la première semaine du post partum en raison du risque élevé des complications thrombo emboliques. Avant 34 semaines de grossesse : traitement + épisiotomie si accouchement naturel. Après 34 semaines de grossesse : report de la chirurgie tumorale mais radiothérapie inguino-iliaque après curage ganglionnaire si ganglion sentinelle est positif.

Quelle surveillance envisagée après le traitement ?

4. Surveillance après traitement

1. Il est préconisé la constitution pour la patiente d'un calendrier des soins (support écrit remis à la patiente). 2. Examen périnéal et toucher pelvien, palpation ganglionnaire tous les 4 mois pendant 1 an, puis tous les 6 mois pendant 2 ans. 3. Surveillance échographique inguinale ± cytologie tous les 4 à 6 mois pendant les 2 premières années. Scanner TAP en fonction du stade initial et des facteurs de risque. 4. VIN : surveillance rapprochée tous les 4 à 6 mois pendant 2 ans puis tous les ans.

Source:///C:/Users/USER/Downloads/vulve-version-59-publiee-du-18-06-2020.pdf

II. Cancer du vagin

1. Diagnostic positif

1.1. Anamnèse

-Signes d'appels habituels : hémorragie ou leucorrhées sanguinolentes

-Facteurs de risque les plus fréquents à rechercher : tumeur rare < 1% des tumeurs gynécologiques. Les formes à HPV (surtout HPV16) seraient de meilleur pronostic. Chez la femme âgée, le pic de fréquence se situe entre 60 et 70 ans. Chez l'adolescente il s'agit le plus souvent des sarcomes et des adénocarcinomes à cellules claires dont ceux en relation avec la prise de diéthylstiboestrol par la mère pendant la grossesse. Pour affirmer le caractère primitif du cancer du vagin chez la femme adulte les conditions suivantes doivent être réunies :

++ le col utérin doit être en place et sain

++ si une hystérectomie a été réalisée dans les 5ans précédant le diagnostic de la tumeur du vagin, l'histologie de la tumeur du vagin doit être différente de celle de la tumeur de l'utérus

1.2. Examen Physique

Examen clinique pour évaluer l'extension de la tumeur sur le plan général.

Examen gynécologique essentiel :

Spéculum : rechercher les lésions telles qu'un nodule tumoral

bourgeonnant : forme exophytique de la tumeur ou une

lésion en cratère : forme endophytique de la tumeur.

Autres explorations : colposcopie et rectoscopie, FVO et éventuellement biopsie, échographie inguinale éventuellement avec ponction cytologique ou biopsie, échographie endovaginale et ou endorectale si possible avec Doppler (topographie, infiltration et morphologie de la lésion).

Il convient aussi de faire l'évaluation oncogériartrique chez les femmes de plus de 75 ans.

1.3. Evaluation oncogériatrique chez les femmes de plus de 75 ans

-Score G8

Le patient présente-t-il une perte d'appétit ? A-t-il mangé moins ces 3 derniers mois par manque d'appétit, problèmes digestifs, difficultés de mastication ou de déglutition ?	Anorexie sévère Anorexie modérée Pas d'anorexie	0 1 2
Perte récente de poids (< 3 mois)	Perte de poids > 3 kg Ne sait pas Perte de poids entre 1 et 3 kg Pas de perte de poids	0 1 2 3
Motricité	Du lit au fauteuil Autonome à l'intérieur Sort du domicile	0 1 2
Problèmes neuropsychologiques	Démence ou dépression sévère Démence ou dépression modérée Pas de problème psychologique	0 1 2
Indice de masse corporelle (IMC = poids / (taille) en kg / m^2)	IMC < 19 $19 \leq$ IMC ≤ 21 $21 \leq$ IMC < 23 IMC ≥ 23	0 1 2 3

Prend plus de 3 médicaments	Oui Non	0 1
Le patient se sent t-il en meilleure ou moins bonne santé que la plupart des personnes de son âgé ?	Moins bonne Ne sait pas Aussi bonne Meilleure	0 0,5 1 2
Age	> 85 ans 80-85 ans < 80 ans	0 1 2

-Evaluation oncogeriatrique de Balducci : Indication si score G8 ≤14.

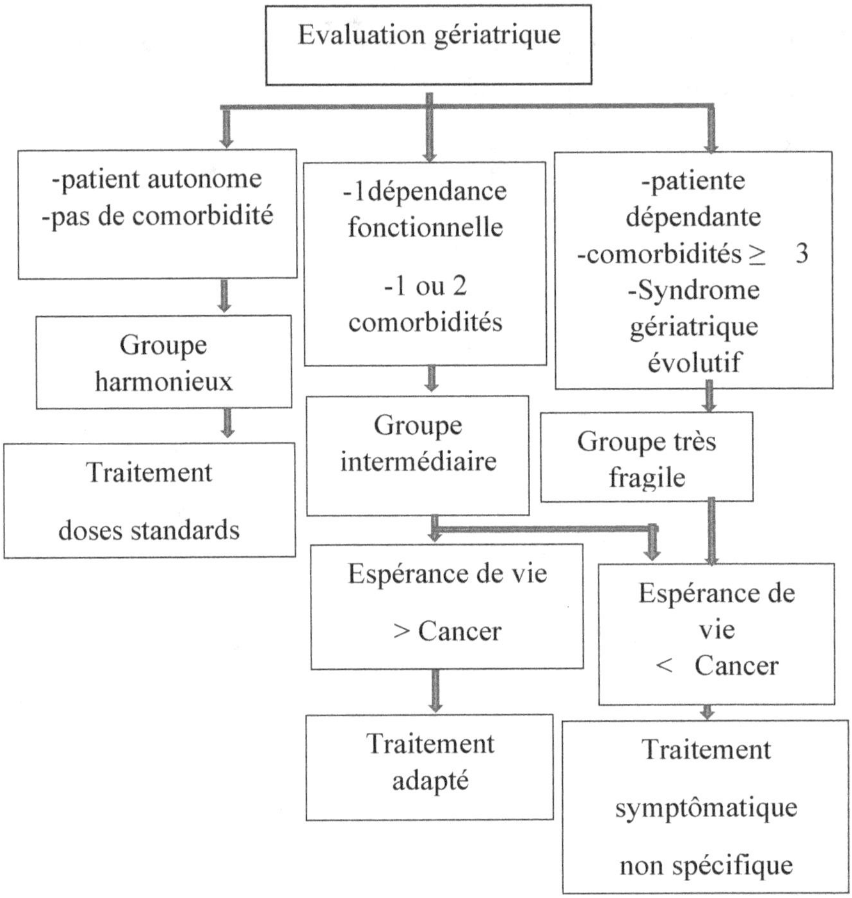

Source : file:///c/ : Users/USER /Desktop/Evaluation-gériatrique-Standardisée-en-oncologie_oncologik.pdf.

1.4. Examens paracliniques

- Bilan de confirmation diagnostique : analyse histopathologique des biopsies vaginales.
- Bilan d'extension de la tumeur : scanner TAP, IRM abdomino-pelvienne et PET-scan (si disponible).

- Bilan général :

  -Sanguin :- NFS

  -tests d'évaluation des fonctions hépatiques et rénales ;

  -ionogramme sanguin ; bilan glycémique et lipidique ;

  -tests d'évaluation du potentiel de coagulation sanguine

  -Imagerie :-radiologique : RX thorax ; RX de la colonne vertébrale

  - ECG et ECHO Cardiaque.

  -Bilan oncogériatrique en fonction de l'âge et/ou des comorbidités.

2. Classification FIGO - TNM 2018

-Il s'agit d'une classification clinique des carcinomes infiltrants du vagin.

-Une tumeur étendue à l'exocol et ayant atteint l'orifice externe du col utérin doit être considérée comme du col utérin.

-Une tumeur intéressant la vulve doit être considérée comme un carcinome vulvaire.

TNM	T	FIGO	N/M
T1	T. Limitée au vagin	I	N0
T2	T. envahissant le tissu para-vaginal (paracervix)	II	N0
T3	T. atteignant la paroi pelvienne	III	M0-M1
T4	T. envahissant la muqueuse vaginale ou du rectum et ou s'étendant au-delà du petit bassin (la présence d'œdème bulleux n'est pas un signe suffisant pour classer la tumeur T4)	IVA (T4)	TousNM0

N	Adénopathies régionales : • 2/3 > du vagin : ganglions pelviens (incluant les ganglions obturateurs, iliaques internes (hypogastriques), iliaques externes et les ganglions pelviens sans précision • 1/3< du vagin, ganglions inguinaux et fémoraux	
Nx	Renseignements insuffisants pour classer l'atteinte ganglionnaire des lymphatiques régionaux	
N0	Pas de signes d'envahissement ganglionnaire	
N1	Envahissement des ganglions lymphatiques régionaux	
M	Métastases à distance	
Mx	Renseignements insuffisants pour classer les métastases à distance	
M0	Pas de métastase à distance	
M1	Métastase à distance	

3. Traitement

La présentation du dossier en RCP est un préalable à toute décision thérapeutique. L'examen du conjoint par un chirurgien et un radiothérapeute est important. La prise en charge se fait par analogie au cancer du col utérin pour les cancers des 2/3 > du vagin et de la vulve pour les cancers du 1/3 < vagin.

3.1. Prévention : éviter les facteurs de risque ; vaccination anti HPV.

3.2. Traitement curatif

3.2.1. Tumeurs opérables d'emblée : essentiellement chirurgie et radiothérapie.

3.2.1.1. Possibilités thérapeutiques :

++Chirurgie :

Recommandation : Une marge saine macroscopique latérale intentionnelle au moins centimétrique lors de l'exérèse et une exérèse en pleine épaisseur sont recommandées. Option de chirurgie reconstructrice.

Types de chirurgie : selon le stade et l'emplacement de la tumeur on peut pratiquer :

-Excision locale large pour un petit carcinome ou un mélanome. Il s'agit donc d'une colpectomie partielle applicable pour des lésions de petite taille ≤ 4 cm ne dépassant pas le 1/3 du vagin.

-Vaginectomie ou colpectomie totale si seulement si :

* stades 1, lésion > 4cm ou ne dépassant pas le 1/3< du vagin ;

* stade 2 et plus ;

*si antécédent d'hystérectomie.

-Hystérectomie totale systématique en cas de colpectomie totale ou lésion des 2/3 >.

-Exentération pelvienne : hystérectomie totale radicale avec curage ganglionnaire dans le bassin et les aines, ablation du rectum, de la vessie ou les deux puis reconstruction vaginale. C'est la pelvectomie : traitement à discuter au cas par cas pour lésions localement avancées.

-Place du curage ganglionaire :

- non systématique pour le stade I, sinon optimiser la technique du ganglion sentinelle par la lymphoscintigraphie.
- recommandation à partir du stade II
- curage pelvien si lésion des 2/3 > du vagin et inguinale si lésion du 1/3 <.
- curage lombo-aortique à discuter en cas de T ≥ 4cm.

++Radiothérapie

Utile pour toutes les formes de cancer du vagin. Très souvent on associe la radiothérapie externe et la curiethérapie, parfois curiethérapie seule.

++Chimiothérapie :

Peu efficace. On y recourt pour traiter les cancers aux stades 4, les récidives ou les mélanomes. Souvent monothérapie au Cis platinum suivant les mêmes modalités que pour le cancer vulvaire.

++Hormonothérapie :

Envisageable s'il s'agit de l'adénocarcinome à cellules claires : possibilité de recourir aux progestatifs comme pour le cancer endométrial.

3.2.1.2. Algorithme décisionnel du traitement :

- la présentation du dossier à la RCP est un préalable à toute décision thérapeutique. Un examen du conjoint (chirurgien référent + radiothérapeute) sous anesthésie générale est un préalable pertinent avant la présentation à la RCP.

- la prise en charge est par analogie :

- semblable à celle d'une tumeur du col utérin pour des tumeurs situées au niveau des 2/3 supérieurs du vagin.

-semblable à celle d'une tumeur de la vulve pour des tumeurs situées au niveau du 1/3 inférieur du vagin.

- cancer in situ : colpectomie partielle ou totale en fonction de l'étendue ± hystérectomie totale si l'utérus est en place surtout pour des localisations des 1/3 moyen et supérieur.

Option : curiethérapie endocavitaire si cancer inopérable ou vaporisation au laser.

- Cancer invasif stade I

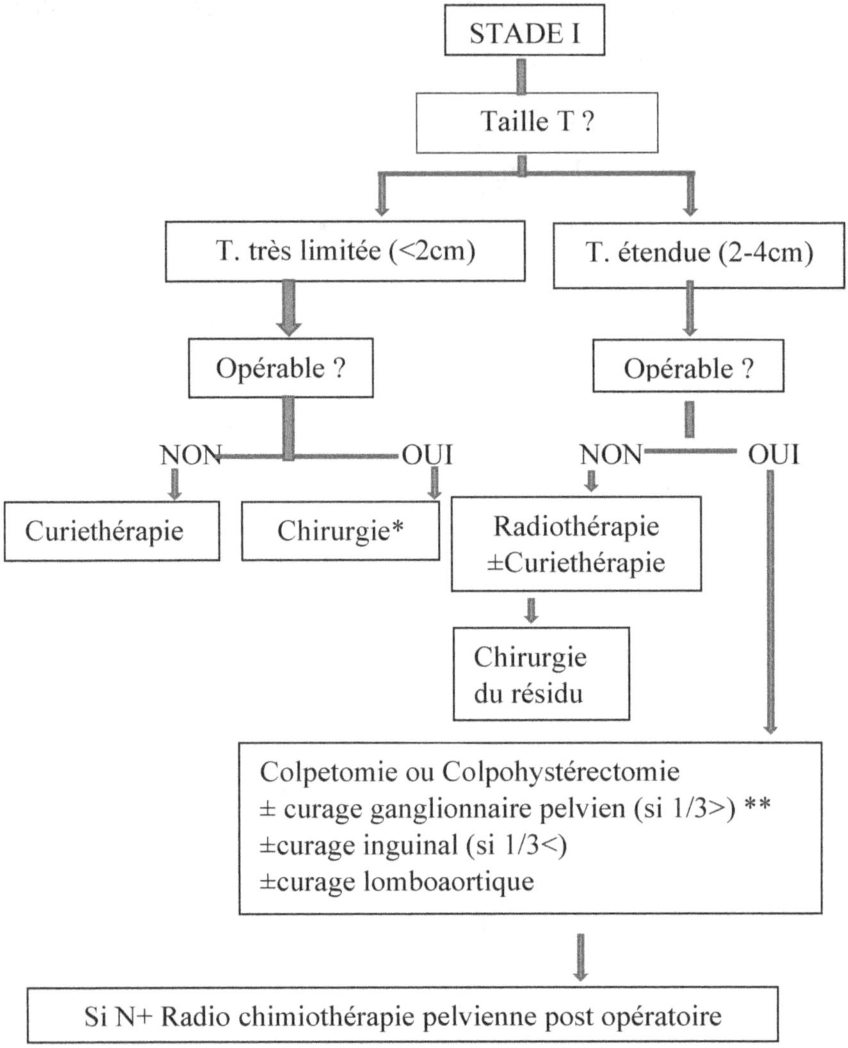

*Chirurgie=colpectomie partielle ou totale en fonction de l'étendue ±hystérectomie totale ± ganglion sentinelle (si utérus en place surtout pour la localisation du 1/3moyen ou supérieur). ** Lymphoadénectomie pelvienne première optionnelle.

Source :

file:///C:/Users/USER/Downloads/vagin-version-21-publiee-du-18-06-2020.pdf

- Cancer invasif stade II :

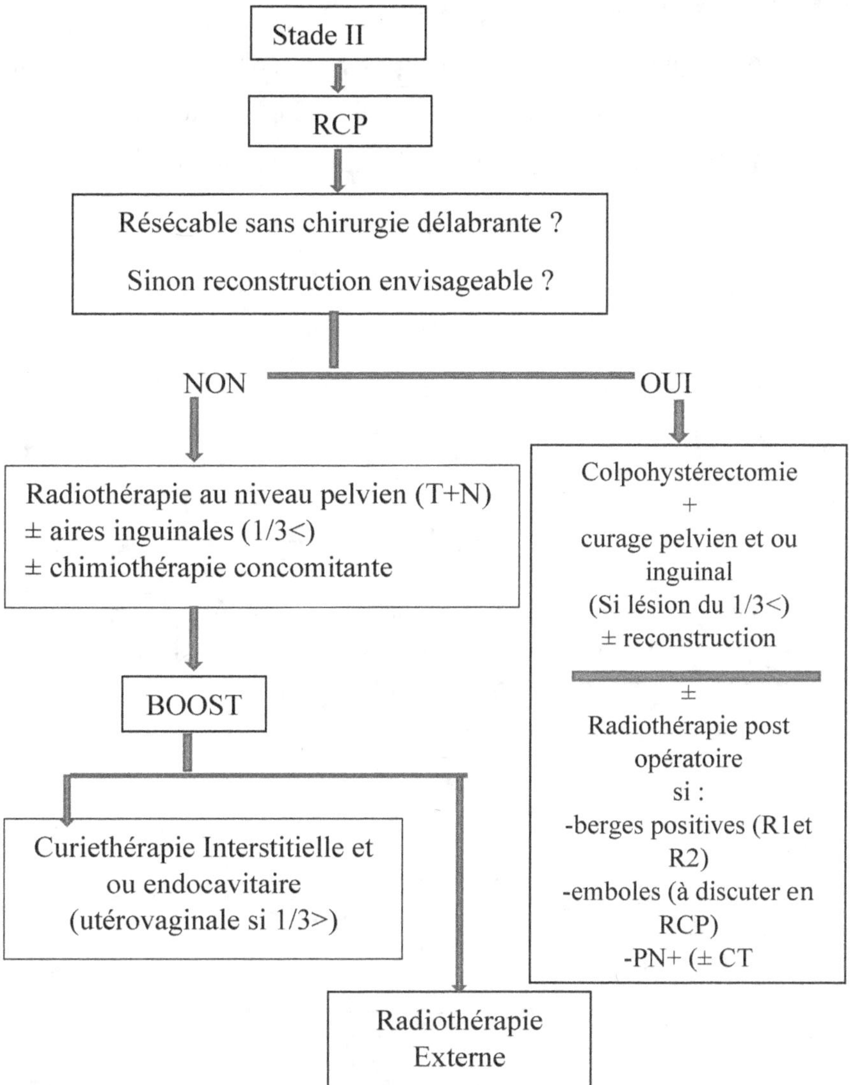

Source :

file:///C:/Users/USER/Downloads/vagin-version-21-publiee-du-18-06-2020.pdf

3.2.2. Tumeur non opérable d'emblée (stades III et IV)

3.2.2.1. Possibilités thérapeutiques

La Radiothérapie est le traitement de premier palier par rapport à la chirurgie. Les autres axes thérapeutiques (chimiothérapie) peuvent également être associés à la radiothérapie sauf en cas de contre-indication.

3.2.2.2. Algorithme décisionnel du traitement :

++Stade III :

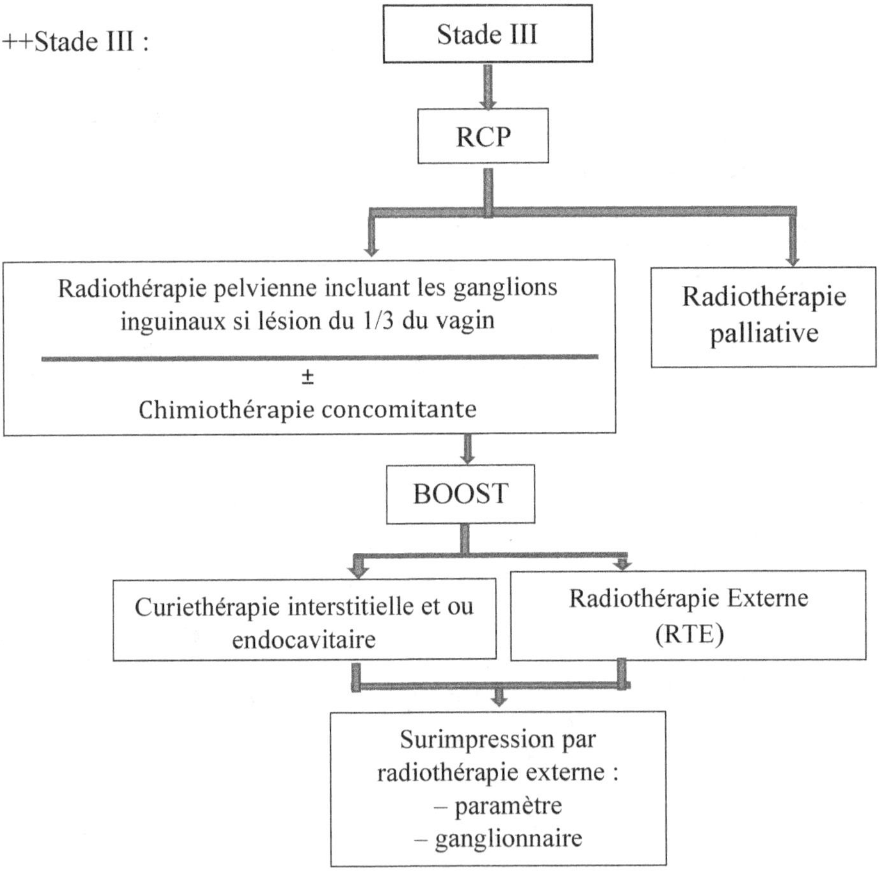

Source :

file:///C:/Users/USER/Downloads/vagin-version-21-publiee-du-18-06-2020.pdf

++Stade IV :

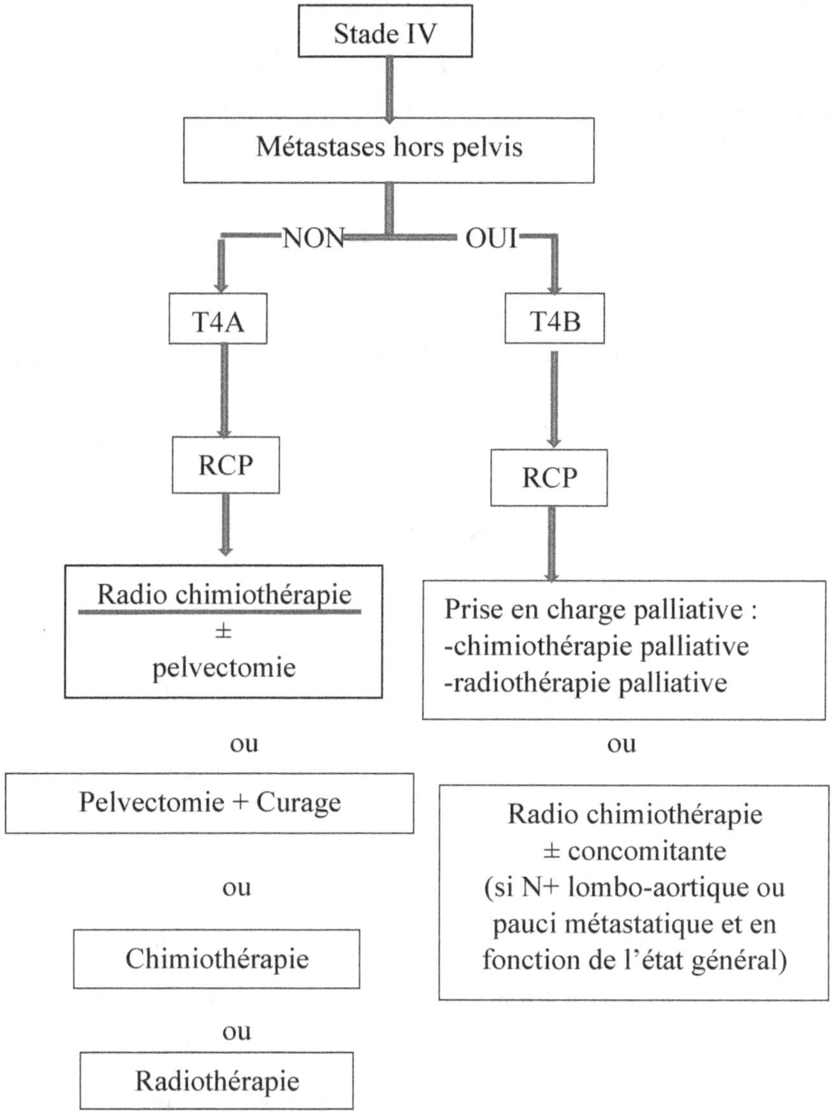

Source :

file:///C:/Users/USER/Downloads/vagin-version-21-publiee-du-18-06-2020.pdf

Que faire en cas de récidive tumorale ?

3.2.3. Forme récidivante

Réévaluation histopathologique et IHC obligatoires après biopsie sur récidive, puis discuter le dossier en RCP avant toute décision thérapeutique.

Recours à la radiothérapie et à la chimiothérapie uniquement si contre-indication de pratiquer une exentération pelvienne ou si récidive inaccessible à la chirurgie.

Si tumeur du tiers supérieur du vagin, une hystérectomie avec curage ganglionnaire et vaginectomie peuvent être pratiqués parfois associés à la radiothérapie.

Il peut y avoir une progression tumorale. Que faire dès lors ?

3.2.4. Cas de progression tumorale :

En cas de progression tumorale il faut se référer au cancer de la vulve pour la conduite à tenir s'agissant des cancers du tiers inferieur et au cancer du col utérin pour les cancers des deux tiers supérieurs.

Que faire en cas de cancer vaginal et de grossesse ?

3.2.5. Cancer vaginal et grossesse

Le cancer du vagin associé à la grossesse est exceptionnel et concerne une grossesse sur 37000. Compte tenu du jeune âge de survenue, des tumeurs non épithéliales sont décrites, d'origine embryonnaire et sarcomateuse. Les tumeurs épithéliales sont comparables aux tumeurs cervicales en termes de pronostic et la grossesse ne semble pas aggraver le pronostic des tumeurs sarcomateuses. Le traitement des cancers épithéliaux des deux tiers supérieurs du vagin est assimilable à celui des cancers du col utérin tandis que les lésions plus bas situées se traitent comme le cancer vulvaire et doivent bénéficier de la radiothérapie. Les risques de dystocie vaginale sont réels et imposent souvent une césarienne prophylactique.

Les tumeurs non épithéliales tirent bénéfice de la chimiothérapie avec des taux de réponse supérieurs à 75% permettant d'éviter des exentérations mutilantes.

Quelle surveillance envisagée après le traitement ?

4. Surveillance après traitement

1. Touchers pelviens et surveillance ganglionnaire tous les 4 mois les deux premières années ; puis 2 fois/an pendant les trois années suivantes ; puis 1fois / an.

2. Pas de cytologie systématique ; si doute, biopsie.

Source : file:///C:/Users/USER/Downloads/vagin-version-21-publiee-du-18-06- 2020.pdf

III. Cancer du col utérin

1. Diagnostic positif

1.1. Anamnèse

Signes d'appel habituels : hémorragie de contact, leucorrhées louches, abondantes, persistantes surtout chez les femmes âgées.

Facteurs de risque les plus fréquents à rechercher :

niveau socio-économique bas,

précocité des rapports sexuels,

multiplicité des partenaires sexuels,

multiparité,

absence de vaccination anti HPV, surtout sérotypes 16 et 18,

lésions précancéreuses cervicales non traitées.

1.2. Examen physique

Examen clinique général : rechercher le retentissement de la tumeur sur le plan général.

Examen gynécologique : examen au spéculum et toucher vaginal pour visualiser les lésions locales du cancer, préciser leur étendue et procéder éventuellement aux prélèvements biopsiques.

1.3. Examens paracliniques

- Bilan d'orientation et de confirmation diagnostique :

-Marqueurs tumoraux : SCC - Ag spécifique pour le carcinome épidermoïde du col utérin. Son augmentation avant tout traitement est corrélée au stade clinique de la maladie. Son dosage permet le suivi des patientes après un traitement initial. La réponse est corrélée à la valeur du

SCC-Ag dans 72 à 92% des cas. CA-125, utile dans les adénocarcinomes. Son taux augmente avec le stade de la maladie.

-Analyses anatomopathologiques des pièces de biopsies cervicales.

- Bilan d'extension de la tumeur : Scanner TAP et IRM lomboaortique et pelvienne, PET TDM à partir du stade IB3 ou si doute sur N+ (si disponible).
- Bilan général :

Sanguin :- NFS,

- tests d'évaluation des fonctions hépatiques et rénales,

-tests d'évaluation du potentiel de coagulation sanguine,

- bilan lipidique et glycémique.

Imagerie : Rx thorax, UIV, ECG et Echographie Cardiaque

Bilan oncogériatrique en fonction de l'âge et/ou comorbidités.

2. Classification FIGO 2018

Stade I

Cancer strictement limité au col
Stade IA : cancer invasif identifié seulement au microscope et envahissement du stroma : profondeur maximum de 5 mm
IA1 : profondeur $\leq$ 3 mm, largeur $\leq$ 7 mm
IA2 : 3 mm < profondeur $\leq$ 5 mm et largeur $\leq$ 7 mm
Stade IB : cancer clinique limité au col visible en macroscopie ou cancer microscopique de dimension supérieure au IA
IB1 : T <2 cm
IB2 : 2 $\leq$ T <4 cm
IB3 : T $\geq$ 4 cm

Stade II

Cancer étendu au-delà du col mais n'atteignant pas la paroi pelvienne ni le tiers inférieur du vagin
-Stade IIA : jusqu'aux deux tiers supérieurs du vagin
IIA1 : taille T $\leq$ 4 cm
IIA2 : taille T >4 cm
- Stade IIB : paramètres (proximaux)

Remarque : une conisation à marge+ est à considérer comme IB1 (5Batla 2018)

Stade III

Cancer étendu jusqu'à la paroi pelvienne et/ou au tiers inférieur du vagin (y compris hydronéphrose). - Stade IIIA : atteinte vaginale jusqu'au tiers inférieur - Stade IIIB : fixation à la paroi pelvienne (ou hydronéphrose ou rein muet). - Stade IIIC : IIIC1 : atteinte ganglionnaire pelvienne * IIIC2 : atteinte ganglionnaire lombo-aortique *

* Préciser si atteinte sur imagerie (IIIC1r ou IIIC2r) ou sur l'anatomo-pathologie (IIIC1p ou IIIC2p). En cas de curage ganglionnaire, la présence de cellules isolées (<0,2 mm) ou de micro métastases (0,2 à 2,0 mm) ne change pas la classification car leur implication pronostique n'est pas claire ; leur présence doit être notée dans le dossier.

Stade IV

Cancer étendu au-delà du petit bassin ou à la muqueuse vésicale et/ou rectale Stade IVA : organes adjacents (vessie, rectum) Stade IVB : à distance

Le stade IVA doit être posé sur une biopsie et non une imagerie. Une cystoscopie ou une rectoscopie doivent être proposées si la patiente est symptômatique ; la cystoscopie peut être envisagée dans les cols en barillet ou en cas d'atteinte massive de la paroi vaginale antérieure.

3. Traitement

3.1. Prévention

-Hygiène de la vie : adoption des comportements utiles pour éviter les facteurs de risque : éviter les rapports sexuels précoces et avec partenaires sexuels multiples, maitriser la parité ...

-Vaccination anti HPV

-Dépistage : IVA, IVL, FVO, Colposcopie...et traitement des lésions observées. Le calendrier de dépistage validé en RDC est le suivant : premier FVO à 35ans , si ce frottis est normal, deuxième frottis l'année suivante ; si le résultat est toujours normal, un frottis tous les trois ans par la suite jusqu'à 65 ans.

- Algorithme décisionnel de traitement des CIN :

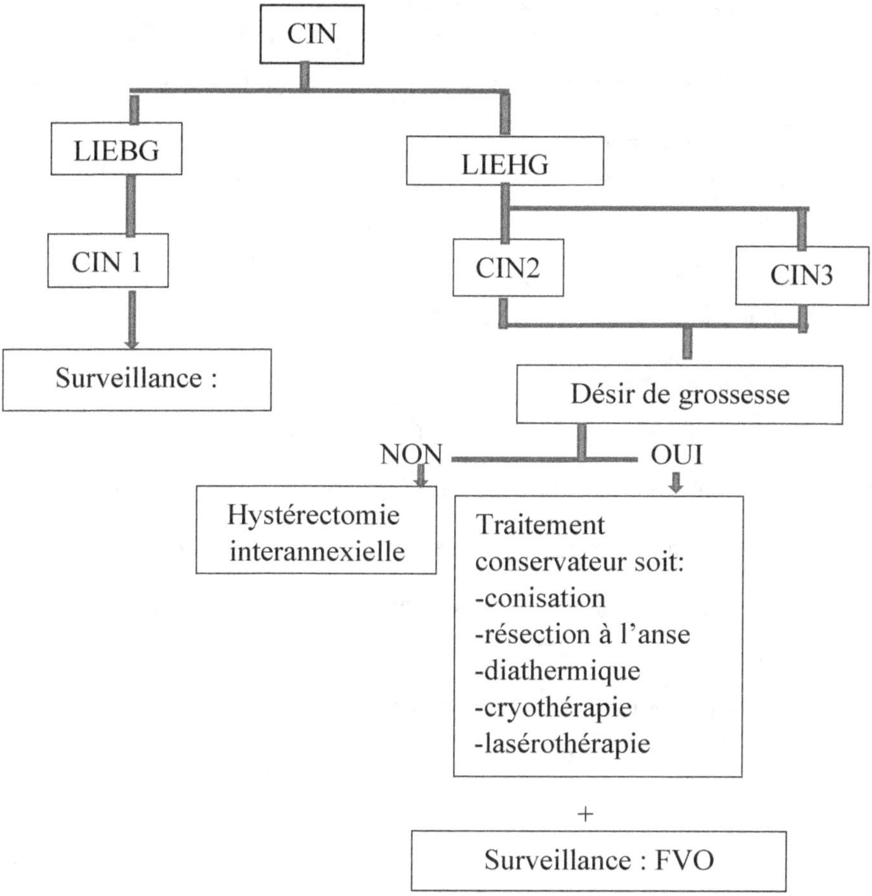

Source: file:///C:/Users/USER/Downloads/uterus-col-version-82-publiee-du-20-07-2020.

3.2. Traitement curatif

La discussion du dossier en RCP est une obligation préalable à satisfaire avant tout traitement.

3.2.1. Cancer in situ :

- Traitement conservateur à type soit de :

  -résection du col à l'anse diathermique (conisation).

  -cryothérapie.

  -lasérothérapie.

  -amputation chirurgicale du col utérin (trachélectomie).

- Traitement non conservateur à type soit de :

  -hystérectomie totale inter annexielle si pas désir de grossesse.

  - hystérectomie totale radicale si ménopausée.

- Remarque : la pièce de résection du col utérin ou de l'hystérectomie doit être conservée pour analyses anatomopathologiques.

-Après traitement conservateur, la surveillance doit se faire par FVO une fois tous les six mois pendant une année puis une fois par an et s'intégrer par la suite dans le calendrier national de dépistage du cancer du col utérin par FVO.

3.2.2. Cancer invasif :

3.2.2.1. Possibilités thérapeutiques

- Chirurgie : les hystérectomies dont la classification :

Selon Querleu (Querleu, 2008)

Type selon QUERLEU	Description
Type A	Résection minimale du paracervix
Type B	Section du paracervix au niveau de l'uretère
Type C	Section du paracervix à la jonction avec l'axe vasculaire iliaque interne
Type D	Résection latérale étendue

Selon Piver (Piver, 1974)

Type selon PIVER	Description
Type I	Hystérectomie extra faciale
Type II	Section du paramètre à l'aplomb de l'uretère dont la dissection est limitée ; colpectomie du tiers supérieur du vagin
Type III	Exérèse large du paramètre au plus près de la paroi pelvienne ; colpectomie de la moitié supérieure du vagin
Type IV	Dissection complète de l'uretère jusqu'à la pénétration vésicale ; colpectomie des trois quarts
Type V	Exentération partielle (résection urétérale ou vésicale partielle)

- Radiothérapie : Radiothérapie externe ou Curiethérapie
- Chimiothérapie : essentiellement par les sels de platine.

3.2.2.2. Traitement initial : radio chimiothérapie concomitante

-Il existe une supériorité thérapeutique de l'administration concomitante de Cis platine pendant la radiothérapie par rapport à la radiothérapie seule.

-Les données pharmacologiques de bio distribution du Cis platine sont en faveur de réaliser la séance de radiothérapie dans l'heure qui suit l'administration de la chimiothérapie.

-Indications : stades IB3 à IVA// à discuter pour certaines formes volumineuses de stade IB2 selon les facteurs de risque, notamment si conisation en marge positive.

NB : la curiethérapie pré opératoire et après radiochimiothérapie est possible

Recommandations :

Standard : Cis platine (CDDP) 40 mg/m²/ semaine x 6 cycles

Option : CDDP 50 mg/m² J1 + 5-Fluorouracile (5-FU) 750 mg/m² J1 à J5, reprise au J22 pendant 6 cycles.

Si contre-indication au Cis platine : Carboplatine AUC 2

Surveillance : toxicité hématologique, rénale et digestive per- et post-thérapeutique.

3.2.2.3. Modalité de la chimiothérapie (Auteur)

Remarque : dans le standard la chimiothérapie et la radiothérapie se font concomitamment, mais si la radiothérapie n'est pas disponible nous suggérons la modalité ci-après.

Exemple : schéma : monothérapie au Cis platinum

Nombre total des cycles : 6

Durée de chaque cycle : 1 semaine

Chronogramme des cycles de chimiothérapie : J1, J8, J15, J22, J29, J36.

Bilan pré chimiothérapie (avant chaque cycle) :

Sanguin : -NFS, réticulocytes et taux des plaquettes,

tests rénaux et hépatiques fonctionnels :

créatinine, urée, transaminases hépatiques

Imagerie :- ECG et Echo Cardiaque

Examen auditif :- audiométrie.

Premier cycle

La veille de la chimiothérapie :

- Hospitalisation pour perfusion de 1 litre de sérum Glucosé 5% en IV pendant 3 heures couplée à 20 mg de FUROSEMIDE en IVD puis perfusion de 1litre de sérum physiologique pendant 3 heures couplée à 20 mg de FUROSEMIDE en IVD avec surveillance stricte des champs pulmonaires pour exclure un OAP.

- Anti sécréteur gastrique : ACYLOC 50 mg en IVD 2 fois par jour

-Pansement gastrique : GRAVISCON 1 cuillerée à soupe 3 X/J per os.

Le J1 de la chimiothérapie :

Cis PLATINUM : 40 mg par m^2 de surface corporelle dans 250 ml de sérum glucosé 5% en IV pendant 1 heure.

Puis à la fin de la perfusion: perfusion de 1 litre de sérum Glucosé 5% en IV pendant 3 heures couplée à 20 mg de FUROSEMIDE (Diurétique) en IVD suivie de 1litre de sérum physiologique en IV pendant 3 heures couplée à 20 mg de FUROSEMIDE en IVD avec surveillance stricte des champs pulmonaires pour exclure un OAP.

- R/ ACYLOC (Antiserétoire gastrique) 50 mg en IVD, 2 X/J.
- R/ GRAVISCON (Pansement gastrique) 1 cuillerée à soupe 3 X/J per os.
- R/ ANSET (anti émétique) : 1ampoule en IVD 3 X/J.

Le jour 1 après la chimiothérapie :

- Perfusion de 1 litre de sérum Glucosé 5% en IV pendant 3 heures couplée à 20 mg de FUROSEMIDE en IVD puis perfusion de 1litre de sérum physiologique en IV pendant 3 heures couplée à 20 mg de FUROSEMIDE en IVD, avec surveillance stricte des champs pulmonaires pour exclure un OAP.

- R/ACYLOC 50 mg en IVD 2 X/J jour.
-R/ GRAVISCON 1 cuillerée à soupe 3 X/J per os.
-R/ ANSET : 1ampoule en IVD 3 X/J jour

A partir du jour 2 après la chimiothérapie, jusqu'au J6 à domicile :

- R/ GRAVISCON 1 cuillerée à soupe 3 X/J per os.
- R/ ANSET : 1 suppositoire 3 X/J pendant 7 jours.
- R/ TRES ORIX (stimulant d'appétit) : 1 cuillerée à soupe 3 X/J per os.
- R/ MULTIVITAMINE : 1 cuillerée à soupe 3 X/J per os.

Cycles subséquents :

-Hospitalisation au J7, la veille de la chimiothérapie anticancéreuse proprement dite et traitement comme au premier cycle

- J8 : deuxième cycle : reprise de la chimiothérapie exactement comme au premier cycle.

-Puis ainsi de suite jusqu'à la fin des cycles.

NB : Immunothérapie : Bevacizumab ou Avastin essentiellement pour le stade IVB et sur avis déterminé en RCP.

3.2.2.4. Algorithmes décisionnels des traitements selon le stade de la maladie

3.2.2.4.1. Stade IA1

Algorithme décisionnel de traitement :

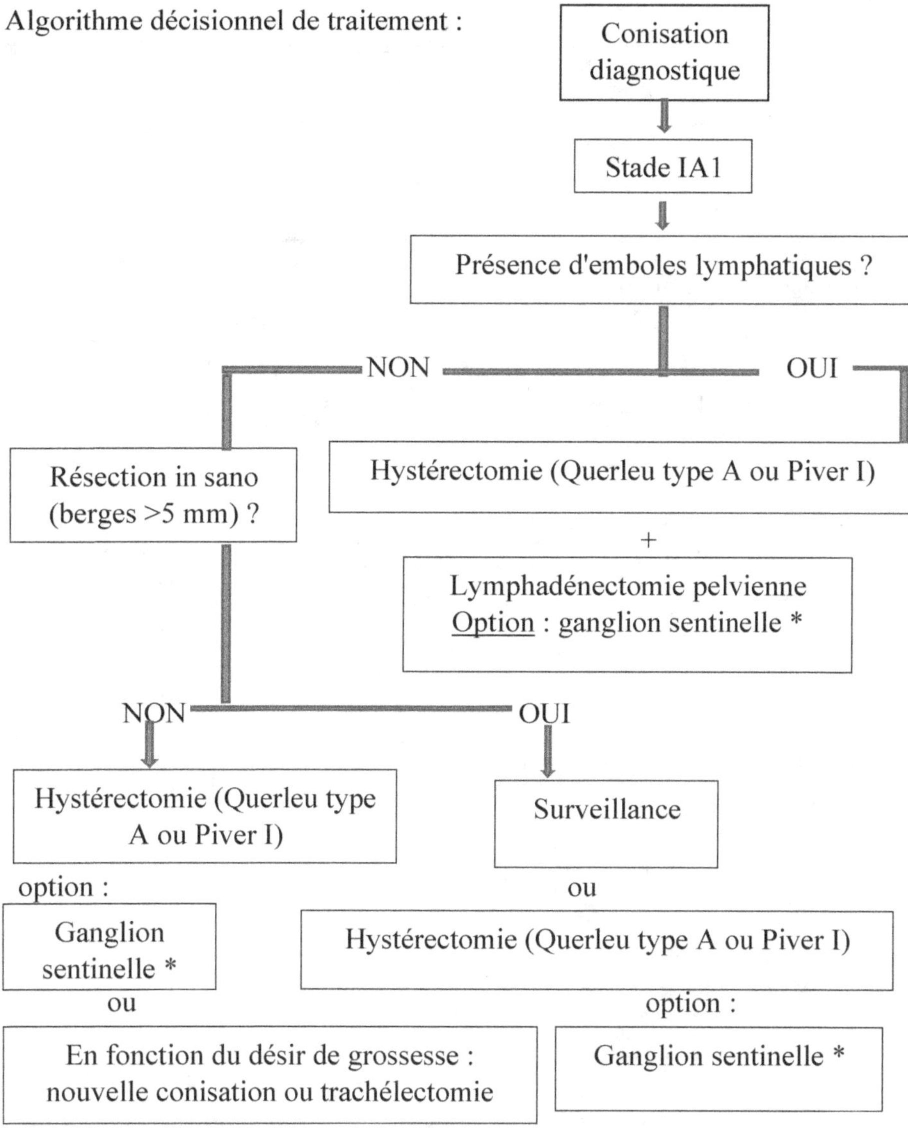

* Ganglion sentinelle en option : en attente des résultats de l'essai clinique SENTICOL 3

Source : file:///C:/Users/USER/Downloads/uterus-col-version-82-publiee-du-20-07-2020.pdf

3.2.2.4.2. Stade IA2

Algorithme décisionnel de traitement :

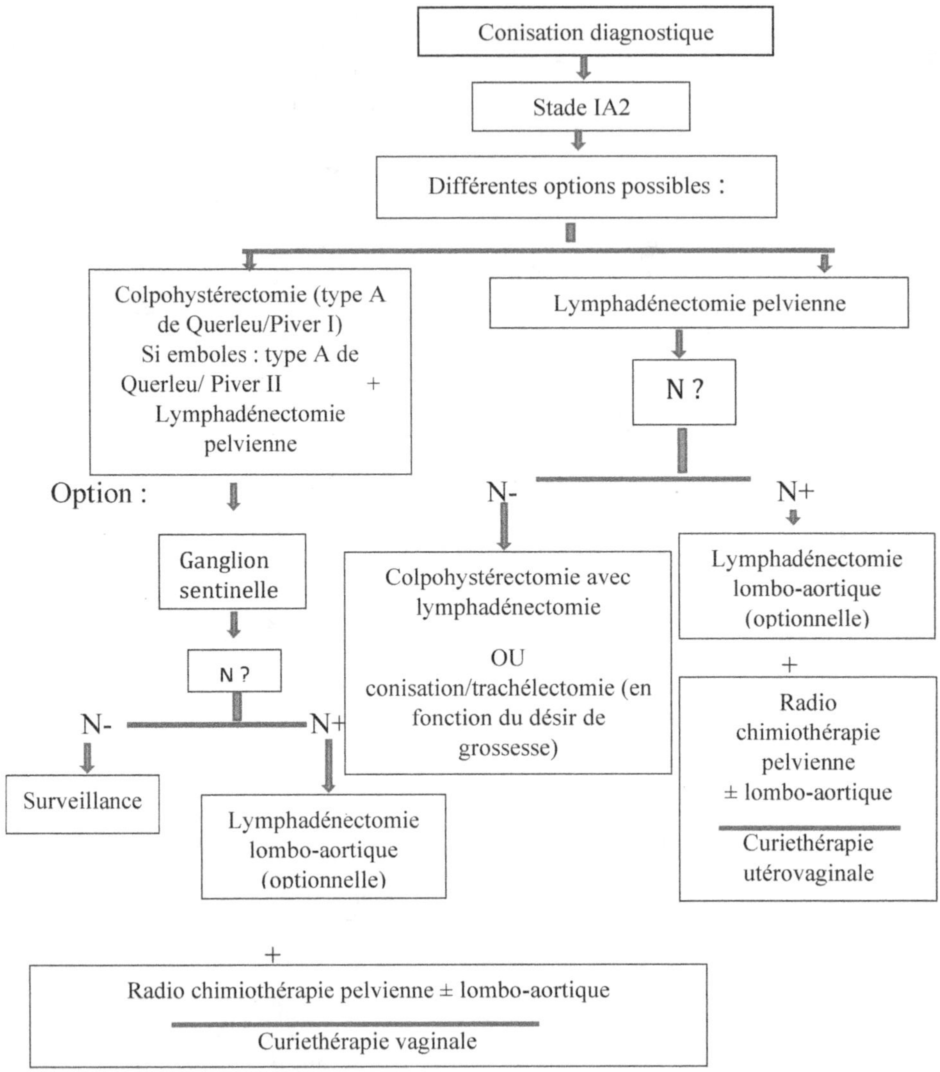

* Ganglion sentinelle en option : en attente des résultats de l'essai clinique SENTICOL

Légende : *N0 et N1 : classification radio clinique. /N+ et N- : classification histologique/Np : adénopathie visible sur PET-Scan.*

Source : file:///C:/Users/USER/Downloads/uterus-col-version-82-publiee-du-20-07-2020.pdf

3.2.2.4.3. IB1 et IB2 :

Algorithme décisionnel de traitement :

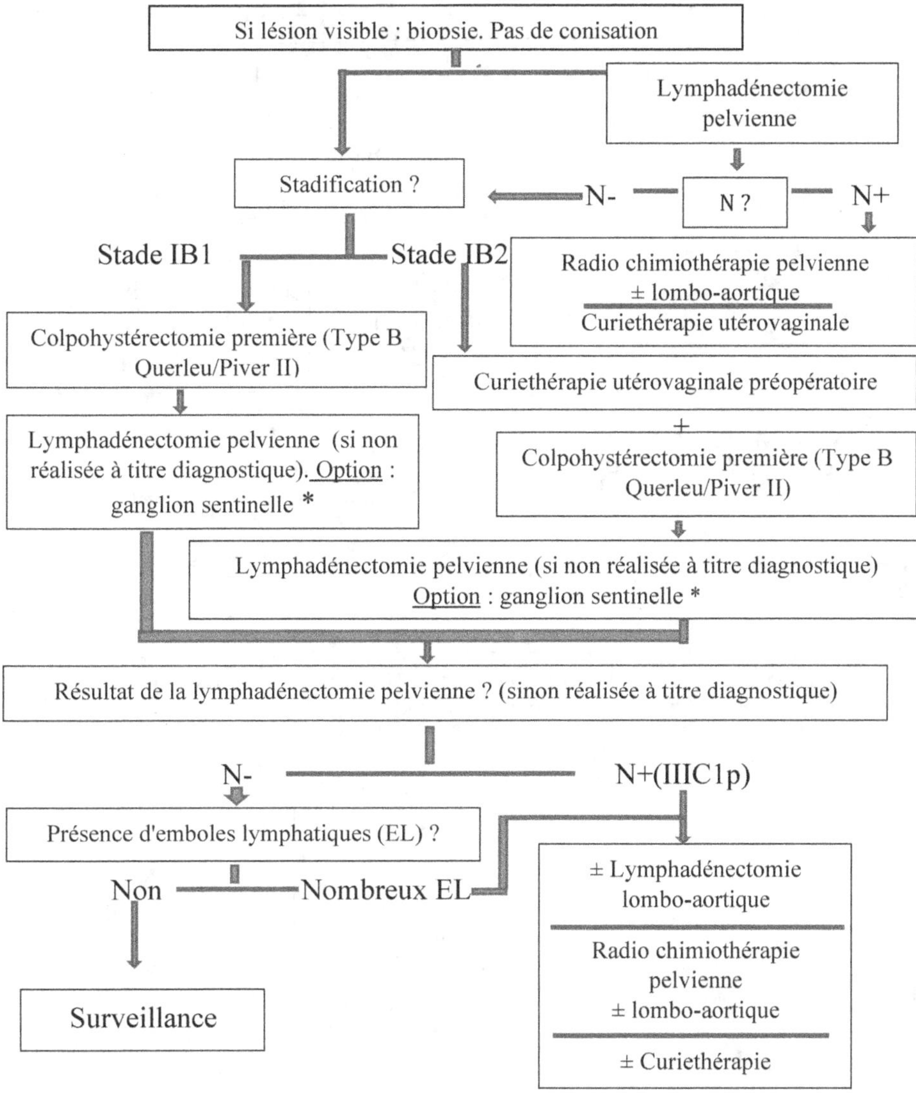

* Ganglion sentinelle en option : en attente des résultats de l'essai clinique SENTICOL3.

Source : file:///C:/Users/USER/Downloads/uterus-col-version-82-publiee-du-20-07-2020.pdf

3.2.2.4.4. Stades IB3 à IIIC

Algorihtme décisionnel de traitement :

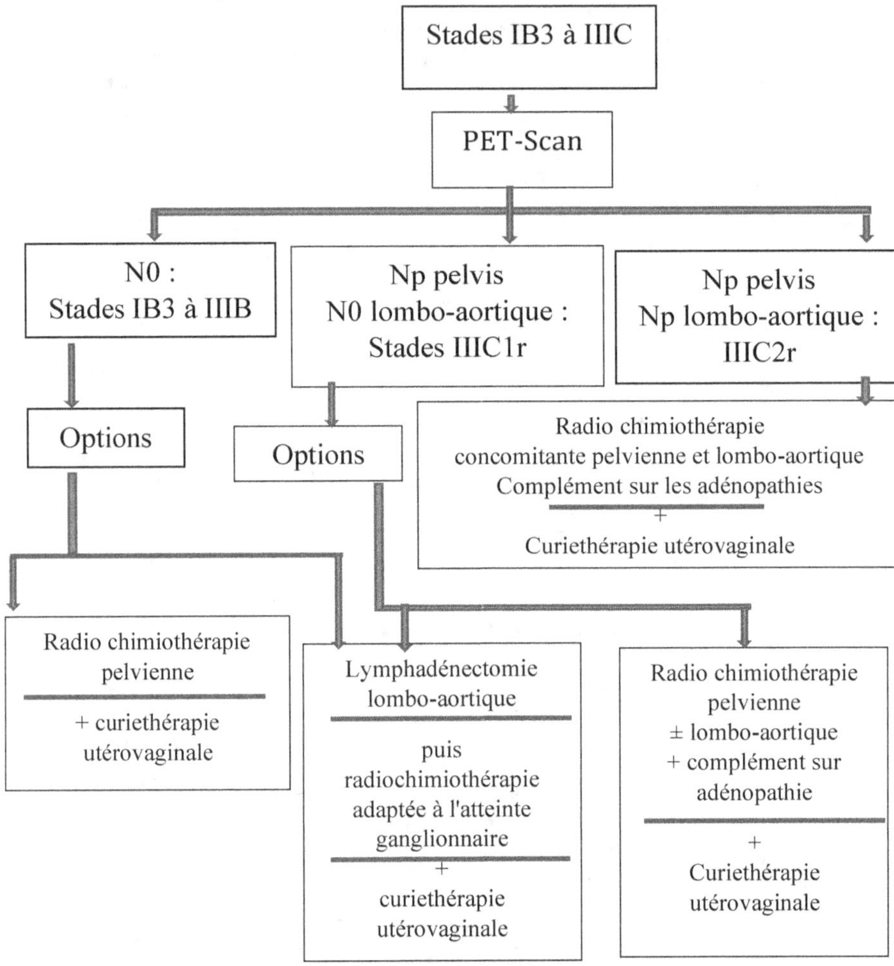

Légende : N0 et N1 : classification radio clinique/N+ et N- : classification histologique

Np : adénopathie visible sur PET-Scan.

Source : file:///C:/Users/USER/Downloads/uterus-col-version-82-publiee-du-20-07- 2020. pdf.

3.2.2.4.5. Stade IVA et IVB

Algorithme décisionnel de traitement :

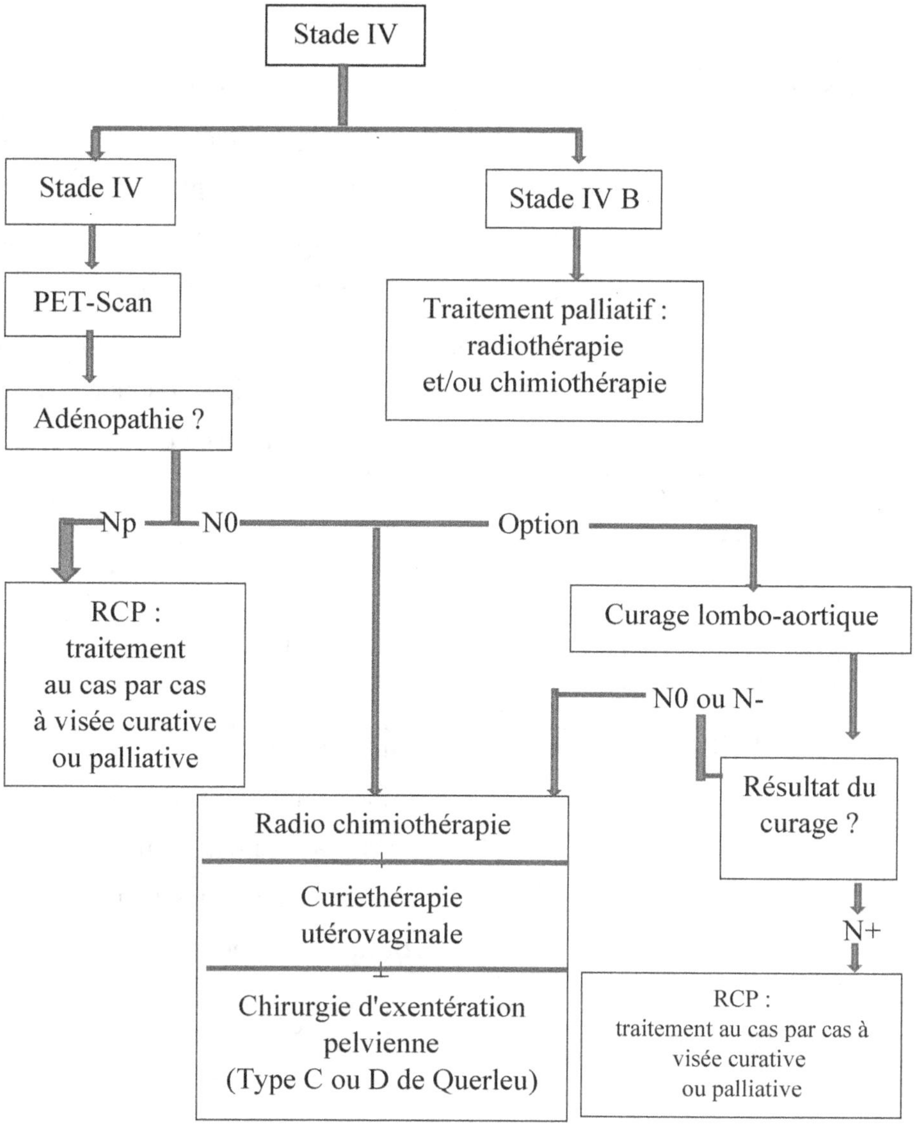

Légende : N0 et N1 : classification radio clinique/ N+ et N- : classification histologique /Np : adénopathie visible sur PET-Scan

Source : file:///C:/Users/USER/Downloads/uterus-col-version-82-publiee-du-20-07-2020.pdf

3.2.2.5. Options thérapeutiques si PET-Scan non disponible

Stades du cancer	Options thérapeutiques
Cancer in situ, stade 0 et stade IA	Conisation Cryothérapie. Lasérothérapie. Trachélectomie. + Surveillance : FVO Hystérectomie radicale pour le stade I TTT adjuvant : radio chimiothérapie pour le stade I
Stade IB, et IIA	Hyctérectomie totale radicale élargie + Lymphadénectomie TTT Adjuvant : Radiothérapie +Chmiothérapie,
Stades IIB, III et IV	TTT principal : radiochimiothérapie. Chirurgie complémentaire en second palier si bonne évolution. Immunothérapie systématique au Bevacizumab au stade IVB.

Source : auteur

Que faire devant un cas de cancer sur un col restant ?

3.2.3. Le traitement du cancer du col restant

Les principes de traitement sont identiques à ceux définis pour les cancers sur utérus intact. La toxicité digestive attendue de la radio chimiothérapie est supérieure à celle du traitement avec utérus en place. Le traitement radiocuriethérapique exclusif ou une association radio chirurgicale sont possibles ± curiethérapie.

Que faire en cas de cancer métastatique ou de rechute ?

3.2.4. Cancer métastatique ou en rechute

Avant tout : biopsie puis nouvelle évaluation anatomopathologique et avis après discussion en RCP.

Le standard en première ligne est l'association à base de sels de platine (carboplatine ou cis platine) ± Bevacizumab sous réserve des contre-indications et de l'évaluation du risque de fistule. La chimiothérapie doit être poursuivie jusqu'à progression et/ou toxicité ; la poursuite de l'Avastin en entretien pourra être discutée en RCP.

Alternatives : Topotécan ou Paclitaxel + Bevacizumab
Cisplatine-Topotécan
Cisplatine-Paclitaxel ou Carboplatine-Paclitaxel
Cisplatine-Gemzar
Cisplatine-Vinorelbine
Docétaxel-Cisplatine-5-FU

Pas de standard en deuxième ligne : mono chimiothérapies utilisables :
Sels de platine : Carboplatine, Cis platinum
Taxanes : Paclitaxel, Docétaxel
Antitopo isomérase : Topothécam, Irinothécan.
Alkylants : Gemcitabine ou Gemzar

Ifosfamide ou Ifex

Alcaloides végétaux : Vinorelbine ou Navelbine

Anthracyclines : Epirubicine ou Pharmorubicine, Doxorubicine ou Adriblastine.

Antimétabolites : Fluoro uracile

Antibiotique antimitotique : Mitomycine

Chirurgie : si récidive accessible à l'acte chirurgical, plusieurs possibilités :

-exentération pelvienne si récidive pelvienne sans atteinte de la paroi du bassin.

-HST radicale : pour une petite récidive sur le col utérin ou si une radiothérapie a déjà été administrée.

-ablation ciblée de la récidive.

Il peut y avoir une progression tumorale. Que faire dès lors ?

3.2.5. Cas de progression tumorale

En cas de progression tumorale malgré le traitement, il faut discuter de la suite de la prise en charge en RCP. Une option est l'association entre un anti angiogénique intermittent ou continu jusqu'à une toxicité inacceptable et le traitement palliatif d'accompagnement.

Que faire en cas de cancer du col utérin et de grossesse ?

3.2.6. Cancer du col utérin et grossesse

Il y a le cancer in situ et la grossesse d'une part, d'autre part le cancer invasif et la grossesse.

3.2.6.1. Cancer in *situ* et grossesse

: le choix du traitement est à faire entre : cryothérapie et résection du col à l'anse diathermique, selon les avantages et le risque de chaque méthode.

: Traitement radical à type d'hystérectomie totale inter annexielle est envisageable si pas de désir de grossesse et si grossesse jeune, au premier ou deuxième trimestre

3.2.6.2. Cancer *invasif* et grossesse :

-Grossesse au premier trimestre : avortement thérapeutique puis traitement carcinologique ou Wherteim sur utérus gravide, sauf si refus de perdre la grossesse.

-Grossesse au deuxième trimestre : évaluer le contexte de vie de la gestante, les avantages et le risque d'une évolution défavorable de la tumeur pour décider de l'arrêt de la grossesse ou de sa continuation. La chimiothérapie est sans intérêt. La radiothérapie est contre indiquée.

-Grossesse au troisième trimestre : accouchement dès la 34 ème semaine par césarienne puis traitement carcinologique.

Quelle surveillance envisagée après le traitement ?

4. Surveillance après traitement

1. Interrogatoire, examens clinique et gynécologique avec toucher rectal : tous les 4 à 6 mois pendant 2 ans ; tous les 6 mois les 3 années suivantes puis 1 fois par an.

2. Examens paracliniques :

+FVO annuel (en l'absence de radiothérapie ou curiethérapie), réalisez une biopsie en cas de lésion suspecte.

+IRM à 6 mois puis annuelle pendant 2 ans utérus en place

+Scanner TAP annuel ou TEP en option notamment pour les N+ ou embole.

+Une échographie pelvienne et rénale régulière (tous les 6 mois) peut être proposée car le risque de séquelles urinaire et urétérale à distance doit être intégré dans la surveillance.

+Dosage SCC en option si élevé initialement.

3. Les autres examens doivent être orientés en fonction des signes d'appel cliniques (imagérie, biopsie), du stade initial de la maladie, du risque de récidive et du traitement initial (comorbidités).

4. Hormonothérapie substitutive de la ménopause n'est pas contre-indiquée pour les carcinomes épidermoïdes, elle est discutable pour les adénocarcinomes.

Source : file:///C:/Users/USER/Downloads/uterus-col-version-82-publiee-du-20-07-2020.pdf

IV. Cancer endomètrial

1. Diagnostic positif

1.1. Anamnèse

Signes d'appels habituels :

métrorragie, leucorrhées inhabituelles surtout chez la femme ménopausée.

Facteurs de risque les plus fréquents à rechercher :

âge 50 à 60 ans, conditions physiologiques d'exposition prolongée aux œstrogènes (obésité, nulliparité, spanioménorrhée, ménarche précoce, ménopause tardive), tumeurs ovariennes bénignes ou malignes hormo-secrétantes, emploi prolongé des hormones oestro-progestatives et des anti-estrogènes tel que le tamoxifene qui ne devraient pas dépasser cinq ans, syndrome de Lynch ou syndrome HNPCC, SOMPK. Les patientes traitées pour un cancer du sein ou une tumeur sécrétante de l'ovaire constituent aussi un groupe à risque pour le cancer de l'endomètre.

1.2. Examen physique

Examen physique pour évaluer le retentissement du cancer sur le plan général.

Examen gynécologique :

Spéculum : leucorrhées, parfois métrorragie, le col utérin peut être normal.

Hystéromètrie : la cavité utérine peut être < = ou > à 8 cm.

Toucher Vaginal : utérus peut être augmenté de volume.

1.3. Examens paracliniques

- Bilan de confirmation diagnostique

-Biopsie de Novak ou prélèvement endométrial sous hystéroscopie ou
un curettage biopsique puis analyse anatomopathologique du prélèvement :

Les deux types histologiques les plus communs sont :

Type 1 (bon pronostic) : carcinomes endometrioïdes.

Type 2 (pronostic réservé) : carcinomes non endometrioïdes : carcinomes à cellules claires, carcinomes papilaires séreux et les carcinosarcomes.

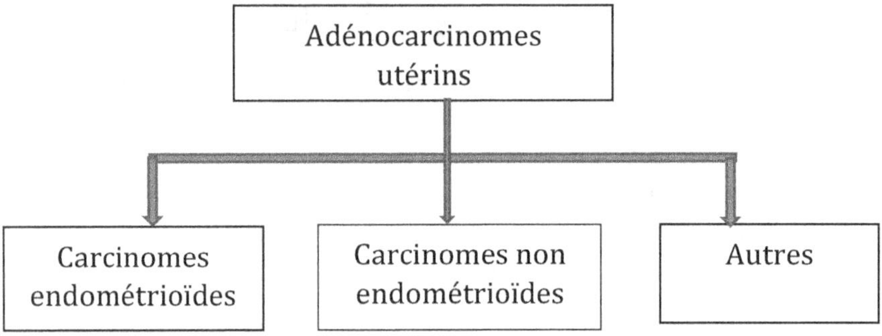

- IHC : dosage des récepteurs hormonaux : RP et RE.

- Bilan d'extension de la tumeur :

-IRM lombo-pelvienne avec pour objectifs d'apprécier le pourcentage d'infiltration du myomètre, le volume tumoral, la présence d'adénopathies iliaques et lombo-aortiques, l'atteinte du col et des annexes, la taille de l'utérus (du stroma et/ou de la séreuse) et l'atteinte des organes de voisinage.

-Scanner thoraco-abdomino-pelvien : en cas de stade avancé (maladie lombo-aortique...) et pour toutes les tumeurs de haut grade (carcinome indifférencié, carcinosarcome, carcinome endométrioïde de grade 3, carcinome séreux).

-PET-Scan n'a pas d'indication en première intention malgré une excellente performance dans l'évaluation initiale de l'extension ganglionnaire et systémique du cancer de l'endomètre et des récidives.

- Bilan de génétique oncologique : systématiquement en cas d'histoire familiale de cancer au niveau du côlon ou endomètre et du spectre du syndrome de Lynch ou autre syndrome de susceptibilité familiale ou âge <50 ans. Dans les carcinomes séreux de haut grade lorsqu'il existe une histoire familiale de cancers du sein et/ou de l'ovaire : pour la recherche d'une mutation de BRCA 1-2.

- Bilan général :

Sanguin : NFS,

tests d'évaluation des fonctions hépatiques et rénales,

tests d'évaluation du potentiel de coagulation sanguine,

status glycémique et lipidique.

Imagerie : ECG éventuellement avec échographie Cardiaque.

Bilan oncogériatrique en fonction de l'âge et/ou comorbidités.

2. **Classification FIGO 2018 et grade histopronostiques**

2.1. Classification anatomo-chirurgicale

Stade I [1] Tumeur limitée au corps utérin

IA Tumeur limitée à l'endomètre ou envahissant moins de la moitié du myomètre

IB Tumeur envahissant la moitié ou plus du myomètre

Stade II [2] Tumeur envahissant le stroma cervical sans dépasser les limites de l'utérus

Stade III [1] Extensions locales et/ou régionales selon les caractéristiques suivantes :

IIIA Envahissement tumoral de la séreuse du corps utérin ou des annexes (extension directe ou métastatique) [3]

IIIB Envahissement vaginal ou des paramètres (extension directe ou métastatique) [3]

IIIC Atteinte des ganglions lymphatiques pelviens ou para-aortiques [3]

IIIC1 Atteinte des ganglions lymphatiques pelviens

IIIC2 Atteintes des ganglions lymphatiques para-aortiques avec ou sans atteinte des ganglions pelviens

Stade IV [1] Extension à la muqueuse vésicale et/ou intestinale et/ou métastases à distance

IVA Extension à la muqueuse vésicale et/ou intestinale

IVB Métastases à distance incluant les métastases intra-abdominales et/ou ganglions inguinaux excluant les métastases vaginales, annexielles ou séreuses pelviennes

1.↑ Grades 1, 2 ou 3// 2. ↑ L'envahissement glandulaire endocervical doit être considéré comme un stade I //3. ↑ Les résultats de la cytologie péritonéale doivent être rapportés séparément et ne modifient pas la classification. //4. Un œdème bulleux en cystoscopie est insuffisant pour considérer le cas comme un stade IV (NCCN, 2019). Source : file:///C:/Users/USER/Downloads/uterus-corps-endometre-version-75-publiee-du-20-07-2020.pdf

2.2. Grades Histopronostiques

-Suivant le type histopathologique du cancer :

Forme de bon pronostic (T1) : Adénocarcinomes endomètrioïdes

Forme de pronostic réservé (T2) : T. à cellules claires, T. séreuses et T. Mullériennes/

-Suivant l'importance de la différenciation :

Grade 1 : 1≤ 5 % de contigent indifférencié (bas grade).

Grade 2 : 6- 50% de contigent indifférencié (grade modéré).

Grade 3 : >50% de contingent indifférencié (haut grade).

3. Traitement

3.1. Prévention

Quelques mesures importantes sont : lutte contre l'excès pondéral ; bien soigner les troubles du cycle menstruel surtout ceux avec anovulation ; bien soigner les tumeurs ovariennes bénignes hormono sécrétantes ; éviter l'abus des contraceptifs hormonaux et bien contrôler l'emploi du Tamoxifène.

3.2. Traitement Curatif

3.2.1. Moyens thérapeutiques

3.2.1.1. Chirurgie

Hystérectomie totale extra-faciale et annexectomie bilatérale de type A (Querleu). La voie cœlioscopique doit être privilégiée. La voie vaginale est admise en cas de contre-indications à la voie haute. Il convient d'éviter le morcellement de la pièce opératoire.

Dans le stade II, l'hystérectomie totale élargie n'est pas recommandée en routine. Une hystérectomie totale élargie de type Querleu B doit être réalisée pour obtenir des marges saines en cas d'atteinte des paramètres proximaux. Dans les stades III – IV : il faut une exérèse macroscopiquement complète avec stadification.

Une conservation ovarienne est possible si : âge <40 ans// carcinome endométrioïde G1// invasion myométriale <50 %// pas de pathologie ovarienne//pas d'extension extra-utérine// pas de syndrome de lynch//. Une salpingectomie bilatérale peut alors se faire en même temps.

L'indication des curages (pelviens et lombo-aortique) est basée sur les éléments du bilan préopératoire (éventuellement ex temporané). Si une lymphadenectomie est réalisée, elle doit comprendre l'étage pelvien et aortique. L'ablation du ganglion sentinelle (GS) est réalisable pour les patientes à risque intermédiaire. Le GS est une option pour des équipes entrainées.

L'omentectomie infra-colique avec biopsies péritonéales est indiquée en cas de carcinome séreux ou d'atteinte annexielle ou d'atteinte péritonéale macroscopique. L'exentération pelvienne antérieure ou postérieure doit être d'indication précise.

Certaines patientes avec hyperplasie atypique, néoplasie intra-épithéliale ou adénocarcinome de grade 1 peuvent bénéficier d'un traitement conservateur de la fertilité.

3.2.1.2. Radiothérapie

-Radiothérapie externe du pelvis par RCMI (Radiothérapie Conformationnelle avec Modulation d'Intensité).

- Curiethérapie préopératoire ou postopératoire est réalisable suivant des modalités propres selon l'indication et le but.

3.2.1.3. Traitements médicaux

- Hormonothérapie

-D'abord doser les récepteurs hormonaux soit sur la pièce opératoire, soit sur les biopsies ou les métastases.

-Traitements disponibles :

Progestatifs : Acétate de mégestrol 160 mg/j

Acétate de medroxyprogestérone : 450 mg en IM deux fois par semaines pendant 6 semaines.

Options (en fonction des comorbidités) : Tamoxifène

Anti-aromatases

Analogues de la LHRH

- Chimiothérapie

++Chimiothérapie de première ligne :

- Standard : Carboplatine (AUC 5) – Paclitaxel (175 mg/m²)

- Options :

Double association :

Cis platine (50 mg/m²) – Doxorubicine (60 mg/m²)

Cisplatine-Paclitaxel

Cisplatinum-Docétaxel.

Triple association :

Cis platine–Adriblastine- Cyclophosphamide

Cis platine (50 mg/m²) – Doxorubicine (45 mg/m²) - Paclitaxel (160 mg/m²)

Chez une patiente fragile : une monothérapie est une option (Doxorubicine 60 mg/m^2 ou Cis platine 60 mg/m^2). Il n'y pas d'argument pour adapter le protocole au type histologique.

++Chimiothérapie de 2ème ligne : aucun standard validé en 2ème ligne et au-delà. Le choix de traitement doit être basé sur les toxicités résiduelles, l'état général et les traitements déjà reçus. Plusieurs options :

- si intervalle libre long (au moins 6 mois) : réintroduction d'un sel de platine.
- Doxorubicine (60 mg/m^2 une fois tous les 21 jours) ou Paclitaxel hebdomadaire (80 mg/m^2 J1, J8, J15, puis reprise au J29 et ainsi de suite toutes les 4 semaines).
- favoriser les inclusions dans les essais cliniques.

++ Modalités de la chimiothérapie :

- Si l'indication d'une chimiothérapie est posée, elle doit être administrée avant ou après la radiothérapie de façon séquentielle (il est conseillé de réaliser 4 cycles de chimiothérapie adjuvante). Si la patiente n'est pas en mesure de supporter le traitement séquentiel, la radiothérapie seule sera préférée.
- Carcinomes séreux : en particulier en cas d'atteinte péritonéale ou ovarienne, l'association chimiothérapie puis radiothérapie étant particulièrement toxique, la place respective des deux thérapeutiques sera à discuter en RCP en fonction des caractéristiques de la patiente et de l'extension tumorale, la chimiothérapie primant.
- L'administration des médicaments se fait comme pour les tumeurs. ovariennes, une fois toutes les trois semaines.

3.2.2. Traitement des adénocarcinomes endometrioïdes

Diagramme diagnostique :

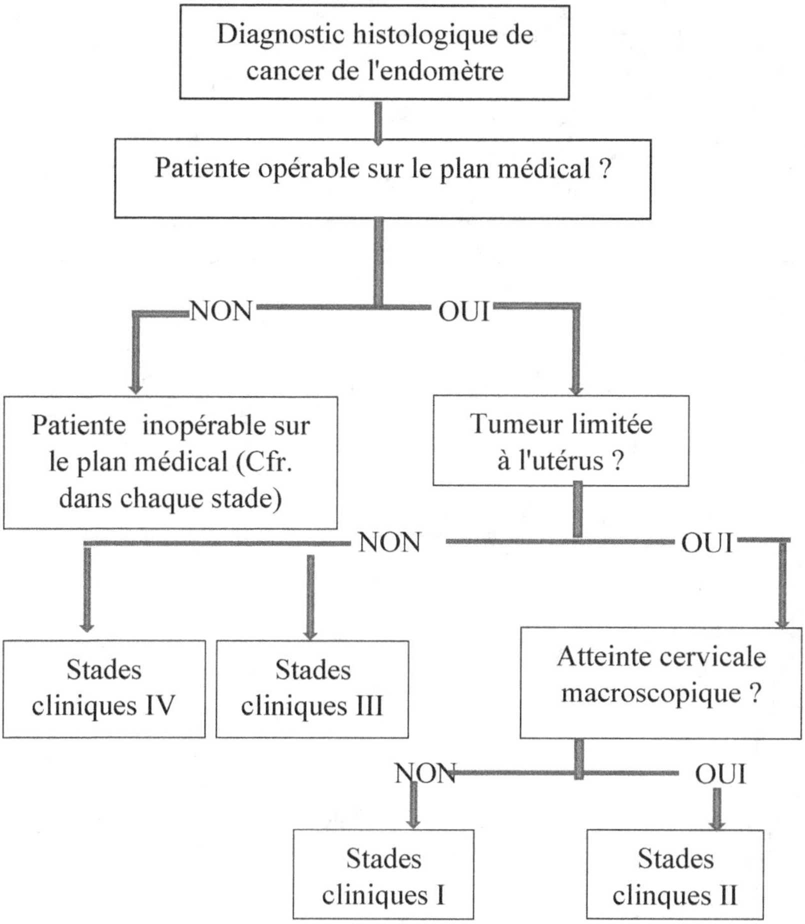

Source : file:///C:/Users/USER/Downloads/Uterus-corps-endometre-version-75-publiéee-du-20-07-2020-pdf

-Traitement des stades I :

- Algorithme décisionnel de traitement préopératoire :

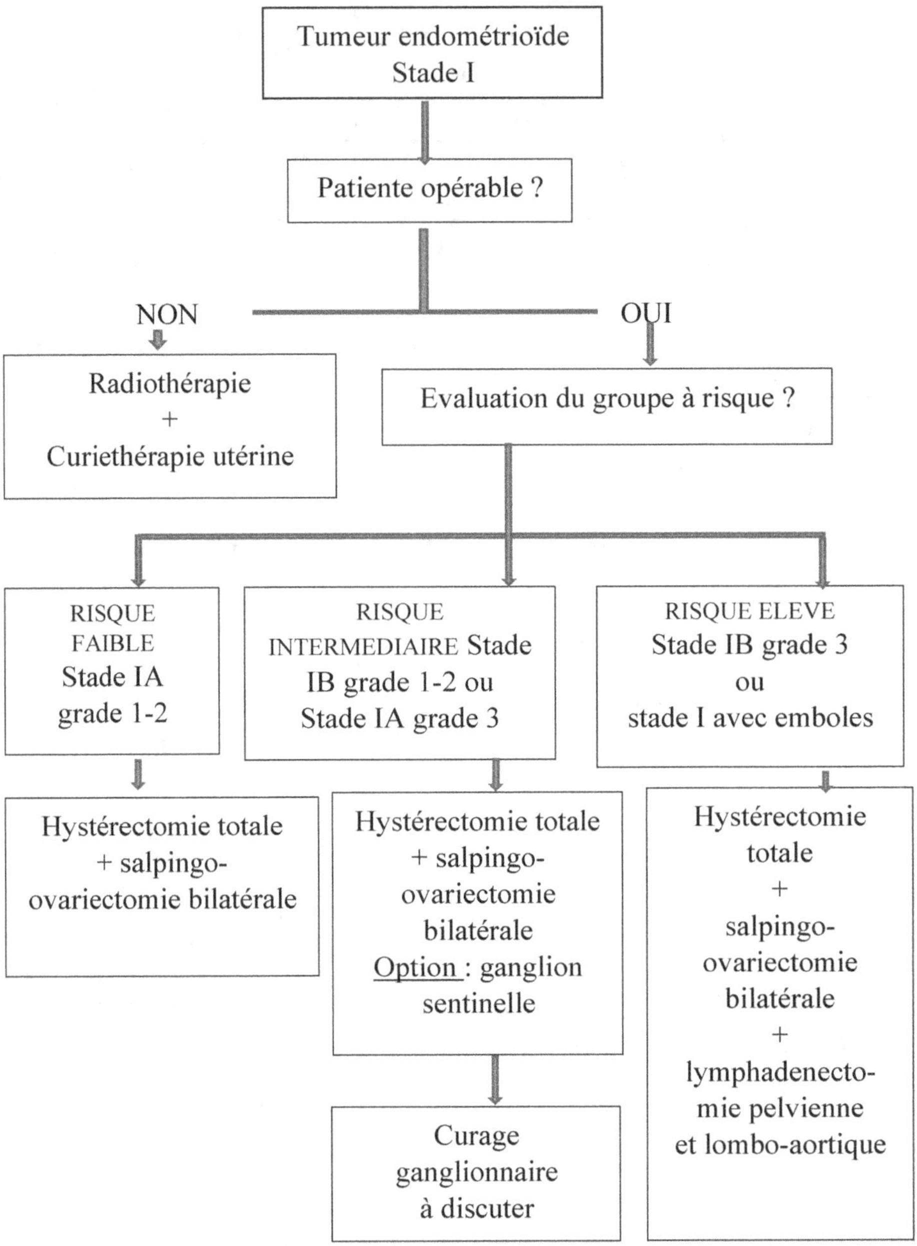

Source : file:///C:/Users/USER/Downloads/Uterus-corps-endometre-version-75-publiée-du-20-07-2020-pdf

- Traitement en postopératoire : Algorithme décisionnel de traitement.

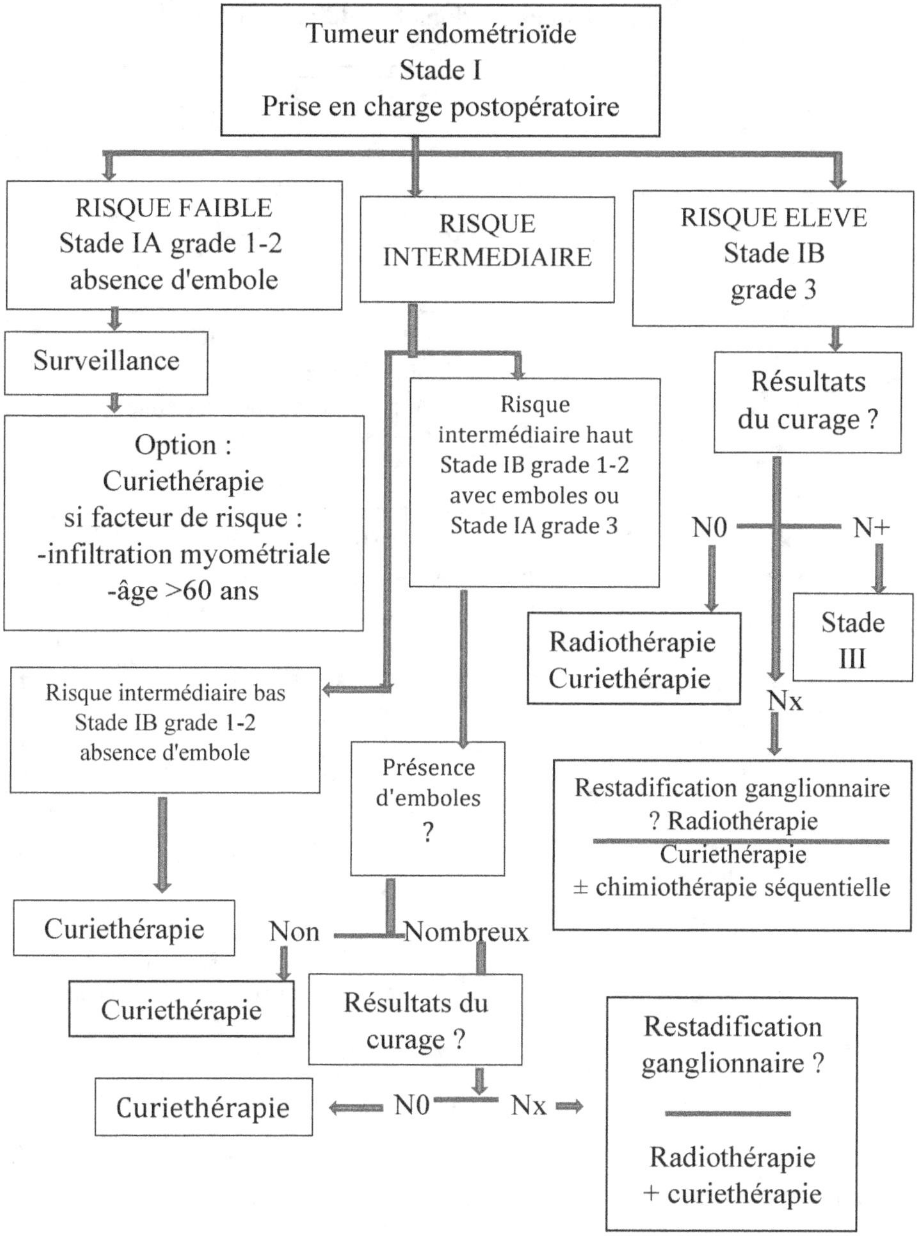

Source : file:///C:/Users/USER/Downloads/Uterus-corps-endometre-version-75-publiéee-du-20-07-2020-pdf

-Traitement des stades II : Algorithme décisionnel de traitement.

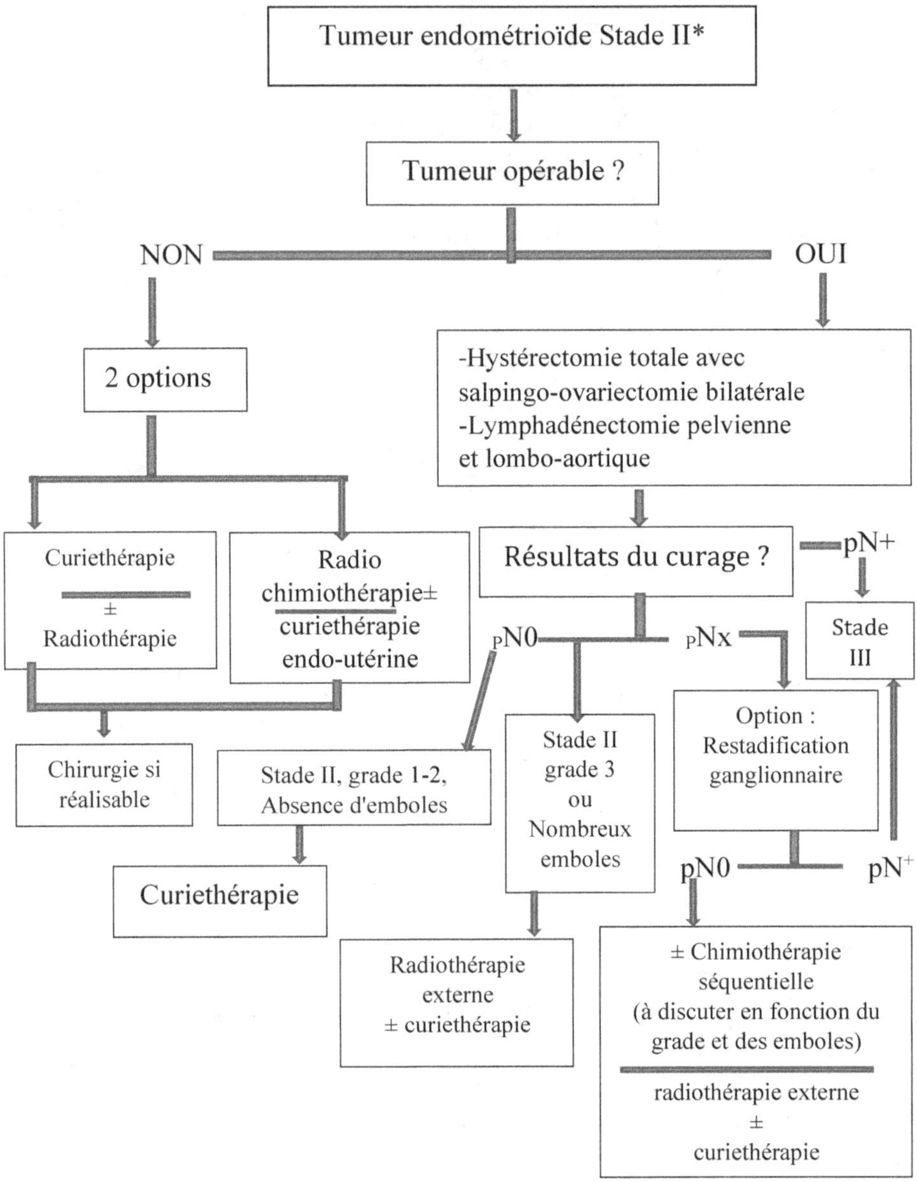

* atteinte macroscopique du col ou atteinte majeure du col à l'IRM

Source : file:///C:/Users/USER/Downloads/Uterus-corps-endometre-version-75-publiéee-du-20-07-2020-pdf

-Traitement des stades III : Algorithme décisionnel de traitement.

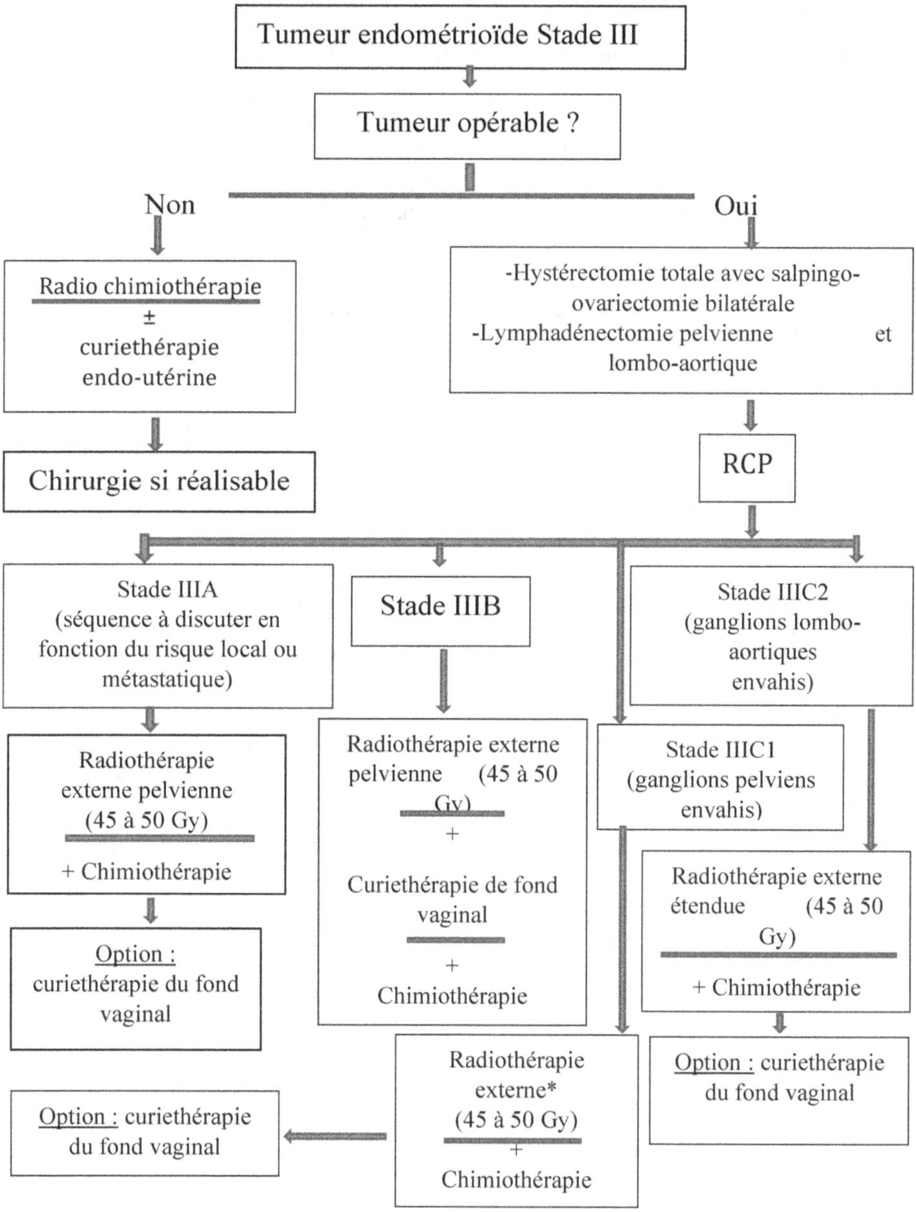

* Si curage lombo-aortique non réalisé : radiothérapie étendue en lombo-aortique Source : file:///C:/Users/USER/Downloads/Uterus-corps-endometre-version-75-publiéee-du-20-07-2020-pdf

-Traitement des stades IV : Algorithme décisionnel de traitement.

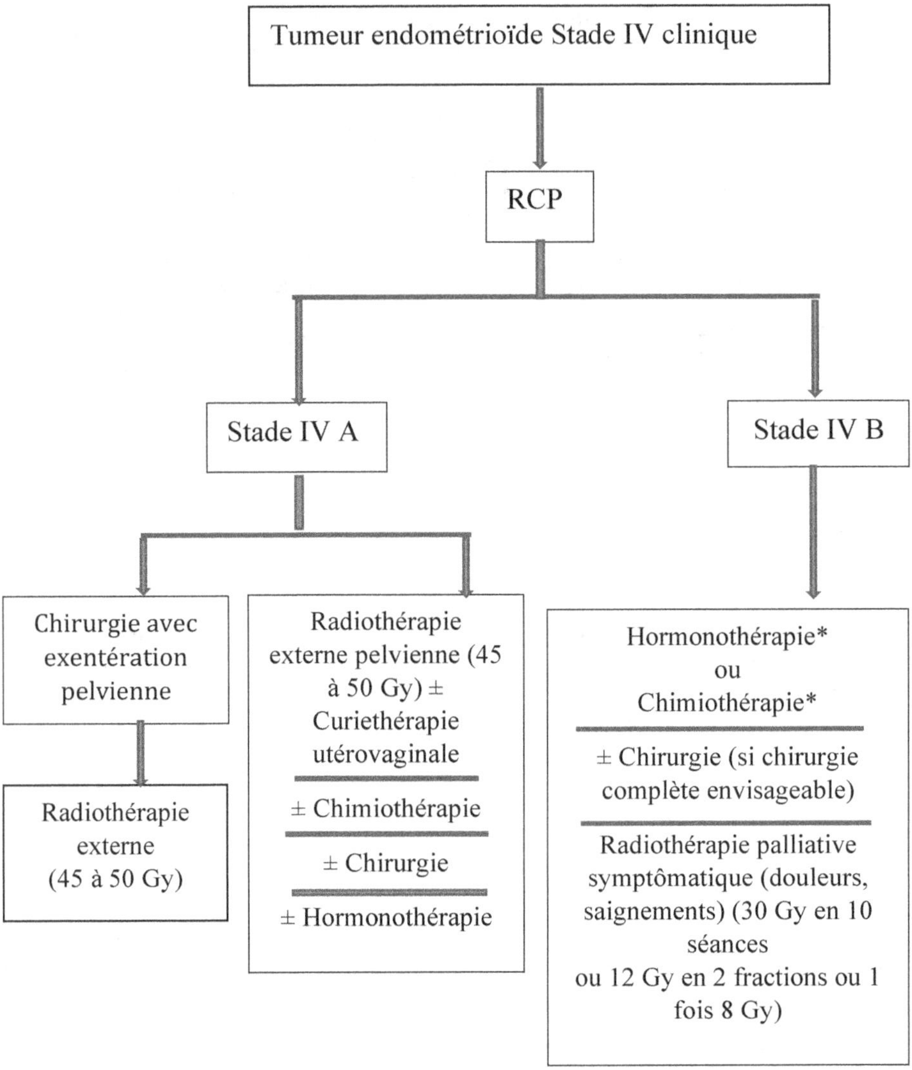

* en cas d'adénocarcinome endométriale de bas grade privilégier une hormonothérapie ; en cas d'adénocarcinome endométriale de haut grade ou séreux, privilégier une chimiothérapie

Source : file:///C:/Users/USER/Downloads/Uterus-corps-endometre-version-75-publiéee-du-20-07-2020-pd

3.2.3. Prise en charge des tumeurs non endometrioïdes

Algorithme décisionnel de traitement.

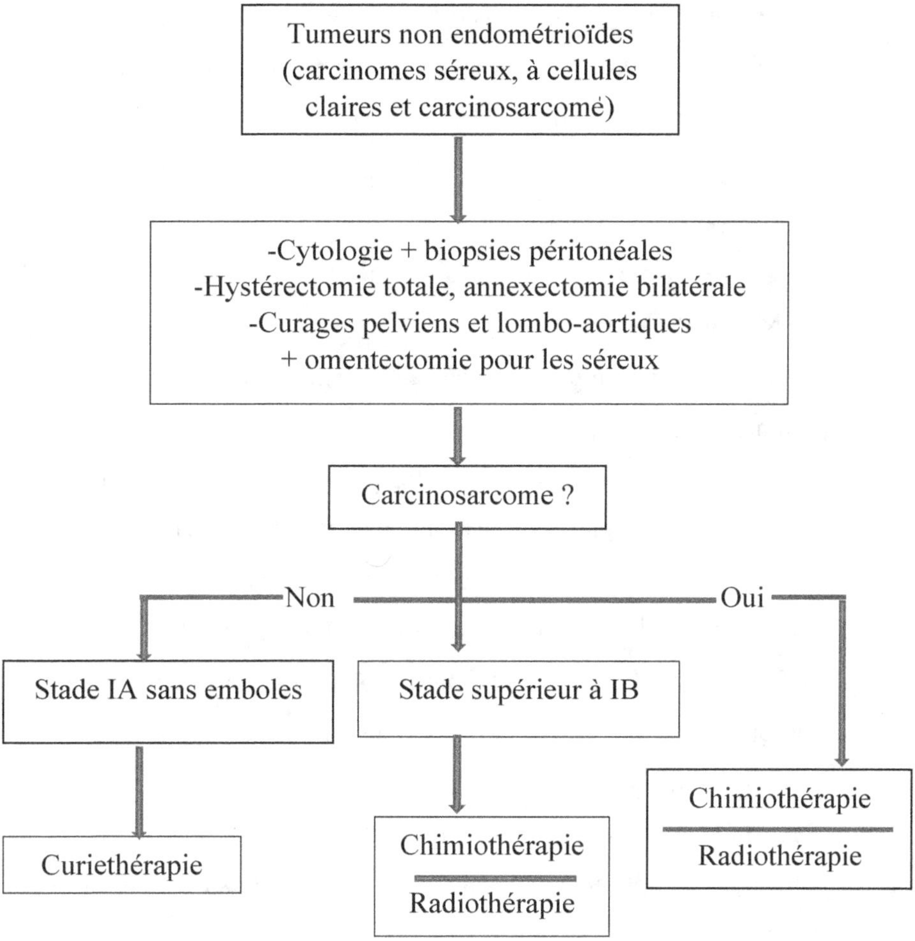

Source : file:///C:/Users/USER/Downloads/Uterus-corps-endometre-version-75-publiéee-du-20-07-2020-pdf

Que faire en cas de récidive tumorale ?

3.2.4. Traitement des récidives et des métastases

- En cas de récidive ou métastase métachrone, discuter de nouvelles biopsies car le statut hormonal de la métastase peut être différent de celui de la tumeur primitive.
- L'IRM pelvis de diffusion est l'examen de choix pour l'atteinte locorégionale.
- En cas de suspicion de récidive pelvienne ou abdominale, un TAP-TDM doit être réalisé.
- Récidive locorégionale isolée en territoire non irradié (vagin, paramètre, ganglion)

  - Récidive vaginale isolée ou centro-pelvienne : elle peut être traitée par radiothérapie chez une patiente non irradiée et curiethérapie.

  Potentialisation par chimiothérapie à base de platine est à discuter.

  Pas de place à la chirurgie en première intention.

  -Récidive ganglionnaire pelvienne et/ou lombo-aortique isolée : radiothérapie et surimpression ganglionnaire sur adénopathies macroscopiques.

  Potentialisation par chimiothérapie à discuter.

  Chirurgie en option en l'absence d'antécédent de curage (si intervalle libre long).
- Récidive locorégionale isolée en territoire irradié

  -Récidive ganglionnaire :

  possibilité curative avec ré-irradiation en stéréotaxie sous réserve des critères de taille et de dose aux organes à risque.

  Chirurgie à discuter (en cas de récidive ganglionnaire localisée).

  -Récidive vaginale ou centro-pelvienne :

  chirurgie à discuter en première intention.

Pas de place pour la radiothérapie externe. La ré-irradiation peut se discuter en situation palliative à visée hémostatique ou antalgique. La curiethérapie peut se discuter en cas de récidive limitée.

- En cas de récidive vaginale et/ou d'évolution ganglionnaire pelvienne, radio chimiothérapie chez les patientes à haut risque.
- Rechute oligométastatique

  -Privilégier la chirurgie des métastases si celle-ci peut permettre de tout réséquer, quel que soit le type histologique.

  -Une radiothérapie stéréotaxique peut être discutée.

  -En cas d'oligométastase d'évolution lente, discuter une approche ablative (radiofréquence, cryothérapie...).
- Métastases d'emblée :

  faire un bilan d'imagerie par scanner.

  Le PET-scanner (si disponible) peut être envisagé en cas de maladie oligométastatique si l'examen permet d'orienter la décision thérapeutique.

  Le traitement médical est à privilégier.

  La chirurgie est à discuter au cas par cas en RCP spécialisée si la maladie locorégionale est limitée et la maladie systémique contrôlée.

  L'hormonothérapie est indiquée chez les patientes présentant des tumeurs positives pour les récepteurs hormonaux, de grade 1 ou 2, sans progression rapide.

Il peut y avoir une progression tumorale. Que faire dès lors ?

3.2.5. Cas de progression tumorale :

En cas de progression tumorale malgré le traitement, il faut discuter de la suite de la prise en charge en RCP. Une option est un anti angiogénique tel le Trastuzumab assortie des mesures d'accompagnement nécessaires. En cas de refus, il faut discuter avec la patiente d'autres modalités de prise en charge et proposer un essai thérapeutique.

Que faire en cas de cancer endomètrial et de grossesse ?

3.5. Cancer endomètrial et grossesse

Le cancer de l'endomètre est rarement observé pendant la grossesse (environ 20 cas décrits dans la littérature) du fait du jeune âge des patientes et du contexte d'infertilité associé aux cancers endométriaux. Les mécanismes physiopathologiques évoqués sont l'impact des forts taux circulants d'œstrogènes sur certaines zones de l'endomètre résistantes aux progestatifs, induisant leur transformation. Le diagnostic se pose le plus souvent chez des patientes âgées de plus de 35ans en début de grossesse devant des saignements vaginaux ; néanmoins les formes asymptômatiques découvertes sur un produit de curetage ne sont pas rares. Quelques cas de grossesse ayant évolué jusqu' à terme sont décrits avec un diagnostic porté dans le post partum. Sur le plan anatomopathologique en règle, les lésions sont bien différenciées, superficielles et restent localisées au corps utérin. Les principales lésions associées sont l'hyperplasie atypique et les tumeurs endometrioïdes ovariennes. Le traitement n'offre pas de différence par rapport à celui des cancers de l'endomètre en dehors de la grossesse.

Quelle surveillance envisagée après le traitement ?

4. Surveillance après traitement

Il faut adapter la surveillance en fonction du risque histologique et du risque de récidive. Elle repose sur l'examen clinique général et gynécologique.

En cas d'association de colpohystérectomie élargie et de traitement adjuvant, le risque de séquelles urinaire et urétérale à distance doit être intégré dans la surveillance. Toute patiente symptômatique doit être explorée. Le traitement hormonal substitutif de la ménopause peut être discuté en l'absence des facteurs de mauvais pronostic.

Un examen d'imagerie se discute à partir des stades III. A organiser en alternance entre le chirurgien, l'oncologue médical et le radiothérapeute et à adapter si cytologie positive.

-Tableau indicatif de la stratégie de surveillance.

Type	Tumeurs endométrioïdes bas grade <stade III	Tumeurs endométrioïdes bas grade ≥ stade III	Tumeurs de haut grade
Rythme	Tous les 6 mois pendant 3 ans puis une fois par an jusque 5ans	Tous les 4 à 6 ans puis tous les ans	mois pendant 2 6 mois jusque 5
Examen Clinique / Dosage	Examen clinique	Examen clinique	Examen clinique + option pour le type séropapillaire : CA 125
Imagerie	/	Scanner TAP	annuel

Source : file:///C:/Users/USER/Downloads/Uterus-corps-endometre-version-75-publiéee-du-20-07-2020-pdf

Pour les patientes présentant un syndrome de Lynch : une surveillance annuelle de l'endomètre à partir de 35 ans par examen clinique, échographie par voie sus-pubienne et, biopsie de l'endomètre. Chirurgie prophylactique (hystérectomie totale et annexectomie bilatérale) peut être proposée à partir de 40 ans.

V. Sarcome utérin

1. Diagnostic positif

1.1. Anamnèse

Signes d'appel habituels : leucorrhée, metrorragies inconstantes au début et communes au stade de métastases, douleur pelvienne, augmentation du volume de l'utérus.

Facteurs de risque les plus fréquents à rechercher : le sarcome utérin est la tumeur des femmes âgées à la cinquantaine et la soixantaine. Il fait souvent suite à la dégénérescence maligne d'une tumeur bénigne de l'utérus en l'occurrence le léiomyome utérin. Tumeur très agressive : survie dans 5 ans autour de 30% quel que soit le stade.

1.2. Examen physique

Examen clinique: pour évaluer le retentissement du cancer sur le plan général.

Examen gynécologique :

Spéculum : présence habituelle des leucorrhées parfois mélangées à une hémorragie ex utéro.

Toucher vaginal avec palper abdominal : l'utérus peut être de volume normal ou augmenté de volume. La consistance peut être plus ferme évoluant vers une consistance ligneuse.

1.3. Examens paracliniques

- Bilan de confirmation diagnostique :

Le diagnostic de certitude est difficile avant une laparotomie exploratrice au cours de laquelle un prélèvement biopsique est possible sur le myomètre. Une biopsie per cutanée est possible (décision en RCP). Les types les plus fréquents sont le léiomyosarcome et l'adénosarcome. Les différents types histologiques reposent sur la classification OMS 2014 et sur les nouvelles classifications moléculaires :

-tumeurs musculaires lisses à malignité incertaine : STUMP (la biologie moléculaire peut aider à déterminer leur potentiel évolutif grâce à la CGH)

-léiomyosarcomes (70 %) : types classiques et comportent deux variants : léiomyosarcome épithélioïde et léiomyosarcome myxoïde.

-tumeurs du stroma endométrial (25 %) : soit sarcome du stroma endométrial (ESS) de bas grade, soit sarcome du stroma endométrial (ESS) de haut grade.

-adénosarcome (5 %)

-autres : sarcome utérin SMARCA4 déficient, tumeur myofibroblastique inflammatoire (TMI) avec réarrangement du gène ALK, rhabdomyosarcome...

- Bilan d'extension de la tumeur : TEP/TDM, (localisation

des ganglions para aortiques et métastases à distance) ; Scanner TAP et IRM (détermination des rapports entre la tumeur et les organes de voisinage), si réalisables sinon faire recours à l'échographie, radiographie et cœlioscopie.

- Bilan général :

Bilan sanguin :

NFS,

tests d'évaluation des fonctions hépatiques et rénales,

ionogramme sanguin, bilan glycémique et lipidique,

tests d'évaluation du potentiel de coagulation sanguine.

Imagerie : ECG et ECHO Cardiaque

Bilan oncogériatrique en fonction de l'âge et/ou comorbidités.

2. Classifications FIGO 2009 et TNM 2017

2.1. Léiomyosarcome, sarcome du stroma endométrial

Catégories T	Catégories N	Catégories M	Stades FIGO	Définitions
T1	N0	M0	Stade I	tumeur limitée au corps utérin
T1a	N0	M0	Stade IA	tumeur limitée à l'utérus et ≤ 5 cm
T1b	N0	M0	Stade IB	tumeur limitée à l'utérus et >5 cm
T2	N0	M0	Stade II	tumeur étendue au pelvis
T3	N0	M0	Stade III	tumeur étendue à l'abdomen*
T3a	N0	M0	Stade IIIA	extension abdominale sur 1 seul site
T3b	N0	M0	Stade IIIB	extension abdominale sur plus de 1 site
T1, T2, T3	N1	M0	Stade IIIC	métastase ganglionnaire pelvienne et/ou lombo-aortique
T4	TOUS N	M0	Stade IV	localisation ou métastases à distance
T4	TOUS N	M1	Stade IVA	extension à la vessie et/ou au rectum
TOUS T	TOUS N	M1	Stade IVB	métastase à distance incluant les ganglions extra-abdominaux y compris les ganglions inguinaux

* Dans ce stade, les lésions doivent infiltrer les tissus de l'abdomen et non juste faire protrusion dans la cavité abdominale. Source : file:///C://Users/USERS/Downloads/Sarcomes-de-l-uterus-version-57-publiee-du-20-07-2020.pdf

2.2. Adénosarcome

Catégories TNM	Stade FIGO	Définition
T1	Stade I	Tumeur limitée au corps utérin
T1a	Stade 1A	Tumeur limitée à la muqueuse de l'endomètre ou l'endocol
T1b	Stade IB	Tumeur ne dépassant pas la moitié du myomètre
T1c	Stade IC	Tumeur envahissant la moitié ou plus du myomètre
T2	Stade II	Tumeur étendue au pelvis
T2a	Stade IIA	Atteinte annexielle
T2b	Stade IIB	Extension au tissu pelvien extra-utérin
T3	Stade III	Tumeur étendue à l'abdomen
T3a	Stade IIIA	Extension abdominale sur 1 seul site
T3b	Stade IIIB	Extension abdominale sur plus de 1 site
N1	Stade IIIC	Métastase ganglionnaire pelvienne et/ou lombo-aortique
T4	Stade IV	Localisation ou métastases à distance
T4	Stade IVA	Extension à la vessie et/ou au rectum
M1	Stade IVB	Métastases à distance incluant les ganglions extra-abdominaux y compris les ganglions inguinaux

Source : file:///C://Users/USERS/Downloads/Sarcomes-de-l-uterus-version-57-publiee-du-20-07-2020.pdf

3. Traitement

3.1. Remarque

-La relecture des lames doit être systématique au sein d'un centre expert.
- Discussion du dossier en RCP doit être systématique avant tout traitement.
-Tout "fibrome" symptômatique remanié ou évolutif chez une femme ménopausée pour lequel une indication chirurgicale est posée, est un sarcome jusqu'à preuve du contraire et doit être pris en charge comme un sarcome potentiel.

-Il faut savoir suspecter un diagnostic de sarcome de l'utérus chez une femme non ménopausée, notamment en cas de fibrome unique chez la patiente de plus de 40 ans, si une chirurgie conservatrice de l'utérus est envisagée ou une intervention par voie basse avec un risque de morcellation : la réalisation d'une IRM est indispensable.

3.2. Prévention

Mesures préventives difficiles à définir à cause de peu de connaissance des facteurs de risque de la tumeur. Aucune mesure de prévention n'est actuellement connue.

3.3. Traitement Curatif :

3.3.1. Moyens thérapeutiques

3.3.1.1. Chirurgie : le traitement consensuel des sarcomes localisés reste la chirurgie (stades I, II et III).

-Standard : En cas de diagnostic suspecté avant l'intervention, l'abord est la voie haute (laparotomie médiane, cœlioscopie). Pas de voie vaginale, ni extraction de la pièce par voie vaginale (risque de rupture tumorale). L'hystérectomie totale ± annexectomie par voie haute est l'intervention de référence. Le morcellement de la pièce opératoire est interdit. La pièce opératoire doit être envoyée en monobloc en anatomopathologie à l'état frais et stérile pour la réalisation de différents examens histologiques et de biologie moléculaire. Pas de curage lymphatique systématique. Un curage n'est à réaliser qu'en cas d'adénopathies suspectes d'envahissement sur l'imagerie préopératoire (les sarcomes du stroma sont potentiellement lymphophiles).

- En cas de sarcome du stroma endométrial de bas grade, une annexectomie bilatérale est préconisée du fait de la sensibilité hormonale de ces tumeurs.

- En cas de léiomyosarcome ou de sarcome indifférencié de haut grade, l'annexectomie bilatérale n'a pas démontré son intérêt. En l'absence d'atteinte macroscopique, elle n'est pas systématique chez la femme non ménopausée.

- Options à discuter en RCP :

  - Une ré intervention peut se discuter lorsque le diagnostic histologique est posé en postopératoire (totalisation d'une hystérectomie subtotale, annexectomie).
  - Dans les formes évoluées, une chirurgie large doit être discutée en RCP.
  - En cas de récidive métastatique, la chirurgie des métastases devra être discutée.

3.3.1.2. Radiothérapie

-Pour les ESS : la radiothérapie n'a pas montré d'intérêt certain.

-Pour les léiomyosarcomes et sarcomes peu différenciés : la radiothérapie pelvienne (50 Gy en 25 fractions sans curiethérapie) pourrait diminuer les récidives pelviennes mais n'augmente pas la survie globale. Elle est optionnelle, à discuter en fonction des risques de toxicité (âge, antécédents et chimiothérapie adjuvante).

-En postopératoire, une radiothérapie peut être proposée lorsque l'exérèse est incomplète du fait de l'extension de la maladie et en l'absence de reprise chirurgicale. Lorsque le geste chirurgical est contre-indiqué ou refusé par la patiente, une radiothérapie exclusive peut être discutée.
-En cas d'atteinte oligométastatique la radiothérapie stéréotaxique est à discuter en RCP si la chirurgie n'est pas retenue,

3.3.1.3. Traitements médicaux

++Chimiothérapie

- En situation adjuvante

La chimiothérapie adjuvante n'a pas démontré pour l'instant de bénéfice clair. Cependant elle est discutable pour les sarcomes du stroma endométrial de haut grade, léiomyosarcome et les sarcomes indifférenciés de stade II ou III. Une hormonothérapie adjuvante peut être une option à discuter en RCP, pour les sarcomes du stroma endométrial de bas grade.

- En situation métastatique (stade IV) ou récidivante

En phase métastatique, la chimiothérapie a montré son intérêt même si la survie globale reste faible (en fonction des différentes molécules utilisées, les taux de réponse varient entre 17 et 42 %).

En monothérapie, les drogues les plus efficaces sont : la Doxorubicine à la dose de 60 ou 75 mg/m² (10 à 25 % de réponse) //Ifosfamide (17 à 32 % de réponse) // Cis platine (3 à 42 % de réponse) // Vépéside (6 à 11 % de réponse).

Pour les léiomyosarcomes, il y a possibilité d'utilisation de : Doxorubicine// Gemcitabine ± Docétaxel// Trabectédine//Témozolomide (traitement de 2ème ligne) // Dacarbazine // Pazopanib.

Pour les sarcomes du stroma endométrial de haut grade et les sarcomes utérins indifférenciés, plusieurs études montrent un avantage à la poly chimiothérapie en termes de taux de réponse. Possibilité d'utilisation de : Ifosfamide+Doxorubicine // Doxorubicine+Dacarbazine //Gemcitabine+ Dacarbazine // Vinorelbine+Gemcitabine //Dacarbazine//Doxorubicine//Epirubicine// Trabectédine// Vinorelbine//Pazopanib.

Remarque :

-Aucun argument scientifique formel ne peut être retenu dans le choix des protocoles de chimiothérapie.

-Les indications devront en être discutées au cas par cas en RCP, en fonction des caractéristiques de la tumeur, de l'état général et des souhaits de la patiente.

-Dans tous les cas, une inclusion dans un essai thérapeutique devra être privilégiée.

- Modalités de la Chimiothérapie (Auteur) :

Exemple 1 : protocole Ifosfamide pour traitement du léiomyosarcome.

Rythme : Un cycle toutes les trois semaines J1, J22, ainsi de suite.

IFOSFAMIDE se donne 3 jours de suite au cours de chaque cycle.

Nombre total des cycles : 6

Bilan pré chimiothérapie (avant chaque cycle) :

Sanguin : NFS, réticulocytes et plaquettes sanguines.

Tests rénaux et hépatiques fonctionnels : créatinine

sanguine, urée, clearance à la créatinine, transaminases hépatiques.

Imagerie : RX thorax ; ECG et Echo cardiaque

La veille de la chimiothérapie :

- Hospitalisation pour perfusion de 1 litre de sérum Glucosé 5% en IV pendant 3 heures couplée à 20 mg de LASILIX en IVD puis perfusion de 1litre de sérum physiologique pendant 3 heures couplée à 20 mg de LASILIX en IVD avec surveillance stricte des champs pulmonaires pour écarter un OAP.

-ACYLOC 50 mg en IVD 2 fois par jour

- GRAVISCON 1 cuillerée à soupe 3 fois par jour per os.

Le jour de la chimiothérapie (J1) : première séance de la chimiothérapie IFOSPHAMIDE : 2,5mg par m^2 de surface corporelle en IV dans 500 ml de sérum glucosé 5% pendant 3 heures.

MESNA : antidote de l'ACROLEINE, un métabolite responsable de la toxicité vésicale de IFOSPHAMIDE : 100 % de la dose de IFOSPHAMIDE dans 1litre de sérum glucosé 5% à débuter 15 minutes avant IFOSPHAMIDE et à prolonger 12 heures après.

Puis à la fin des perfusions de l'antimitotique et de son antidote : perfusion de 1 litre de sérum Glucosé 5% en IV pendant 3 heures couplée à 20 mg de LASILIX en IVD puis perfusion de 1litre de sérum physiologique en IV pendant 3 heures couplée à 20 mg de LASILIX en IVD avec surveillance stricte des champs pulmonaires pour écarter un OAP.

ACYLOC 50 mg en IVD, 2 fois par jour.

GRAVISCON 1 cuillerée à soupe 3 fois par jour per os.

ANSET : 1ampoule en IVD 3 fois par jour

Premier jour après la chimiothérapie du jour 1 :

Deuxième dose de IFOSPHAMIDE entourée de MESNA comme ci-dessus. Ensuite, perfusion de 1 litre de sérum Glucosé 5% en IV pendant 3 heures couplée à 20 mg de LASILIX en IVD ; puis perfusion de 1litre de sérum physiologique en IV pendant 3 heures couplée à 20 mg de LASILIX en IVD, avec surveillance stricte des champs pulmonaires pour exclure un OAP

ACYLOC 50 mg en IVD 2 fois par jour.

GRAVISCON 1 cuillerée à soupe 3 fois par jour per os.

ANSET : 1 ampoule 3 fois/j en IVD.

Deuxième jour après la chimiothérapie du jour 1 :

Troisième dose de IFOSPHAMIDE entourée de MESNA comme ci-dessus

Ensuite, perfusion de 1 litre de sérum Glucosé 5% en IV pendant 3 heures couplée à 20 mg de LASILIX en IVD puis perfusion de 1litre de Sérum physiologique en IV pendant 3 heures couplée à 20 mg de LASILIX en IVD, avec surveillance stricte des champs pulmonaires pour exclure un OAP

ACYLOC 50 mg en IVD 2 fois par jour.

GRAVISCON 1 cuillerée à soupe 3 fois par jour per os.

ANSET : 1 ampoule en IVD 3 fois par jour.

Le troisième jour après la chimiothérapie du jour 1:

- Perfusion de 1 litre de sérum Glucosé 5% en IV pendant 3 heures couplée à 20 mg de FUROSEMIDE en IVD puis perfusion de 1litre de sérum physiologique en IV pendant 3 heures couplée à 20 mg de FUROSEMIDE en IVD, avec surveillance stricte des champs pulmonaires pour exclure un OAP.

- R/ACYLOC 50 mg en IVD 2 X/J jour.

-R/ GRAVISCON 1 cuillerée à soupe 3 X/J per os.

-R/ ANSET : 1ampoule en IVD 3 X/J jour

Du 4ème jour après chimiothérapie de J1 jusqu'au J20 : traitement à domicile :

GRAVISCON 1 cuillerée à soupe 3 fois par jour per os.

ANSET : 1 suppositoire 3 fois par jour pendant 7 jours.

TRES ORIX : 1 cuillerée à soupe 3 fois par jour per os.

MULTIVITAMINE : 1 cuillerée à soupe 3 fois par jour per os.

Au jour 21 :

Hospitalisation pour perfusion de 1 litre de sérum Glucosé 5% en IV pendant 3 heures couplée à 20 mg de LASILIX en IVD puis perfusion de 1litre de sérum physiologique en IV pendant 3 heures couplée à 20 mg de LASILIX en IVD avec surveillance stricte des champs pulmonaires pour écarter un OAP.

ACYLOC 50 mg en IVD 2 fois par jour

GRAVISCON 1 cuillerée à soupe 3 fois par jour per os.

Au jour 22 : deuxième cycle de chimiothérapie selon les mêmes modalités qu'au premier cycle et ainsi de suite pour les autres cycles, jusqu'au 6ème cycle.

Exemple2 : protocole Ifosfamide – Doxorubicine pour traitement d'ESS.

Rythme : Un cycle toutes les trois semaines J1, J22, ainsi de suite.

Nombre total des cycles : 6

Bilan pré chimiothérapie (avant chaque cycle) :

-Sanguin : NFS, réticulocytes et plaquette sanguines.

Tests rénaux et hépatiques fonctionnels : créatinine sanguine, urée,

clearance à la créatinine, transaminases hépatiques.

-Imagerie : RX thorax

ECG et Echo Cardiaque

La veille de la chimiothérapie :

- Hospitalisation pour perfusion de 1 litre de sérum Glucosé 5% en IV pendant 3 heures couplée à 20 mg de LASILIX en IVD puis perfusion de 1litre de sérum physiologique pendant 3 heures couplée à 20 mg de LASILIX en IVD avec surveillance stricte des champs pulmonaires pour écarter un OAP.

-ACYLOC 50 mg en IVD 2 fois par jour

- GRAVISCON 1 cuillerée à soupe 3 fois par jour per os

Le jour de la chimiothérapie (J1): première séance de la chimiothérapie

IFOSPHAMIDE : 2,5mg par m^2 de surface corporelle en IV dans 500 ml de sérum glucosé 5% pendant 3 heures trois jours de suite.

MESNA : antidote de l'ACROLEINE un métabolite responsable de la toxicité vésicale d'IFOSPHAMIDE : 100 % de la dose d'IFOSPHAMIDE dans 1litre de sérum glucosé 5% à débuter 15 minutes avant IFOSPHAMIDE et à prolonger 12 heures après (à chaque administration d'Ifosfamide).

DOXORUBICINE : 50 mg par m^2 de surface corporelle en IVD à travers la tubulure d'un sérum glucosé 5 %.

Puis à la fin des perfusions des antimitotiques : perfusion de 1 litre de sérum Glucosé 5% en IV pendant 3 heures couplée à 20 mg de LASILIX en IVD puis perfusion de 1litre de sérum physiologique en IV pendant 3 heures couplée à 20 mg de LASILIX en IVD avec surveillance stricte des champs pulmonaires pour exclure un OAP.

ACYLOC 50 mg en IVD, 2 fois par jour.

GRAVISCON 1 cuillerée à soupe 3 fois par jour per os.

ANSET : 1ampoule en IVD 3 fois par jour

Premier jour après la chimiothérapie de J1:

Deuxieme dose d'IFOSPHAMIDE entourée de MESNA comme ci-dessus

Ensuite, perfusion de 1 litre de sérum Glucosé 5% en IV pendant 3 heures couplée à 20 mg de LASILIX en IVD puis perfusion de 1litre de sérum physiologique en IV pendant 3 heures couplée à 20 mg de LASILIX en IVD, avec surveillance stricte des champs pulmonaires pour écarter un OAP

ACYLOC 50 mg en IVD 2 fois par jour.

GRAVISCON 1 cuillerée à soupe 3 fois par jour per os.

ANSET : 1 ampoule en IVD 3 fois par jour.

Deuxième jour après la chimiothérapie de J1 :

Troisieme dose d'IFOSPHAMIDE entourée de MESNA comme ci-dessus Ensuite, perfusion de 1 litre de sérum Glucosé 5% en IV pendant 3 heures couplée à 20 mg de LASILIX en IVD puis perfusion de 1litre de sérum physiologique en IV pendant 3 heures couplée à 20 mg de LASILIX en IVD, avec surveillance stricte des champs pulmonaires pour écarter un OAP.

ACYLOC 50 mg en IVD 2 fois par jour.

GRAVISCON 1 cuillerée à soupe 3 fois par jour per os

ANSET : 1 ampoule en IVD 3 fois par jour.

Le troisième jour après la chimiothérapie de J1:

- Perfusion de 1 litre de sérum Glucosé 5% en IV pendant 3 heures couplée à 20 mg de FUROSEMIDE en IVD puis perfusion de 1litre de sérum physiologique en IV pendant 3 heures couplée à 20 mg de FUROSEMIDE en IVD, avec surveillance stricte des champs pulmonaires pour exclure un OAP.

- R/ACYLOC 50 mg en IVD 2 X/J jour.

-R/ GRAVISCON 1 cuillerée à soupe 3 X/J per os.

-R/ ANSET : 1ampoule en IVD 3 X/J jour

Du 4ème jour après la chimiothérapie de J1 jusqu'au jour 20 : traitement à domicile :

GRAVISCON 1 cuillerée à soupe 3 fois par jour per os.

ANSET : 1 suppositoire 3 fois par jour pendant 7 jours.

TRES ORIX : 1 cuillerée à soupe 3 fois par jour per os.

MULTIVITAMINE : 1 cuillerée à soupe 3 fois par jour per os.

Au jour 21 :

Hospitalisation pour perfusion de 1 litre de sérum Glucosé 5% en IV pendant 4 heures couplée à 20 mg de LASILIX en IVD puis perfusion de 1litre de Sérum physiologique en IV pendant 4 heures couplée à 20 mg de LASILIX en IVD avec surveillance stricte des champs pulmonaires pour écarter un OAP.

ACYLOC 50 mg en IVD 2 fois par jour

GRAVISCON 1 cuillerée à soupe 3 fois par jour per os.

Au jour 22: deuxième cycle de chimiothérapie selon les mêmes modalités qu'au premier cycle et ainsi de suite pour les autres cycles, jusqu'au 6ème cycle.

++Hormonothérapie :

Il n'existe pas de traitement standard.

Dans les ESS de bas grade, beaucoup de patientes rechutent mais il y a peu de décès. Plusieurs études rapportent des réponses parfois longues avec des hormonothérapies par acétate de médroxyprogestérone, acétate de mégestrol. Les anti-aromatases et analogues de la LHRH ont aussi été testés. Le tamoxifène est contre-indiqué. Le THS est aussi contre-indiqué après traitement. Pour les léiomyosarcomes avec récepteurs hormonaux positifs, une hormonothérapie est possible.

++ Thérapies ciblées : Les anti-angiogéniques ont un intérêt. Le pazopanib a montré un intérêt dans le sous-groupe des patientes avec des léiomyosarcomes : avis d'utilisation en RCP.

3.3.1.4. Autres traitements :

Les traitements de radiologie interventionnelle (radiofréquence ou cryo ablation) peuvent être envisagés si une chirurgie des métastases est impossible lorsque la lésion est de petite taille.

3.3.2. Prise en charge initiale : algorithme décisionnel du traitement :

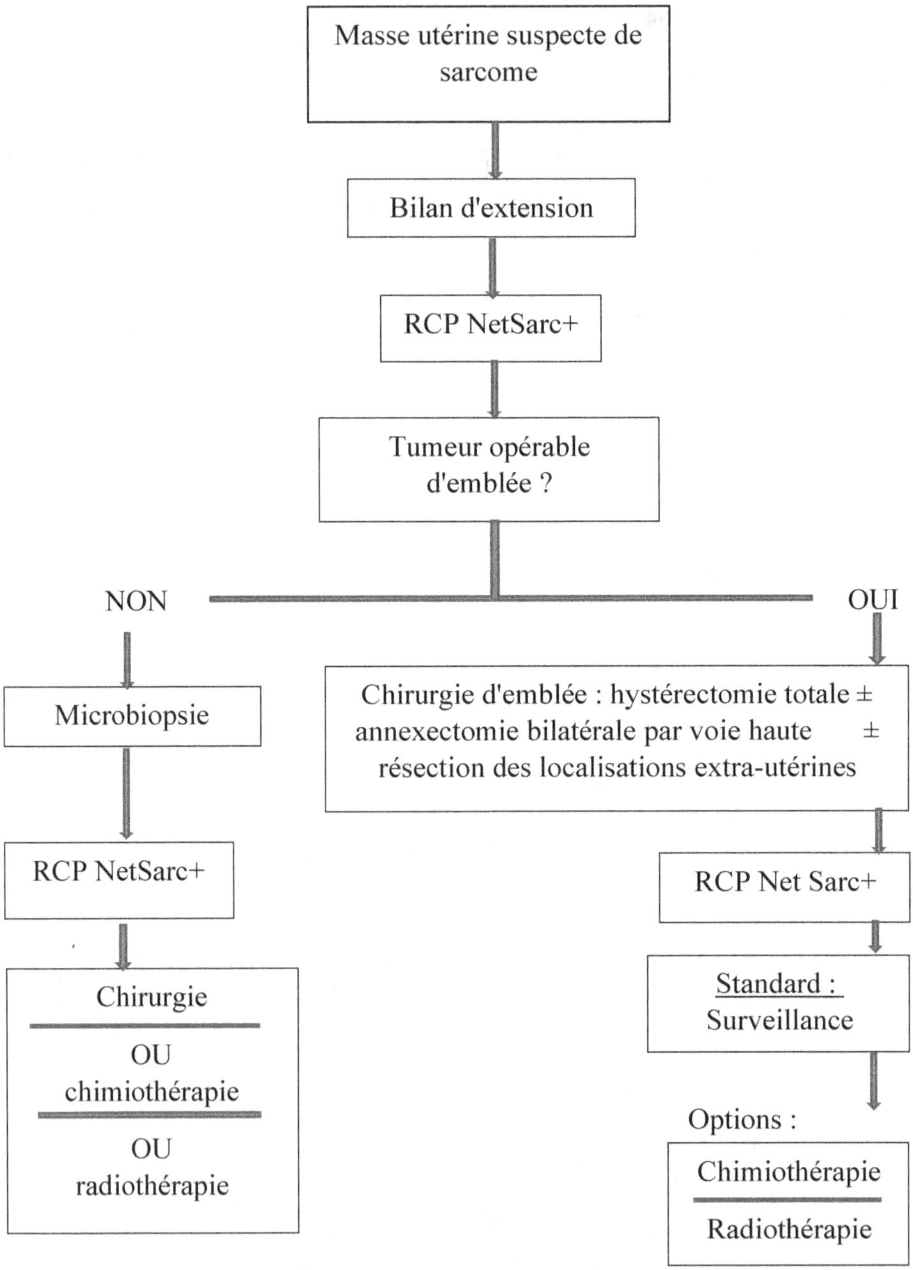

Source : file:///C://Users/USERS/Downloads/Sarcomes-de-l-uterus-version-57-publiee-du-20-07-2020.pdf

Que faire en cas de récidive tumorale ?

3.3.3. Traitement des récidives : algorithme décisionnel de traitement :

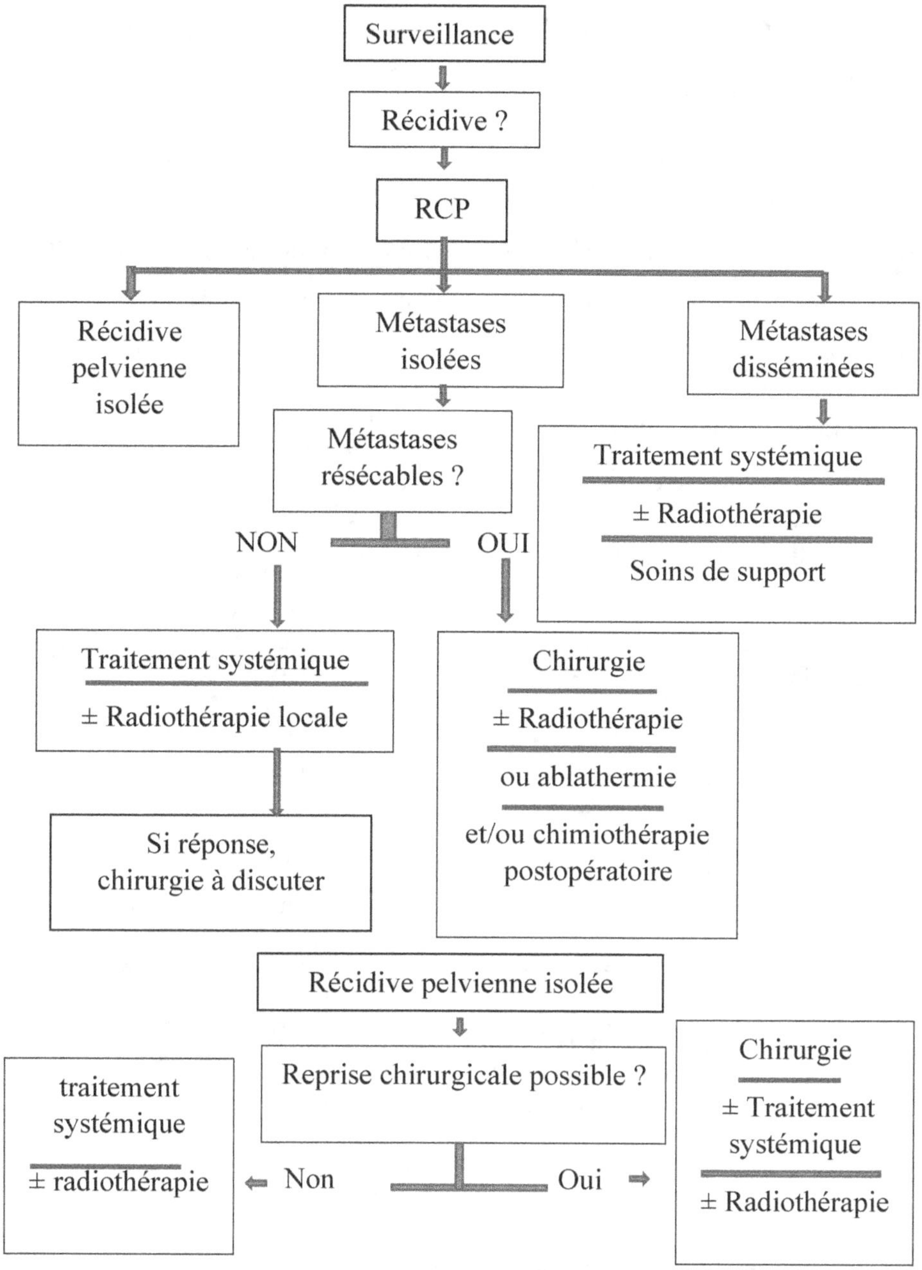

Source : file:///C://Users/USERS/Downloads/Sarcomes-de-l-uterus-version-57-publiee-du-20-07-2020.pdf

Il peut y avoir une progression tumorale. Que faire dès lors ?

3.3.4. Cas de progression tumorale

Se référer aux RCP pour décision sur la prise en charge.

Que faire en cas de sarcome utérin et de grossesse ?

3.3.5. Sarcome utérin et grossesse

-Le diagnostic est très difficile. Il s'agit très souvent d'un diagnostic post opératoire et après une hystérectomie suite à une métrorragie, des douleurs pelviennes et ou une augmentation du volume de l'utérus.

-Chimiothérapie : avantage très discuté comme traitement adjuvant.

-Radiothérapie permet de contrôler les récidives sans améliorer la survie.

Quelle surveillance envisagée après le traitement ?

4. Surveillance après traitement : tableau indicatif

(À adapter en fonction de l'agressivité de la tumeur)

Type	Sarcomes de bas grade	Sarcomes de haut grade
Rythme	Tous les 4 à 6 mois pendant 3 à 5 ans puis tous les ans jusqu'à 10 ans	Tous les 3 à 4 mois pendant 2-3 ans puis tous les 6 mois pendant 2-3 ans puis 1 fois par an jusqu'à 10 ans
Examen clinique	Examen clinique	Examen clinique
Imagerie	scanner TAP ± IRM pelvienne (TEP scanner quand suspicion de métastase)	

Source : file:///C://Users/USERS/Downloads/Sarcomes-de-l-uterus-version-57-publiee-du-20-07-2020.pdf

VI. Cancer de la trompe

1. Diagnostic positif.

1.1. Anamnèse

-Signes d'appels habituels :

Les tumeurs malignes de la trompe sont rares ; il s'agit le plus souvent des tumeurs secondaires provenant le plus fréquemment des organes génitaux pelviens. Les symptômes peuvent être absents au début de la maladie. Mais avec l'extension tumorale, certains symptômes par ailleurs non spécifiques peuvent apparaitre à type de sensation de masse abdominale ou pelvienne, sensation de plénitude gastrique, pollakiurie, douleur aux jambes, saignements vaginaux, hydrorrhée tubaire…

-Facteurs de risque les plus fréquents à rechercher :

Les tumeurs malignes tubaires affectent le plus souvent les femmes à la trentaine et à la quarantaine, infertiles ou paucipares, présentant une mutation chromosomique délétère type BRCA 1 et BRCA 2.

1.2. Examen physique :

Examen clinique : rechercher le retentissement du cancer sur le plan général.

Examen gynécologique :

Spéculum : parfois présence des pertes anormales types hydrorrhée et métrorragie.

Toucher vaginal : rechercher la présence d'une masse annexielle, parfois abdomino-pelvienne.

1.3. Examens paracliniques

-Bilan d'orientation et de confirmation diagnostique :

Echographie endovaginale

CA125

-Anatomopathologie pour la confirmation du diagnostic : les tumeurs primitives tubaires sont essentiellement les carcinomes dont l'adénocarcinome qui est la forme la plus fréquente. Les tumeurs mixtes Mulleriennes sont de très mauvais pronostic. On trouve également les carcinomes trophoblastiques.

-Bilan moléculaire : marquage du PARP

-Analyse du génome à la recherche des mutations BRCA1 et BRCA2.

-Bilan d'extension de la tumeur : Scanner TAP et IRM.

-Bilan générale :

Bilan sanguin : NFS,

tests d'évaluation des fonctions hépatiques et rénales,

ionogramme sanguin ; bilan glycémique et lipidique,

tests d'évaluation du potentiel de coagulation sanguine.

Imagerie : ECG et ou ECHO Cardiaque.

1.4. Bilan oncogériatrique en fonction de l'âge et comorbidité

Le patient présente-t-il une perte d'appétit ? A-t-il mangé moins ces 3 derniers mois par manque d'appétit, problèmes digestifs, difficultés de mastication ou de déglutition ?	Anorexie sévère Anorexie modérée Pas d'anorexie	0 1 2

Perte récente de poids (< 3 mois)	Perte de poids > 3 kg	0
	Ne sait pas	1
	Perte de poids entre 1 et 3 kg	2
	Pas de perte de poids	3
Motricité	Du lit au fauteuil	0
	Autonome à l'intérieur	1
	Sort du domicile	2
Problèmes neuropsychologiques	Démence ou dépression sévère	0
	Démence ou dépression modérée	1
	Pas de problème psychologique	2
Indice de masse corporelle (IMC = poids / (taille) en kg / m^2)	IMC < 19	0
	$19 \leq$ IMC ≤ 21	1
	$21 \leq$ IMC < 23	2
	IMC ≥ 23	3
Prend plus de 3 médicaments	Oui	0
	Non	1
Le patient se sent t-il en meilleure ou moins bonne santé que la plupart des personnes de son âgé ?	Moins bonne	0
	Ne sait pas	0,5
	Aussi bonne	1
	Meilleure	2
Age	> 85 ans	0
	80-85 ans	1
	< 80 ans	2

2. Classification

: Cfr classification TNM et FIGO 2018 des cancers ovariens épithéliaux

.

3. Traitement

3.1. Prévention : Difficile à cause de la moindre connaissance des facteurs de risque.

3.2. Traitement curatif

Le recours aux RCP est une obligation avant toute décision thérapeutique.

Chirurgie

-Hystérectomie totale avec curage ganglionnaire.

-Salpingo ovariectomie aux stades précoces de la maladie.

-Chirurgie palliative pour les stades 3 et 4 et de réduction si récidive.

Chimiothérapie

- Association : Paclitaxel + Carboplatine comme pour l'ovaire.

-Autres possibilités en cas de résistance aux sels de platine :

Paclitaxel+ Doxorubicine

Paclitaxel+ Doxorubicine liposomale pegylée

Paclitaxel+Topotécan ou Hycamtin.

-Modalités de la chimiothérapie idem comme pour l'ovaire.

Radiothérapie

Rarement utilisée, sauf si impossibilité de recevoir la chimiothérapie à cause de l'âge ou autres problèmes de santé ou pour traiter des petites régions atteintes de cancer récidivant ou métastatique provoquant des symptômes.

Traitement ciblé.

- Le Bevacizumab doit être associé systématiquement à la chimiothérapie au moment du diagnostic des stades avancés ou après une récidive, selon les modalités décrites à l'annexe.

- Autres thérapies ciblées : fonction des résultats paracliniques IHC, en particulier, en cas de surexpression de PARP.

Que faire en cas de récidive tumorale ?

3.3. Forme récidivante

Il s'agit le plus souvent des formes métastatiques : la chirurgie autant que possible si la récidive est accessible. La chimiothérapie comme pour le cancer de l'ovaire. Parmi les traitements ciblés, le Niraparib = Zejula, serait utile surtout comme traitement d'entretien chez les patientes qui ont répondu à la chimiothérapie à base de platine. Autres thérapies immunologiques, mêmes modalités que pour le cancer de l'ovaire.

Il peut y avoir une progression tumorale. Que faire dès lors ?

3.4. Cas de progression tumorale.

En cas d'échec du traitement, la prescription d'un traitement anti angiogénique jusqu'à une toxicité inacceptable est une option discutable en RCP. En cas de refus, il faut assurer un traitement palliatif et proposer un essai thérapeutique.

Que faire en cas de cancer de la trompe et de grossesse ?

3.5. Cancer de la trompe et grossesse.

La survenue et le traitement du cancer de la trompe sont incompatibles avec la grossesse. La littérature en cette matière n'est pas disponible.

Quelle surveillance envisagée après le traitement

4. Surveillance après traitement

1. Evaluation à 3 mois

- Standard : -Examen clinique y compris gynécologique – évaluation de la toxicité globale du traitement, bilan hématologique – aucun avantage dans la surveillance ou dosage des marqueurs : CA-125...
- Option : le dosage de CA-125, ou autres marqueurs ne doit être réalisé en routine qu'après discussion avec la patiente de l'absence d'intérêt de cette surveillance.

2. Surveillance à distance

- Standard : - surveillance tous les 6 mois les 2 premières années puis tous les ans – examen clinique y compris un examen gynécologique – aucun examen d'imagérie n'est recommandé à titre de surveillance systématique en l'absence des symptômes cliniques – aucun examen biologique n'est indispensable à titre de surveillance systématique
- Option : - examen de surveillance requis par un protocole de recherche clinique dans lequel la patiente est incluse- le dosage de CA-125 ou un autre marqueur ne doit être réalisé en routine qu'après discussion avec la patiente et l'absence d'intérêt de cette surveillance.
- Situation particulière : - en cas de patiente OMS 0 et en résection incomplète lors de la chirurgie initiale, il est possible d'inclure systématiquement le dosage de CA15 dans la surveillance systématique afin de détecter plus précocement une rechute qui pourrait être chirurgicale-Scanner TAP ou examen d'imagérie ciblé (TEP-Scanner à la recherche d'une récidive localisée) en cas d'adaptation dune symptômatologie ou d'une anomalie de l'examen clinique.

Source : fr/Wp-content/Uploads. /2017/10/r éferentiel-cancer-de-lovaire-2017m.pdf

VII. Cancer ovarien

1. Diagnostic positif

1.1. Anamnèse

Signes d'appel habituels :

la découverte du cancer peut être tout à fait fortuite. Parfois il peut s'agir de ballonnement abdominal, de sensation d'une masse abdomino pelvienne mobile, de troubles des règles ou des métrorragies.

Facteurs de risque les plus fréquents à rechercher :

âge avancé (50 ans avec un pic à 70 ans), antécédent de tumeur bénigne de l'ovaire et la nulliparité.

1.2. Examen physique

Examen physique : rechercher le rétentissement du cancer sur le plan général.

Examen gynécologique :

Spéculum : le col utérin peut être tout à fait normal.

TV combiné au palper abdominal peut mettre en évidence une masse ovarienne para utérine dont il faut déterminer les caractéristiques : volume, contour, consistance, sensibilité et mobilité.

1.3. Autres évaluations

Une consultation d'oncogénétique est indiquée chez toutes les patientes. Pour les patientes de plus de 75 ans, la réalisation du score G8 permet d'orienter vers une consultation oncogériatrique pré-thérapeutique (nécessaire si score $\leq$ 14).

1.4. Examens paracliniques

-Bilan d'orientation et de confirmation diagnostique : biopsie ovarienne-difficile avant une laparotomie exploratrice ou une cœlioscopie-alpha foeto protéine, CA125, ACE, analyse anapatomopathologique du liquide d'ascite.

- Bilan moléculaire de la tumeur : marquage du PARP.

-Bilan d'extension de la maladie : cœlioscopie, scanner TAP et IRM.

-Bilan général :

Bilan sanguin : NFS,

tests d'évaluation des fonctions hépatiques et rénales,

tests d'évaluation du potentiel de coagulation sanguine.

Imagerie : ECG et ou écho Cardiaque

Bilan oncogériatrique en fonction de l'âge et/ou comorbidités.

2. Classifications 2018 FIGO et TNM des tumeurs èpithéliales de l'ovaire, trompes et péritonéales primitives

Catégories T	Catégories N	Catégories M	Stades FIGO	Définition
T1	N0	M0	Stade I	T. limitée aux ovaires : 1 ou 2 ovaires
T1a	N0	M0	Stade IA	-T. limitée à un seul ovaire -Capsule intacte sans tumeur à la surface de l'ovaire -Pas des cellules malignes dans le liquide d'ascite ou de lavage péritonéal.
T1b	N0	M0	Stade IB	-T. limitée aux 2 ovaires -Capsule intactes, sans tumeur à la surface de l'ovaire -Pas des cellules malignes dans le liquide d'ascite ou de lavage péritonéal.
T1C	N0	M0	Stade IC*	-T. limitée à un seul ou aux 2 ovaires avec soit rupture capsulaire, soit tumeur à la surface des ovaires soit cellules malignes présentes, dans le liquide d'ascite ou de lavage.

T2	N0	M0	Stade II	-T. intéressant 1 ou 2 ovaires avec extension pelvienne
T2a	N0	M0	Stade IIA	-Extension et ou greffe utérine et ou tubaire Pas des cellules malignes dans le liquide d'ascite ou de lavage péritonéal.
T2b	N0	M0	Stade IIB	-Extension à d'autres organes pelviens -pas des cellules malignes dans le liquide d'ascite ou de lavage péritonéal.
T3	Et ou N1	M0	Stade III	-T. de l'ovaire avec extension péritonéale abdominale et ou ganglionnaire retro péritonéale
T3a	N0	M0	Stade IIIA**	-Métastases retro péritonéales microscopiques ± péritoine
T3b	N0	M0	Stade IIIB	-Métastases péritonéales extra pelviennes ≤2cm ± adénopathie
T3c	Et ou N1	M0	Stade IIIC	-Métastases péritonéales extra pelviennes >2cm ± adénopathie

Tous T	Tous N	Tous M1	Stade IV ***	-Métastases à distance (à l'exclusion des métastases péritonéales)

*Stade IC :

IC1 ; rupture per opératoire.

IC2 : rupture pré opératoire ou végétations en surface.

IC3 : cellules malignes dans l'ascite ou le liquide de lavage péritonéal

** Stade IIIA :

IIIA1 : adénopathie péritonéale seule (prouvée par cytologie ou histologie).

IIIA1(i). foyer adénocarcinomateux dans l'adénopathie ≤ 10mm.

IIIA(ii) : foyer adénocarcinomateux dans l'adénopathie > 10mm.

IIIA2 : extension péritonéale microscopique extra pelvienne ± adénopathies.

***Stade IV : cancer de l'ovaire avec métastases à distance.

IVA : plèvre (cytologie positive).

IVB : autres métastases y compris adénopathies inguinales.

Source : file:///C:/Users/USER/Downloads/ovaire-version-117-publiee-du-07-08-2020%20(1).pdf

3. Traitement

La cœlioscopie exploratrice s'impose comme le meilleur outil pour l'évaluation de la résécabilité initiale et le diagnostic histologique. Il est possible de surseoir la cœlioscopie exploratrice chez les patientes présentant une contre-indication (selon les facteurs de comorbidité) à un traitement chirurgical ultérieur. Une recherche des cellules tumorales sur un centrifugeât du liquide d'ascite pourrait aider pour le choix des traitements palliatifs.

Trois résultats sont possibles avec la cœlioscopie :

-Soit la découverte d'une tumeur ovarienne bénigne

-Soit la découverte d'une tumeur ovarienne à la limite de la malignité.

-Soit la découverte d'un cancer ovarien opérable d'emblée, non opérable d'emblée ou d'une carcinose péritonéale.

3.1. Prévention

Difficile à appliquer du fait de peu de connaissances des facteurs de risque de la tumeur.

3.2. Traitement Curatif

3.2.1. Conduite à tenir devant une tumeur ovarienne

.

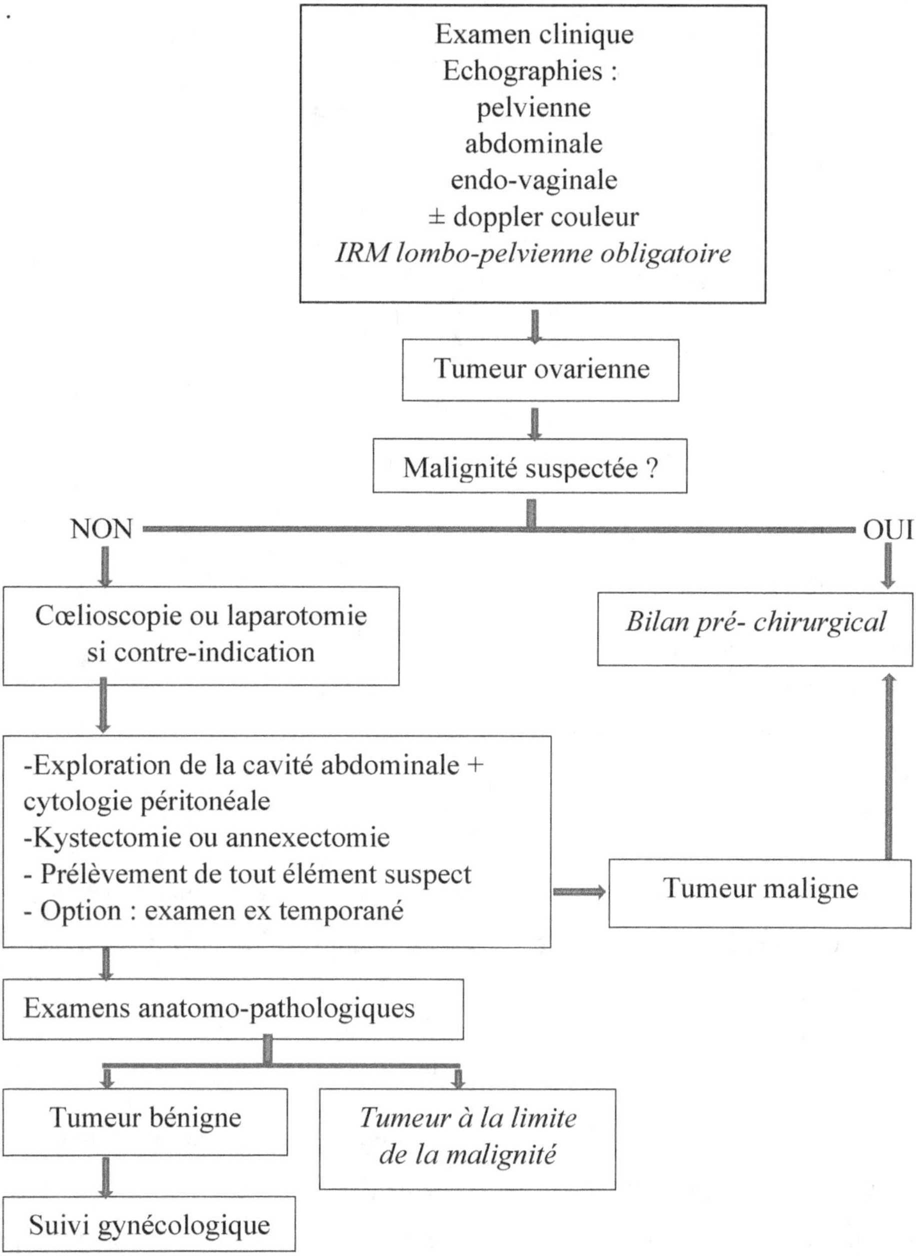

Source : file:///C:/Users/USER/Downloads/ovaire-version-117-publiee-du-07-08-2020%20(1).pdf

3.2.2. Bilan pré-chirurgical d'une tumeur ovarienne suspecte de malignité

- CAT :

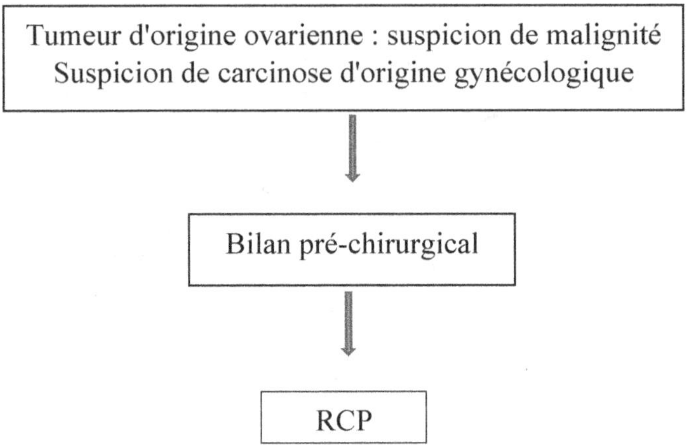

Source:file:///C:/Users/USER/Downloads/ovaire-version-117-publiee-du-07-08-2020%20(1).pdf

- Eléments du bilan :

- Anamnèse : antécédents familiaux.

-Examen clinique dont examen gynécologique.

-Imagerie : scanner TAP ± IRM lombo-pelvienne.

Option : TEP (si suspicion de stade évolué, doute supra-diaphragmatique ou à la recherche des lésions primitives digestives) si disponible.

-Biologie : tests biologiques standards

: dosage des marqueurs : Œstradiol, inhibine, dihydrotestostérone si troubles endocriniens (hirsutisme, hyper androgénie), ou suspicion de tumeurs des cordons sexuels, αFP, βHCG (si suspicion de tumeur germinale), ± AMH, CA 125 ± CA 19-9 ± ACE.

-Consultation de préservation de la fertilité : si âge <37 ans

-Evaluation oncogériatrique recommandée si patiente >75 ans

-Evaluation nutritionnelle préopératoire : albumine, pré-albumine.

-Consultation oncogénétique.

3.2.3. Cancer opérable d'emblée : algorithme décisionnel de traitement.

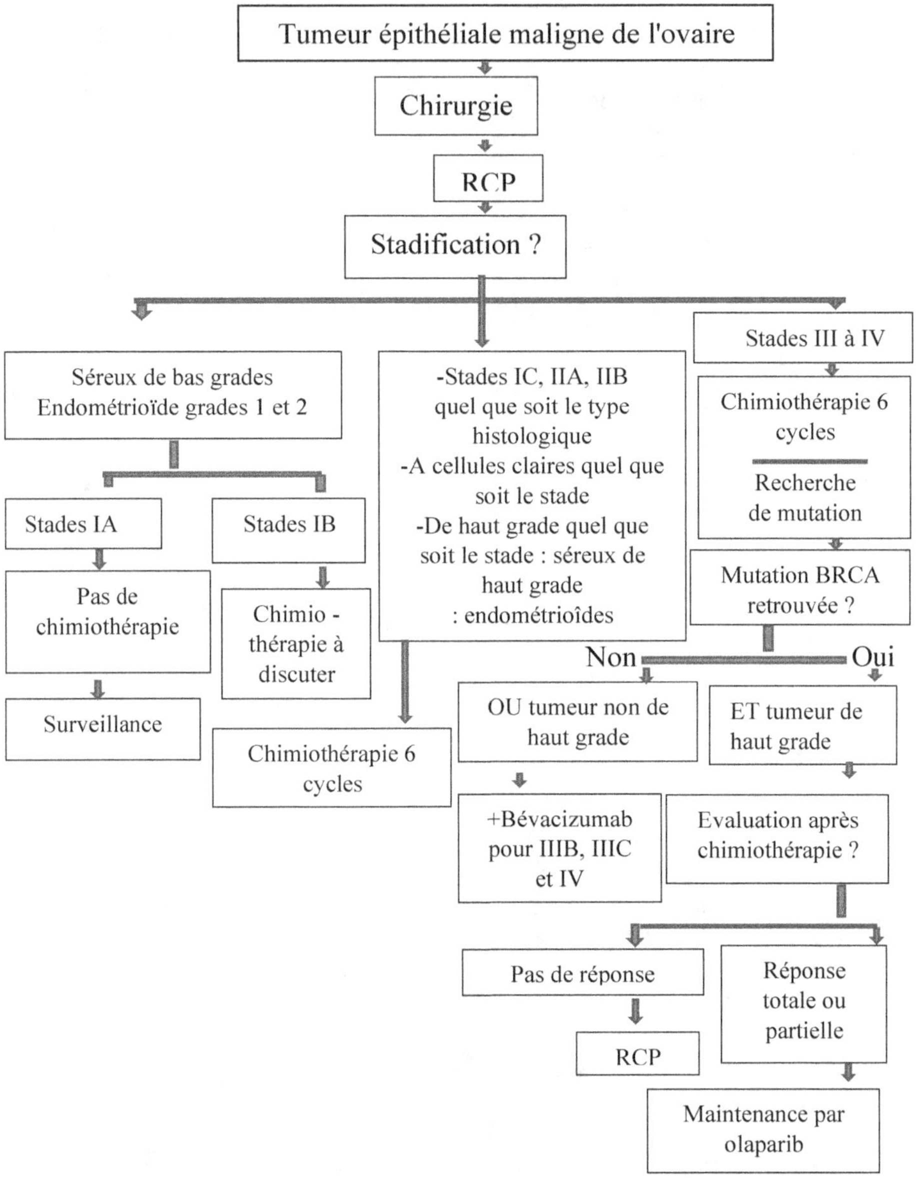

Source : file:///C:/Users/USER/Downloads/ovaire-version-117-publiee-du-07-08-2020%20(1).pdf

3.2.4. Cancers inopérables d'emblée ou chirurgie incomplète

- Cas concernés :

-tumeurs inopérables d'emblée en raison de l'extension tumorale (généralement ≥ stade IIIC), d'une contre-indication médicale et ou anesthésique à la chirurgie première.

-tumeurs opérées mais dont l'extension de la carcinomatose n'a pas permis une résection d'emblée complète.

- Algorithme décisionnel de traitement :

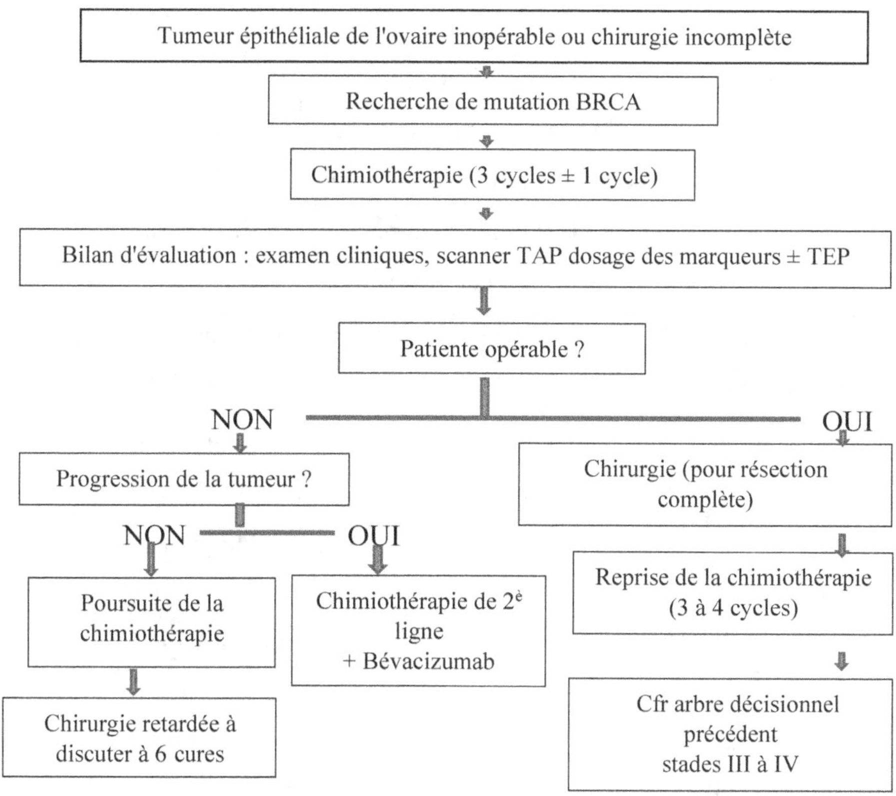

Source : file:///C:/Users/USER/Downloads/ovaire-version-117-publiee-du-07-08-2020%20(1).pdf

3.2.5. Prise en charge des carcinoses péritonéales

- Score d'évaluation de l'importance de la carcinose

- Au cours de la cœlioscopie : Score de FAGOTTI

Signes laparoscopiques	Score= 0	Score =2
Gâteau épiploique	localisations isolées	infiltration diffuse allant à la grande courbure de l'estomac
Carcinose péritonéale	carcinose atteignant des territoires limités (gouttières paracolique ou péritoine pelvien résécables chirurgicalement par péritonectomie)	infiltration péritonéale massive non résécable ou distribution miliaire
Carcinose diaphragmatique	tous les autres cas	infiltration large ou nodules confluents infiltrant la majeure partie de la surface disphragmatique
Rétraction mésentérique	absence de rétraction mésentérique	rétractation mésentérique
Infiltration du tube digestif	tous les autres cas	une résection digestive est envisagée

Infiltration de l'estomac	tous les autres cas	nodules infiltrant l'estomac et/ou rate et/ou petit épiploon
Métastase Hépatique	tous les autres cas	toute lésion de surface >2 cm

→ Chaque item est coté de 0 à 2. Le score total, pouvant varier de 0 à 14, est obtenu en additionnant le score pour chaque atteinte prise en compte (score=0 si atteinte absente, score=2 si atteinte présente).

→ La chirurgie d'exérèse est incomplète chez 100 % des patientes dont le score est ≥ 8.

Source : file:///C:/Users/USER/Downloads/ovaire-version-117-publiee-du-07-08-2020%20(1).pdf

-Au cours de la laparotomie : score de SUGARBAKER= Peritonéal Score Index (PCI)

Principe :

-reconnaitre les 13 régions abdomino-pelviennes concernées ;

-mesurer l'implant tumoral possédant le plus grand diamètre dans chaque région ;

-attribuer un score de 0 à 3 à chaque région selon la taille de l'implant tumoral ;

- additionner les scores de 13 régions pour un total de 0 à 39.

Taille de la Tumeur	Score
Tumeur absente ou non visible	0
Tumeur $< 0,5$ cm	1
$0,5$ cm $\leq$ tumeur $\leq 5,0$ cm	2
Tumeur $> 5,0$ cm ou confluence	3

Régions abdomino-pelviennes prises en compte pour le calcul du score PCI

0.Central	Incision médiane, grand épiploon, côlon transverse
1.Hypochondre droit	Glisson du lobe droit, péritoine diaphragmatique de la coupole droite, espace rétro-hépatique droit
2.Épigastre	Graisse épigastrique, lobe gauche du foie , petit épiploon, ligament falciforme
3. Hypochondre gauche	Péritoine diaphragmatique de la coupole gauche, rate, queue du pancréas, faces antérieure et postérieure de l'estomac
4. Flanc gauche	Côlon gauche, gouttière pariéto-colique gauche
5. Fosse iliaque gauche	Côlon sigmoïde, paroi pelvienne gauche en dehors du sigmoïde
6. Pelvis	Utérus, trompes, ovaires, vessie, cul de sac de Douglas, recto-sigmoïde
7. Fosse iliaque droite	Paroi pelvienne droite, cæcum, appendice
8. Flanc droit	Côlon ascendant, paroi pelvienne et abdominale droite

4 segments de l'intestin grêle comptant pour l'évaluation du PCI sont :

-jejinum proximal//jejinum distal//iléon proximal//iléon distal

- Possibilité de résécabilité tumorale complète

-Deux déterminants : score de Fagotti et catégories de Makar :

  - Score de Fagotti : cfr supra
  - Catégories de Makar :

Catégories de Makar Chirurgie initiale	
Catégorie 1	-Tumeur localisée au pelvis -peu ou pas d'ascite -pas de nécessité de résection digestive
Catégorie 2	-tumeur localisée au pelvis -peu ou pas d'ascite -une résection digestive est nécessaire
Catégorie 3	-tumeur en grande partie localisée à l'étage sus-méso colique -peu ou pas d'ascite -pas de nécessité de résection digestive
Catégorie 4	-tumeur en grande partie localisée à l'étage sus-méso colique -peu ou pas d'ascite -une résection digestive est nécessaire
Catégorie 5	-tumeur en grande partie localisée à l'étage sus-méso colique -ascite abondante ou présence de miliaire sur le mésentère -nécessité de plusieurs résections digestives

- Stratégie de résécabilité (initiale ou d'intervalle), diagnostic histologique connu :

Si le score de Makar est en catégorie 4 avec des facteurs de vulnérabilité ou en catégorie 5 ou si le score de Fagotti est ≥ 8 ; ne pas réaliser de chirurgie initiale.

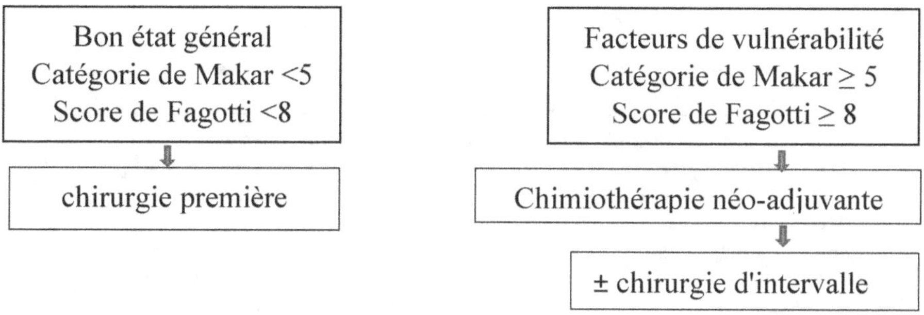

Source : file:///C:/Users/USER/Downloads/ovaire-version-117-publiee-du-07-08-2020%20(1).pdf

- Evaluation de la qualité de l'exérèse tumorale :

- Au terme des exérèses ; la cytoréduction doit être évaluée selon le score de radicalité (CCs : completeness cytoreduction score) décrit par Sugarbaker :

CC0 : absence de résidu tumoral macroscopique

CC1 : résidu tumoral < 0,25 cm

CC2 : résidu tumoral 0,25 <R< 2,5 cm

CC3 : résidu tumoral > 2,5cm.

- Algorithme décisionnel de traitement

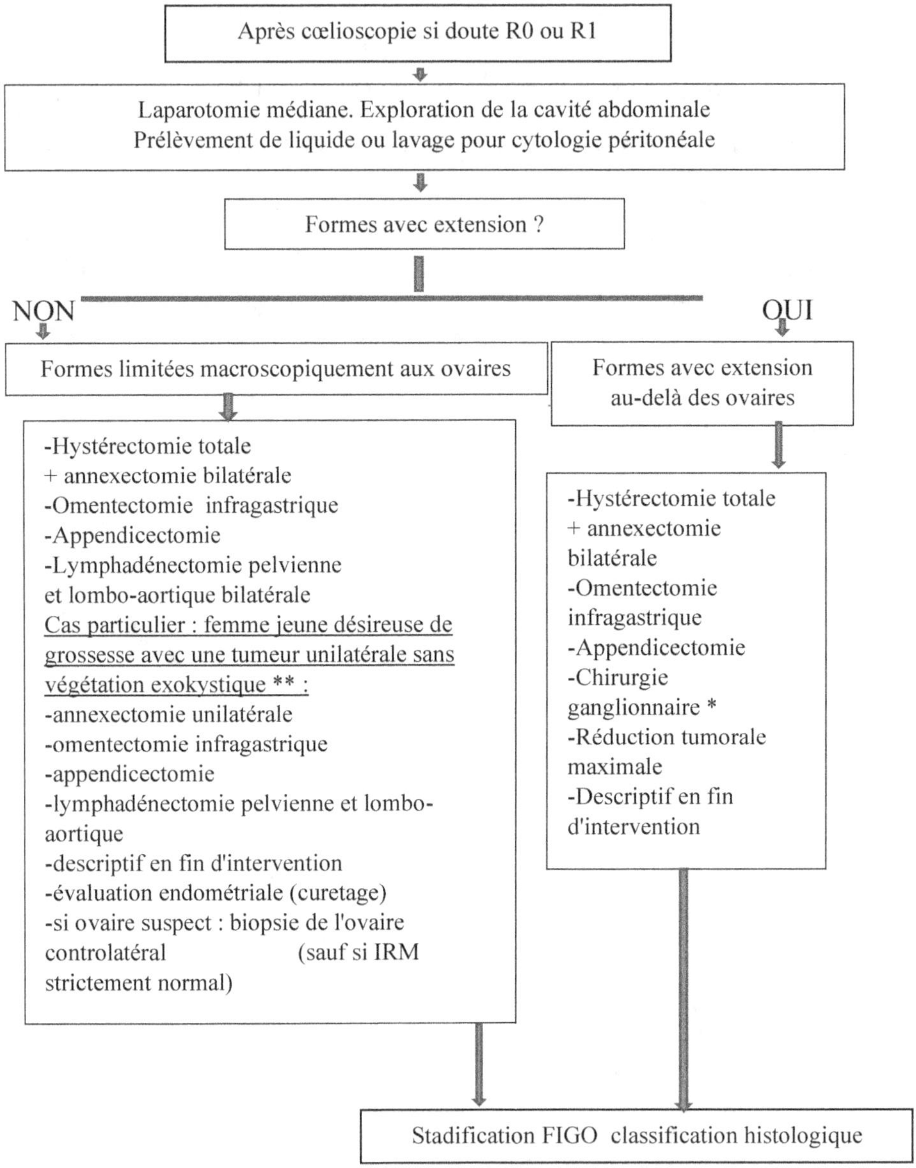

* Curage si adénopathies suspectes à l'exploration chirurgicale ou au bilan pré-thérapeutique (adénomégalies suspectes au scanner ou hyperfixation au TEP) si pas de ganglion suspect pas de curage systématique quel que soit le moment de la chirurgie (chirurgie première ou intervalle ou de clôture). **

Femme jeune désireuse de grossesse : discussion collégiale avec le service d'obstétrique et de reproduction médicalement assistée.

Source : file:///C:/Users/USER/Downloads/ovaire-version-117-publiee-du-07-08-2020%20(1).pdf

3.2.6. Traitement complémentaire

- Chimiothérapie adjuvante :

Le traitement doit être envisagé le plus rapidement possible après la chirurgie (dans les 4 à 6 semaines). Avant tout s'assurer que la stadification est complète.

-Schéma standard : Carboplatine (AUC 5 ou 6) associé au Paclitaxel 175 mg/m², administré toutes les 3 semaines pour 6 cycles.

-Options : administration hebdomadaire :

Paclitaxel 80 mg/m² (J1, J8, J15) et Carboplatine (AUC 5 ou 6 à J1) toutes les 3 semaines (pas d'amélioration de la survie sans progression ni de la survie globale) // Paclitaxel 60 mg/m² (J1, J8, J15) et Carboplatine (AUC 2) (J1, J8, J15) toutes les 3 semaines (diminution des toxicités hématologique et neurologique).

- Chimiothérapie néo adjuvante :

- Si chirurgie d'intervalle après 3 ou 4 cycles, faire 3 à 4 cycles en postopératoire (pour un total de 6 à 8 cycles). Le délai entre le dernier cycle de chimiothérapie néo-adjuvante et la chirurgie doit être de 4 semaines maximum. En post opératoire, le délai de reprise de chimiothérapie doit être de 4 à 6 semaines maximum. Schéma cfr modalité de la chimiothérpie.

- Traitement ciblé :

- En adjuvant : Stade IIIB, IIIC et IV : en post opératoire et BRCA non mutée : Bevacizumab (15 mg/kg de poids corporel administré une fois toutes les 3 semaines, en perfusion intraveineuse) en association avec Carboplatine et au Paclitaxel jusqu'à 6 cycles de traitement suivis de Bévacizumab en monothérapie en continu jusqu'à progression de la maladie ou jusqu'à 15 mois maximum ou jusqu'à toxicité inacceptable, selon ce qui survient en premier.

- En néo-adjuvant :

: pas des données à ce jour permettant d'associer en routine du Bévacizumab à l'administration d'une chimiothérapie néo-adjuvante.

: la décision en RCP - après chirurgie d'intervalle - en fonction du risque (anastomoses, antécédents de thrombose ou d'hémorragie) et du résidu à la fin de la chirurgie d'intervalle, fera retenir ou non l'indication de l'adjonction de Bevacizumab à la chimiothérapie

-Inhibiteurs de PARP en première ligne : pour les patientes mutées BRCA (mutation constitutionnelle ou tumorale), un traitement par Olaparib (600 mg matin et soir; 2 heures avant ou 1 heure après les repas (comprimés pelliculés en 100 ou 150 mg) peut être proposé en cas de : carcinome de haut grade, de stade FIGO III ou IV// après chirurgie première ou d'intervalle et chimiothérapie par Carboplatine-Paclitaxel sans Bevacizumab// en réponse complète ou partielle au terme de la chimiothérapie pour une durée de 2 ans en cas de réponse complète ou plus longtemps en cas de réponse partielle.

- Modalités de la chimiothérapie (Auteur) :

+++ Chimiothérapie par voie Intra veineuse

Exemple association : Paclitaxel- Carboplatine

Nombre total des cycles : 6

Durée de chaque cycle : 3 semaines

Chronogramme des cycles de chimiothérapie : J1, J22, J43, J64, J85, J106.

Bilan pré chimiothérapie (avant chaque cycle) :

Sanguin : NFS, réticulocytes et plaquette sanguines.

Tests rénaux et hépatiques fonctionnels : créatinine sanguine, urée, clearance à la créatinine, transaminases hépatiques.

Imagerie: RX thorax, ECG et Echo cardiaque.

La veille de la chimiothérapie :

- Hospitalisation pour perfusion de 1 litre de sérum Glucosé 5% en IV pendant 3 heures couplée à 20 mg de FUROSEMIDE en IVD puis perfusion de 1litre de sérum physiologique pendant 3 heures couplée à 20 mg de FUROSEMIDE en IVD avec surveillance stricte des champs pulmonaires pour écarter un OAP.

-R/ ACYLOC 50 mg en IVD 2 fois par jour per os

-R/ GRAVISCON 1 cuillerée à soupe 3 fois par jour per os.

Le jour de la chimiothérapie : première séance de la chimiothérapie

-R/ DEXAMETHASONE : 4mg en IVD, 1 heure avant le début des antimitotiques.

-R/ PACLITAXEL : 175 mg par m^2 de surface corporelle en IV dans 500 ml de sérum glucosé 5% pendant 3 heures.

-R/ CARBOPLATINE : 7,5 mg selon la clearance à la créatinine en IV dans 500 ml de sérum glucosé 5% pendant 3 heures.

Puis à la fin des perfusions des antimitotiques : perfusion de 1 litre de sérum Glucosé 5% en IV pendant 3 heures couplée à 20 mg de FUROSEMIDE en IVD puis perfusion de 1litre de sérum physiologique en IV pendant 3 heures couplée à 20 mg de FUROSEMIDE en IVD avec surveillance stricte des champs pulmonaires pour écarter un OAP.

-R/ ACYLOC 50 mg en IVD, 2 fois par jour.

-R/ GRAVISCON 1 cuillerée à soupe 3 fois par jour per os.

-R/ ANSET : 1ampoule en IVD 3 fois par jour

Au jour 1 après la chimiothérapie :

Perfusion de 1 litre de sérum Glucosé 5% en IV pendant 3 heures couplée à 20 mg de FUROSEMIDE en IVD puis perfusion de 1litre de sérum physiologique en IV pendant 3 heures couplée à 20 mg de FUROSEMIDE en IVD, avec surveillance stricte des champs pulmonaires pour écarter un OAP.

- R/ ACYLOC 50 mg en IVD 2 fois par jour.
- R/ GRAVISCON 1 cuillerée à soupe 3 fois par jour per os.
- R/ ANSET : 1ampoule 3 fois par jour en IVD.

Du 2ème jour après la chimiothérapie jusqu'au jour 20 : traitement à domicile :

-R/ GRAVISCON 1 cuillerée à soupe 3 fois par jour per os.

-R/ ANSET : 1 suppositoire 3 fois par jour pendant 7 jours.

-R/ TRES ORIX : 1 cuillerée à soupe 3 fois par jour per os.

-R/ MULTIVITAMINE : 1 cuillerée à soupe 3 fois par jour per os.

Au jour 21 :

Hospitalisation pour perfusion de 1 litre de sérum Glucosé 5% en IV pendant 3heures couplée à 20 mg de FUROSEMIDE en IVD puis perfusion de 1litre de sérum physiologique en IV pendant 3 heures couplée à 20 mg de FUROSEMIDE en IVD avec surveillance stricte des champs pulmonaires pour exclure un OAP.

- R/ ACYLOC 50 mg en IVD 2 fois par jour
- R/ GRAVISCON 1 cuillerée à soupe 3 fois par jour per os.

Au jour 22 : deuxième cycle de chimiothérapie selon la même modalité qu'au premier cycle et ainsi de suite pour les autres cycles, jusqu'au 6ème cycle.

+++ Chimiothérapie Intra péritonéale

Chimiothérapie intrapéritonéale : pas de CHIP hors essais cliniques si chirurgie première. CHIP en option en chirurgie d'intervalle : à discuter à la RCP. Selon les critères OVHIPEC : tumeurs de haut grade stade III, non résécables initialement après 3 cycles lors de la chirurgie d'intervalle avec résidus inférieurs à 10 mm par des équipes entrainées, Cis platine 100 mg/m^2 sur 90 minutes avec thiosulfate. Pas des données sur le Bevacizumab après CHIP. Pas de PIPAC hors essais cliniques. Nous ne conseillons pas ce mode de traitement en milieux moins entrainés.

3.2.7. Bilan d'évaluation

Il est réalisé éventuellement en cours de traitement et de façon systématique en fin de traitement complémentaire pour apprécier l'issu de la prise en charge : rémission complète, rémission incomplète ou progression tumorale.

Que faire en cas de rechute ou récidive tumorale ?

3.2.7. Traitement des rechutes ou récidive

3.2.7.1. Moyens thérapeutiques :

- Chirurgie : si récidive accessible à l'acte chirurgical. Elle est à discuter en cas de rechute tardive selon les critères AGO : ascite <500 ml// chirurgie complète au primo-traitement// OMS 0 ou 1.

-Chimiothérapie et traitement ciblé selon les modalités décrites dans le tableau ci-dessous :

% de récidives dans les 5 ans	Intervalle après une chimiothérapie à base de platine	Traitement standard de la récidive
Environ 15 % Platine- résistante	Jusqu'à 6mois	Monothérapie avec Gemcitabine (1er choix) ou Topotécan (2eme choix) ou Doxorubicine liposomale pégylée (3eme choix) hebdomadaire éventuellement avec Bevacizumab dans tous ces cas

Environ 35% Platine-intermédiaire sensible	Entre 6-12mois	Combinaison à base de platine éventuellement avec Bevacizumab ou combinaison de Doxorubicine liposomale pégylée avec Trabectedine
Environ 50 % Platine-sensible	Après 12mois	Dans certains cas exceptionnels, opération suivie de chimiothérapie à base de Platine en association avec du Paclitaxel ou de la Gemcitabine ou de la Doxorubicine liposomale pégylée éventuellement avec Bevacizumab

NB : les associations chimiothérapiques les plus fréquemment utilisées sont :

Carboplatine + Paclitaxel ± Bevacizumab

Carboplatine + Doxorubicine pégylée ± Bévacizumab

Carboplatine + Gemcitabine ± Bevacizumab

Doxorubicine pégylée + Trabectédine

Carboplatine seul en cas de comorbidité.

: Spectre des inhibiteurs du PARP : Olaparib, Niraparib, Rucaparib

3.2.7.2. Traitement des rechutes :

- Algorithme décisionnel de traitement :

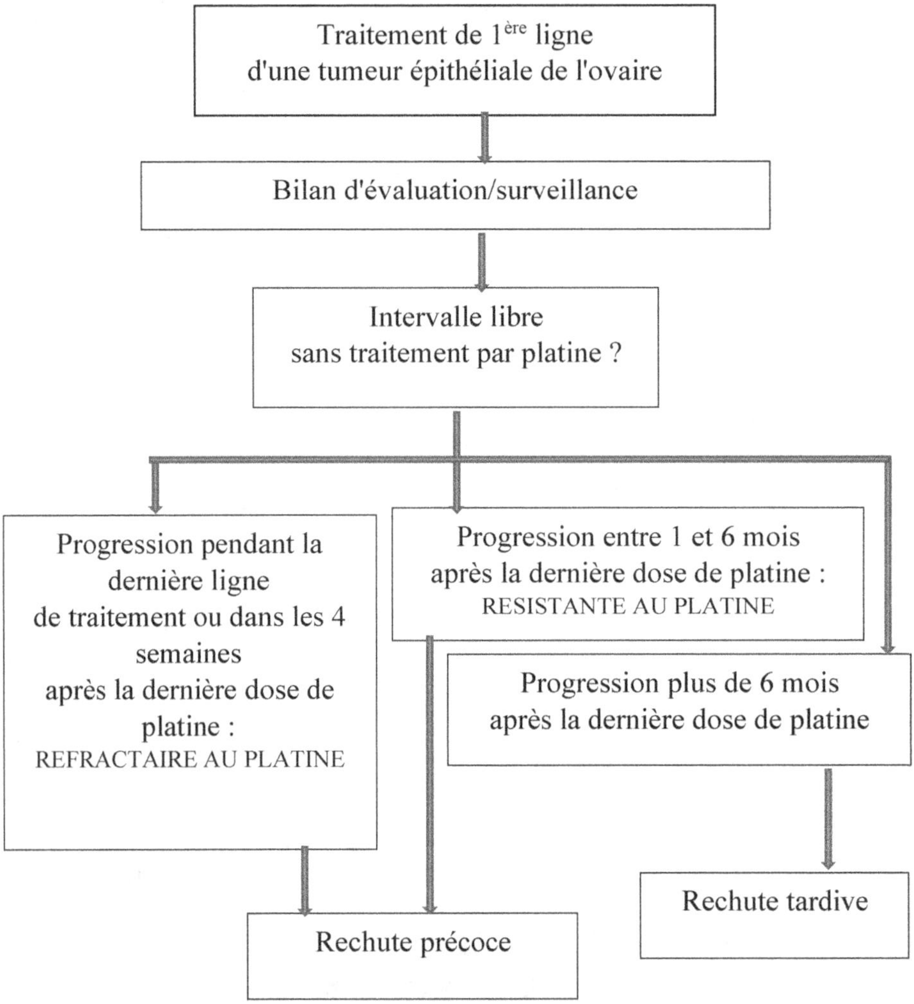

Source : file:///C:/Users/USER/Downloads/ovaire-version-117-publiee-du-07-08-2020%20(1).pdf

o Rechute précoce :

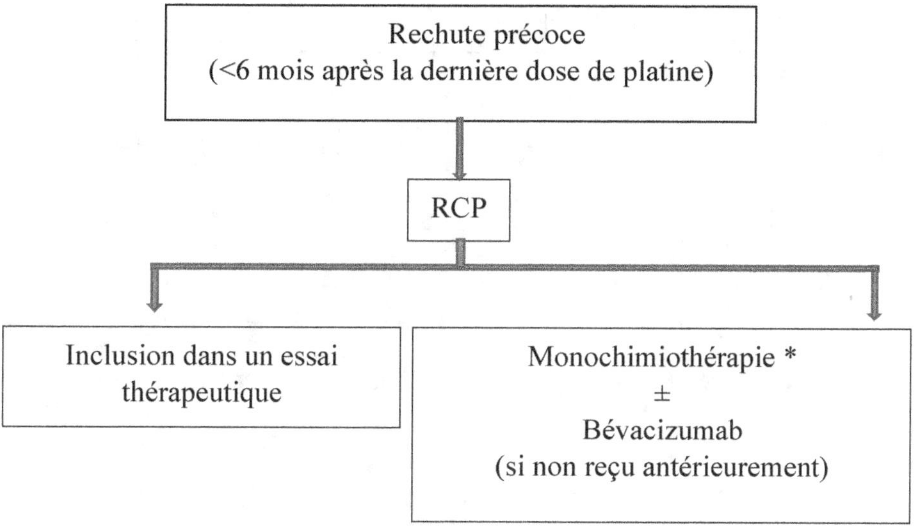

* Mono chimiothérapie = Doxorubicine liposomée pégylée ou Paclitaxel ou Topotécan

Source : file:///C:/Users/USER/Downloads/ovaire-version-117-publiee-du-07-08-2020%20(1).pdf

- Rechute tardive :

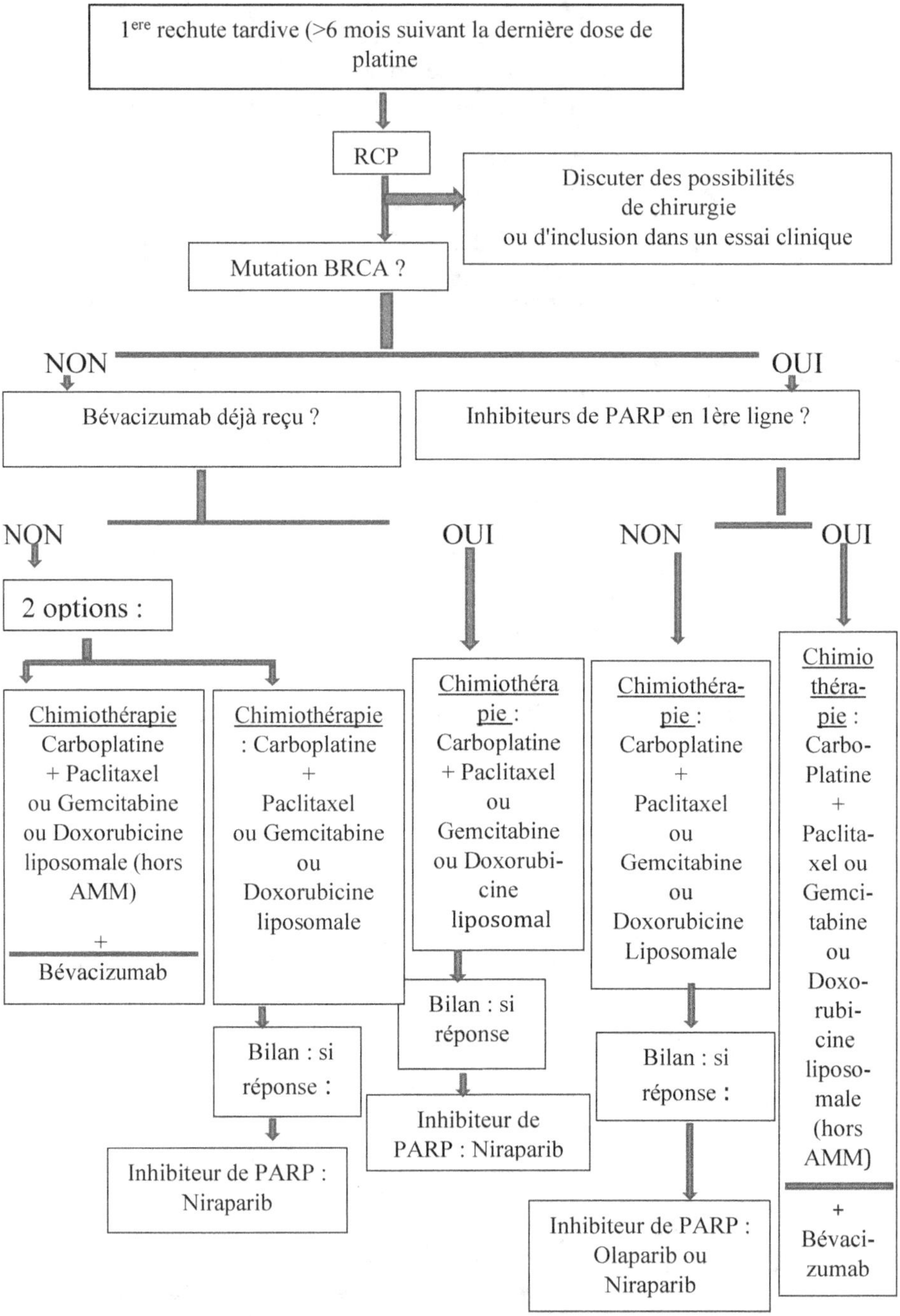

Source : file:///C:/Users/USER/Downloads/ovaire-version-117-publiee-du-07-08-2020%20(1).pdf

Il peut y avoir une progression tumorale. Que faire dès lors ?

3.2.8. Cas de progression tumorale

En cas de progression tumorale il faut discuter de la suite de la prise en charge en RCP. Une option est l'association entre un anti angiogénique jusqu'à une toxicité inacceptable avec des mesures d'accompagnement nécessaires. En cas de refus, il faut discuter avec la patiente d'autres modalités de prise en charge et proposer un essai thérapeutique.

Que faire en cas de cancer ovarien et de grossesse ?

3.2.9. Cancer ovarien et grossesse

Moyens de diagnostic des masses annexielles potentiellement cancéreuses :

- Echo trans-pariétale et endovaginale : pour préciser si la masse est uniloculaire, uniloculaire solide, multiloculaire solide ou solide.
- Doppler couleur : pour obtenir la cartographie de la vascularisation de la masse.
- IRM : possible après le premier trimestre avec injection du Gadolinium mais utile si seulement écho est non contributive.
- Scanner pelvien contre indiqué sauf scanner thoracique.
- CA 125, utile pour le suivi.

Conduite à tenir devant chaque type de masse ovarienne :

-Masse annexielle asymptômatique :

Ne sont opérées que les masses suspectes ou les tumeurs malignes évidentes. Le but de la chirurgie est de préciser le diagnostic, la stadification histologique de la tumeur et sa prise en charge thérapeutique.

-Tumeurs à malignité limitée confirmée :

Elles peuvent bénéficier d'un traitement conservateur à type d'annexectomie sans interruption de grossesse, parfois aussi d'un traitement super conservateur à type de kystectomie seule si la patiente n'a plus qu'un seul ovaire ou si la tumeur est boderline. Cette chirurgie devra être associée à une exploration péritonéale complète et aux biopsies. Si le diagnostic de tumeur boderline est posé sur une pièce anatomique, il est concevable de laisser évoluer la grossesse compte tenu de la bonne évolution de ces tumeurs et compléter la stadification après chirurgie en trois à six semaines du post partum.

- Tumeurs invasives épithéliales :

Laparotomie avec analyse anatomopathologique ex temporanée : annexectomies unilatérale si stade IA et bilatérale si stade IB avec cytologie et exploration abdominale complète. La chimiothérapie est identique qu'en dehors de la grossesse à base de sels de platine. Réopérer la patiente après l'accouchement pour compléter l'acte chirurgical.

Si la tumeur est au stade II à IV : interruption de la grossesse si terme <24 semaines et traitement oncologique comme en dehors de la grossesse. Après 24 semaines l'objectif est d'obtenir la biopsie par voie trans pariétale sous écho guidage, ou laparoscopique ou microlaparotomie pour l'histologie de la tumeur. Le traitement pourra nécessiter soit la chirurgie si possible ou même la chimiothérapie pendant la grossesse. L'accouchement devra avoir lieu 4 semaines après l'arrêt de la chimiothérapie si possible dès la 32è semaines par césarienne au cours de laquelle la chirurgie oncologique pourra être également réalisée.

-Tumeurs malignes non épithéliales :

Sont les plus fréquentes, à types de tumeurs germinales 30 à 35% et tumeur du cordon sexuel 17-20%. Annexectomie unilatérale si stade IA ou bilatérale si stade IB avec analyse ex temporanée des pièces opératoires. Parfois on évite ce dernier acte si tumeur de bon pronostic et chimio sensible. Omentectomie pas nécessaire. Curage lymphatique non recommandé. La chirurgie de restadification est possible. Pour les tumeurs plus avancées, la chimiothérapie est plus raisonnable en attendant l'accouchement à un terme convenable de la grossesse.

Quelle surveillance envisagée après le traitement ?

4. Surveillance après traitement

Les modalités de surveillance post-thérapeutique d'une tumeur épithéliale maligne de l'ovaire en rémission complète après traitement initial ne sont pas clairement définies. En l'état actuel des connaissances, une surveillance comportant un dosage régulier du marqueur CA 125 ne permet pas d'améliorer la survie (Rustin, 2010).

La surveillance sera adaptée en fonction du risque histologique et du risque de récidive : un examen clinique tous les 4 mois pendant les 2 premières années puis tous les 6 mois pendant 3 ans ± dosage du marqueur CA 125 si initialement élevé, scanner TAP tous les 4 mois pendant 2 ans puis tous les 6 mois pendant 3 ans, TEP si CA 125 élevé et si scanner négatif. La réalisation d'une mammographie annuelle est préconisée. Une hormonothérapie substitutive œstroprogestative, à la dose minimale active et si la patiente est symptômatique, peut être proposée en l'absence de contre-indication et de mutation BRCA1-BRCA2.

Source : file:///C:/Users/USER/Downloads/ovaire-version-117-publiee-du-07-08-2020%20(1)

VIII. Choriocarcinome

1. Diagnostic positif

1.1. Anamnèse

-Signes d'appels habituels : évolution anormale de β HCG après évacuation d'une grossesse môlaire ; metrorragies inexpliquées suite à un avortement spontané ou après une IVG ; métrorragies inexpliquées après un accouchement normal ou dans les suites d'une grossesse ectopique. Exceptionnellement au décours d'une détresse respiratoire dû à une lésion métastatique pulmonaire.

-Diagramme des circonstances les plus fréquentes de découverte :

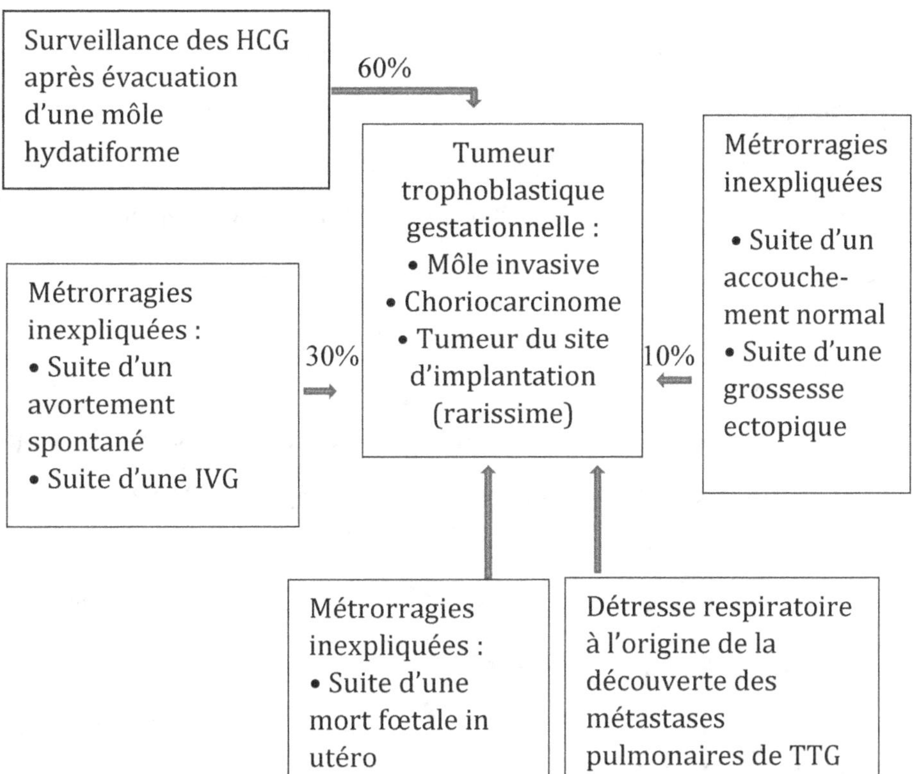

Source :
file:///C:/Users/USER/Downloads/Public_Reco_MTG_avril_2010_final.pdf

-Facteurs de risque les plus fréquents à rechercher :

Primigestité ; antécédent de grossesse molaire.

1.2. Examen physique :

Examen clinique général : rechercher le retentissement de la maladie sur le plan général.

Examen gynécologique : l'utérus peut être de volume normal ou augmenté de volume, de consistance souvent molle avec parfois des kystes ovariens. Les métrorragies sont souvent présentes et résistantes aux curetages. Des signes d'extension métastatique de la maladie peuvent aussi être objectivés.

1.3. Examens paracliniques

- Bilan d'orientation et de confirmation diagnostique :

-Echographie gynecologique pelvienne : présence des images hyperéchogènes dans le myomètre.

-Dosage hormonal : un résultat positif peut être la flambée du taux de βHCG dans un contexte clinique évocateur :

  - persistance de β HCG positif une semaine après évacuation d'une môle ;
  - stagnation de β HCG après 4 dosages consécutifs à une semaine d'intervalle soit aux J1, J8, J15 et J22 après une môle hydatiforme.
  - ré-ascension de β HCG sur 3 dosages consécutifs à une semaine d'intervalle soit aux J1, J8 et J15

-Analyse anatomopathologique

-Rx thorax : rechercher des images en lâchée de ballon dans les champs pulmonaires et les dénombrer.

- Bilan d'extension :

  Echo-doppler endocavitaire, Scanner TAP, IRM pelvien et cérébrale, RX pulmonaire.

- Bilan général

  Sanguin : groupage sanguin et facteur rhésus.

  Numération formule sanguine (NFS), taux de plaquettes,

  Tests d'évaluation des fonctions hépatiques, rénales et thyroidiennes.

  Ionogramme sanguin.

  Tests d'évaluation du potentiel de coagulation sanguine.

  Imagerie : ECG et ou échographie cardiaque

  Bilan oncogériatrique en fonction de l'âge et/ou comorbidités

2. Score pronostic de FIGO 2000

Score [a, b]	0	1	2	4
Age	<40ans	>40ans	-	-
Grossesses antérieures	Môle hydatiforme	Avortem ent spontané	Grossesse à terme	-
Intervalle [c] : Grossesse précédente - Début de chimiothérapie (mois)	<4	4-7	7-12	≥13
HCG sériques (UI/L)	$<10^3$	10^3-$<10^4$	10^3-$<10^5$	$\geq 10^5$
Taille tumorale la plus grande incluant l'utérus		3 – < 5 cm	≥ 5 cm	-
Sites des métastases	Poumon	Rate, Rein	Tube digestif	Cerveau, Foie
Nombre de métastases identifiées [d]	-	1 – 4	5 – 8	> 8
Echec de la chimiothérapie antérieure	Non	-	Echec de mono chimiothé rapie	Echec de poly chimiothé rapie
	≤ 6 Bas risque		≥ 7 Haut risque	

a. Les tumeurs du site d'implantation sont exclues de ce score.
b. Le score total est obtenu en additionnant les scores individuels de chaque variable pronostique.
c. L'intervalle est le temps (en mois) séparant la date de l'avortement (môlaire ou non) ou de l'accouchement (normal ou non) précédent et la date de début de la chimiothérapie.
d. Compter toutes les métastases et non les sites. Le dénombrement des métastases pulmonaires se fait sur la radiographie pulmonaire et non sur la TDM.

Source :

file:///C:/Users/USER/Downloads/Public_Reco_MTG_avril_2010_final.pdf

3. Traitement

3.1. Choriocarcinome de bas risque

3.1.1. Critère : score pronostic de FIGO ≤ 6 : monothérapie.

3.1.2. Algorithme décisionnel de traitement :

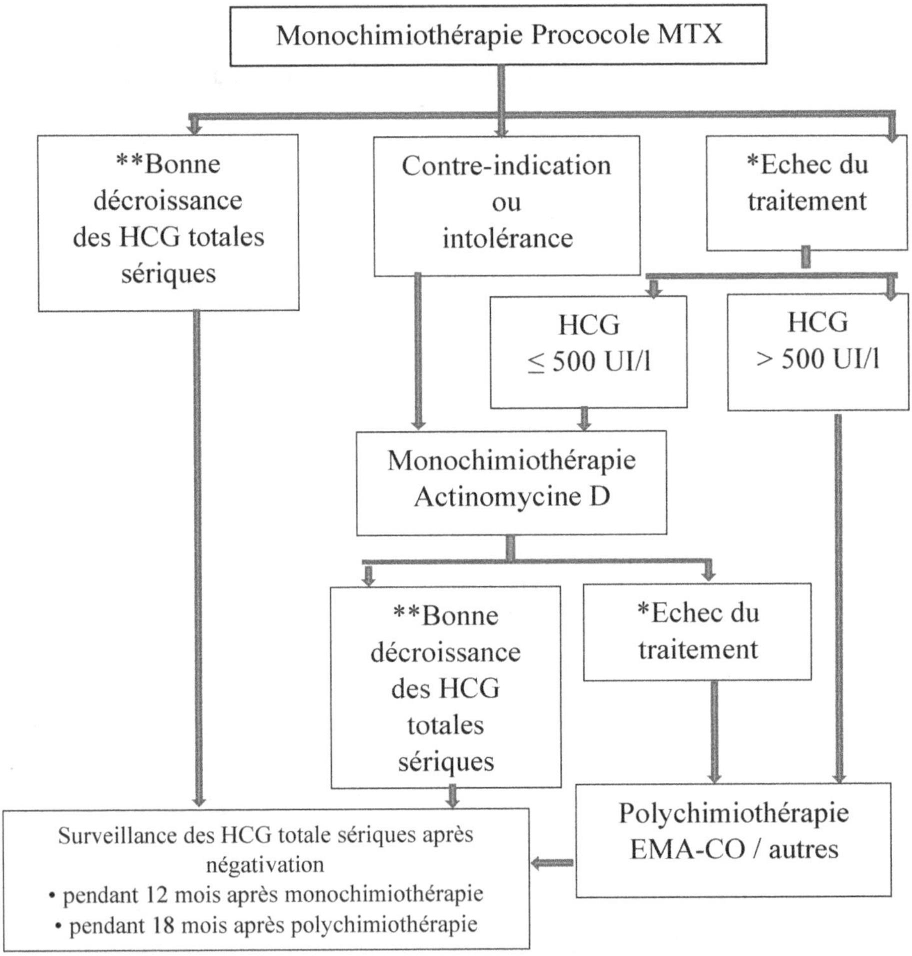

*Stagnation ou augmentation du taux d'HCG totales sériques après au moins deux cycles consécutifs de chimiothérapie, soit après 4 à 6 semaines en fonction du protocole utilisé.

**La diminution des HCG d'au moins 10% à chaque dosage hebdomadaire définit leur « bonne » décroissance. Source : file:///C:/Users/USER/Downloads/Public_Reco_MTG_avril_2010_final.pdf

3.1.3. Modalités de la chimiothérapie

- Monothérapie : Methotrexate : première intention.
  Actinomycine D : deuxième intention.

Modalité pour chaque type :

- Bilan pré chimiothérapie :

Sanguin : NFS, réticulocytes et plaquettes sanguines.
Tests rénaux et hépatiques fonctionnels : créatinine sanguine, urée, clearance à la créatinine, transaminases hépatiques.

Imagerie : RX thorax, ECG et Echo cardiaque.

-Posologie :

METHOTREXATE : 1mg par kg de poids corporel en IM deux fois par semaine pendant 6 semaines associé à l'Acide folinique : 15mg en IV pendant une heure dans 250 ml de sérum glycosé 5% une fois tous les deux jours par semaine pendant 6 semaines à commencer 24heures après Methotrexate ou METHOTREXATE : 1mg/ kg aux J1, J3, J5, et J7 associé à l'acide folinique 10 mg per os aux J2, J4, J6 et J8. Puis la cure suivante à partir du J15 si tolérance satisfaisante.

Surveillance du traitement : dosage bihebdomadaire des β HCG :
- Si évolution normale, càd deux résultats normaux successifs de β HCG sérique ou trois dosages urinaires successifs normaux à la fin du traitement, ajouter deux cycles supplémentaires ou chimiothérapie de consolidation.
- Si évolution non décroissante de β HCG (plateau après une régression trompeuse, augmentation > 10% entre deux dosages de β HCG, augmentation d'emblée de β HCG) après 3 semaines de traitement, il faut considérer la réponse au Méthotrexate négative et faire recours à l'Actinomycine D à raison de : 10-12mcg par kg ou 0,5mg dose totale /J IV en bolus 5 jours de suite par semaine pendant 6 cycles avec espacement de 14jours entre deux cycles ou

(2mg/m2) q4w x 6, puis réévaluer le cas selon le score pronostic de FIGO et discuter de l'hystérectomie totale radicale.

- Modalités de traitement selon NCCN 2020

Regimens	Comments/Considerations
Methotrexate 0.4 mg/kg/day IV or IM (max 25 mg/day) daily x 5 days; Repeat every 14 days (category 1) OR 1 mg/kg IM every other day x 4 days (days 1, 3, 5, and 7) Alternating every other day with leucovorin 15 mg PO, 30 hours after each methotrexate dose on days 2, 4, 6, and 8; Repeat every 14 days (category 1)	A multiday Mehotraxte regimen is typically used as first-line therapy for low-risk GTN. Due to its toxicity profile, Dactinomycin has most often been used as secondary therapy for patients with Methotrexate toxicity or effusions contradicting the use of methotrexate. NOT RECOMMENDED • Methotrexate 30–50 mg/m^2 IM weekly OR Methotrexate infusion (eg, 300 mg/m^2 over 12 hours/leucovorin) due to lesser efficacy
Dactinomycin 10–12 mcg/kg (or 0.5 mg flat dose) IV daily x 5 days; Repeat every 14 days (category 1) OR 1.25 mg/m2 (max 2 mg) IV pulse; Repeat every 14 days (category 1)	Dactinomycin pulse regimen should not be used as secondary therapy for methotrexate-resistant disease nor as primary therapy in patients with choriocarcinoma

Source: http://guide.medlive.cn/

3.2. Choriocarcinome de haut risque

3.2.1. Critère : score pronostic de FIGO ≥ 7

3.2.2. Principe de traitement

La prise en charge de choriocarcinome de haut risque repose sur un traitement par polychimiothérapie. Le taux de guérison après traitement est d'environ 80%. Deux types de protocoles sont utilisables : les protocoles à base de méthotrexate (MTX) : (EMA-CO) et les protocoles à base de Cis platine (EMA-EP), notamment en cas de contre-indication au MTX.

En cas de choriocarcinome avec métastases cérébrales d'emblée il est recommandé d'utiliser un protocole à base de MTX, de préférence avec augmentation de la dose de MTX délivrée (EMA-CO fortes doses) en l'associant à du MTX intrathécal, l'irradiation cérébrale n'est pas recommandée. Après échec d'un protocole à base de cis platine, sans MTX initial, il est également recommandé d'utiliser une association à base de MTX à fortes doses type EMA-CO.

La chirurgie des métastases n'a que des indications exceptionnelles. Après négativation du taux d'HCG totale sérique, la persistance à l'imagerie des nodules pulmonaires n'est pas une indication à opérer ces lésions. L'hystérectomie totale radicale parfois avec conservation des ovocytes peut être indiquée en cas d'absence du désir de maternité, chez les femmes âgées ménopausées et en cas d'échec de la polychimiothérapie.

3.2.3. Algorithme décisionnel de traitement

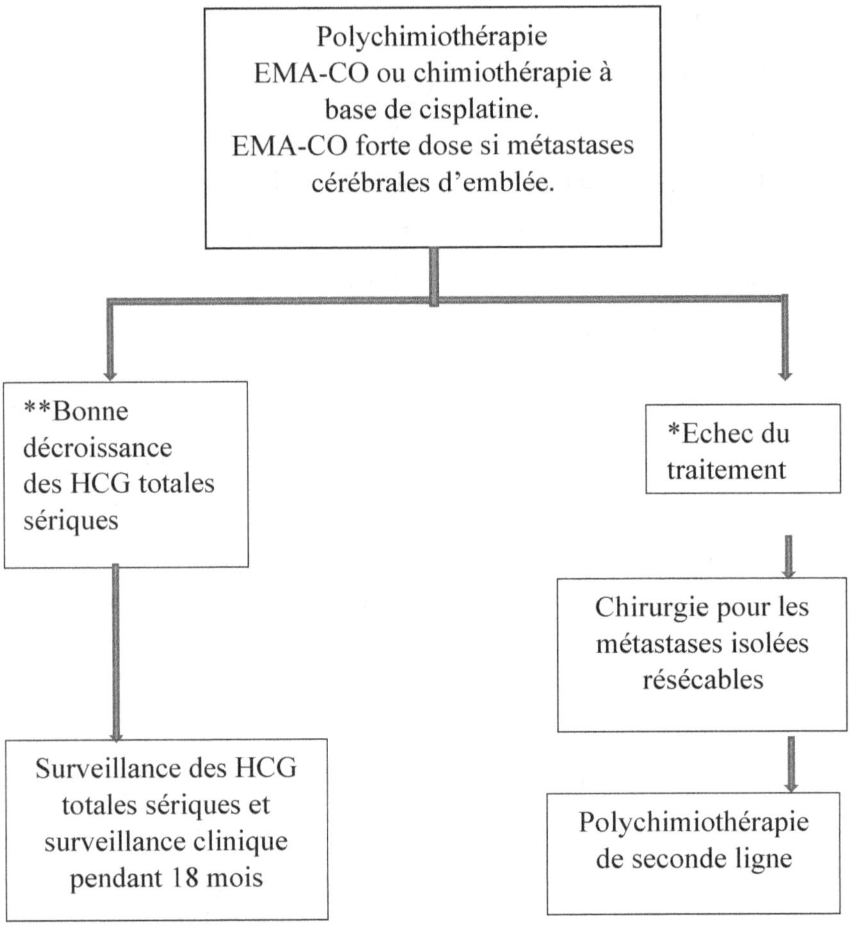

*Stagnation ou augmentation du taux d'HCG sériques après au moins deux cycles consécutifs de chimiothérapie, soit après 4 à 6 semaines en fonction du protocole utilisé.

**La diminution des HCG d'au moins 10% à chaque dosage hebdomadaire définit leur « bonne » décroissance.

Source :
file:///C:/Users/USER/Downloads/Public_Reco_MTG_avril_2010_final.pdf

3.2.4. Modalités de la polychimiothérapie.

- Type : -association EMACO :

Etoposide

Methotrexate

Actinomycine D

Cyclophosphamide

Oncovin

- Modalité :

Cycles : J1-J15-J29-J43-J57-J71.

Total des cycles : 6

Bilan pré chimiothérapie avant chaque cycle :

Hématologique : NFS, réticulocytes et plaquettes sanguines

Tests rénaux et hépatiques fonctionnels :

créatinine sanguine, urée, clearance à la créatinine, transaminases hépatiques

Imagerie : RX thorax, ECG et Echo Cardiaque

-La veille de la semaine de la chimiothérapie :

Hospitalisation pour perfusion de 1 litre de sérum Glucosé 5% en IV pendant 3 heures couplée à 20 mg de LASILIX en IVD puis perfusion de 1litre de sérum physiologique pendant 3 heures couplée à 20 mg de LASILIX en IVD avec surveillance stricte des champs pulmonaires pour écarter un OAP.

-ACYLOC 50 mg en IVD 2 fois par jour

- GRAVISCON 1 cuillerée à soupe 3 fois par jour per os.

-La semaine de la chimiothérapie : début au J1 :

Etoposide 100mg par m^2de SC, IV pendant 30 minutes au J1et J2.

Methotrexate 100mg par m^2 de SC, IV en bolus puis 200mg/m^2 en IV dans 1litre de sérum glucusé 5% pendant 12h au J1

Actinomycine D 0,5mg par m^2 de SC en IV en bolus aux J1 et J2.

Acide folinique 15mg PO ou IM toute les 12 heures pendant 2jours à comencer 24heures après MTX, donc 4doses.

Cyclophosphamide 600 mg par m2 de SC en IV, 3h au J8.

Oncovin 1mg par m^2 de SC en IV en bolus au J8.

Après chaque administration de la chimiothérapie càd J1, J2, J8 ainsi que J3 et J9 et le jour suivant : perfusion de 1 litre de sérum Glucosé 5% en IV pendant 3 heures couplée à 20 mg de LASILIX en IVD puis perfusion de 1litre de sérum physiologique en IV pendant 3 heures couplée à 20 mg de LASILIX en IVD, avec surveillance stricte des champs pulmonaires pour exclure un OAP.

ACYLOC 50 mg en IVD 2 fois par jour.

GRAVISCON 1 cuillerée à soupe 3 fois par jour per os.

ANSET : 1ampoule en IVD 3 fois par jour

-J4, J5, J6, J7 et à partir du J10 jusqu'au jour 13 : repos à domicile sous :

GRAVISCON 1 cuillerée à soupe 3 fois par jour per os.

ANSET : 1 suppositoire 3 X/J du J3 au J7et pendant 5 jours

TRES ORIX : 1 cuillerée à soupe 3 fois par jour per os.

MULTIVITAMINE : 1 cuillerée à soupe 3 fois par jour per os.

-Au J14 nouvelle hospitalisation pour commencer un nouveau cycle de chimiothérapie comme précédemment jusqu'au 6ème cycle.

-Surveillance au cours du traitement : dosage de βHCG :

- Si évolution normale, c'est-à-dire, deux résultats normaux successifs il faut encore 2 cures supplémentaires de chimiothérapie ou chimiothérapie de consolidation à la fin des cycles prévus classiquement.

- Si pas de normalisation de taux de β HCG après 6 semaines, rechercher l'existence d'une métastase réfractaire au traitement médical et discuter de l'option chirurgicale notamment l'hystérectomie radicale ou radiothérapique du traitement.

- Chimiothérapies de seconde ligne

Nombre des cycles et bilan pré-chimiothérapie, idem comme pour EMA-CO

EP-EMA : si régression trompeuse au départ.

- EP

-J1 : Étoposide 150 mg/m² en perfusion de 120 minutes

Cisplatine 75 mg/m² en perfusion de 12 heures

- EMA

- J8 : Étoposide 100 mg/m² en perfusion de 120 minutes

Méthotrexate 300 mg/m² en perfusion de 12 heures

Actinomycine D 0,5 mg dose totale i.v. bolus

Étoposide 100 mg/m² en perfusion de 120 minutes

Actinomycine D 0,5 mg dose totale i.v. bolus

- J9 : Acide folinique 15 mg p.o. ou i.m. 2x/j pendant 2jours ; commencer 24 heures après le début du méthotrexate

-Espacement des cycles : 14 jours

BEP : si aucune régression de β HCG n'est observée dès le départ.

-Molécules :

Bléomycine 30 mg intraveineuse directe : J1 J8 J15

Étoposide 100 mg/m² perfusion de 2h : J1 J2 J3 J4 J5

Cisplatine 20 mg/m² perfusion de 1h : J1 J2 J3 J4 J5

-Espacement des cycles : 21 jours

Source: file:///C:/Users/USER/Desktop/EP%20EMA.pdf

- Chimiothérapie de seconde ligne / NCCN 2020

Regimens	Comments / Considerations
EMA/EP: Etoposide, Methotrexate, Dactinomycin/Etoposide, Cisplatin (Repeat every 2 weeks) • Etoposide 100 mg/m^2/day IV on days 1 and 2 • Methotrexate 100 mg/m^2 IV push followed by 200 mg/m^2 IV infusion over 12 hours on day 1 Leucovorin 15 mg PO or IM every 12 hours for 4 doses starting 24 hours after start of methotrexate • Dactinomycin 0.5 mg IV push on days 1 and 2 • Etoposide 100 mg/m^2 IV on day 8 • Cisplatin 75 mg/m^2 IV on day 8 • Filgrastim 300 mcg SC on days 9–14 of each treatment cycle	On rare occasions, reduction of the EMA by omission of day 2 etoposide and dactinomycin doses may be needed to avoid extended intervals between courses caused by myelosuppression, which is usually overcome by the primary use of filgrastim.
EP/EMA: Etoposide, Cisplatin/Etoposide, Methotrexate, Dactinomycin (Repeat every 2 weeks) • Etoposide 150 mg/m^2 on day 1 • Cisplatin 75 mg/m^2 IV on day 1 • Etoposide 100 mg/m^2 IV on day 8 •Methotrexate 300 mg/m^2 IV infusion over 12 hours on day 8 Leucovorin 15 mg PO or IM every 12 hours for 4 doses starting 24 hours after start of methotrexate infusion • Dactinomycin 0.5 mg IV on day 8 • Filgrastim 300 mcg SC on days 3–6 and 10–13 of each treatment cycle	For patients with brain metastases, increase the methotrexate infusion dose in the EP/EMA protocol to 1000 mg/m^2 IV infusion over 24 hours and give leucovorin 15 mg every 6 hours for 12 doses starting 32 hours after the start of the methotrexate infusion.
TP/TE: Paclitaxel, Cisplatin / Paclitaxel, Etoposide (Repeat every 2 weeks) • Paclitaxel 135 mg/m^2 IV infusion on day 1 • Cisplatin 75 mg/m^2 IV on day 1	TIP: Paclitaxel, Ifosfamide, Cisplatin (Repeat every 3 weeks) • Paclitaxel 250 mg/m^2 IV on day 1

Alternating every 2 weeks with: • Paclitaxel 135 mg/m^2 IV infusion on day 15 • Etoposide 150 mg/m^2 IV on day 15 • Administer pegfilgrastim, 6 mg SC on days 2 and 16	• Ifosfamide 1500 mg/m^2 IV on days 2–5 • Mesna 300 mg/m^2 IV before ifosfamide, then at 4 hours and 8 hours from the start of each ifosfamide dose on days 2–5 • Cisplatin 25 mg/m^2/day IV on days 2–5
BEP: Bleomycin, Etoposide, Cisplatin (Repeat every 3 weeks) • Bleomycin 30 units IV on days 1, 8, and 15 • Etoposide 100 mg/m^2/day IV on days 1–4 • Cisplatin 20 mg/m^2/day IV on days 1–4 • Pegfilgrastim 6 mg SC on day 8; OR Filgrastim 300 mcg SC on days 6–14 Comments/Considerations • Lifetime dose of bleomycin should not exceed 270 units. • Pulmonary function testing should be performed prior to initiation of therapy and every fourth dose thereafter.	ICE: Ifosfamide, Carboplatin, Etoposide (Repeat every 3 weeks) • Ifosfamide 1.2 grams/m^2/day IV on days 1–3 • Mesna 120 mg/m^2/day IV bolus prior to ifosfamide, then 1.2 grams/m^2/day IV infusion over 12 hours after ifosfamide dose on days 1–3 • Carboplatin AUC 4 IV on day 1 • Etoposide 75 mg/m^2/day IV on days 1–3 • Pegfilgrastim 6 mg SC on day 4; OR Filgrastim 300 mcg SC on days 6–14
VIP: Etoposide, Ifosfamide, Cisplatin (Repeat every 3 weeks) • Etoposide 75 mg/m^2/day IV on days 1–4 • Ifosfamide 1.2 grams/m^2/day IV on days 1–4 • Mesna 120 mg/m^2/day IV bolus just prior to ifosfamide, then 1.2 grams/m^2/day IV infusion over 12 hours after ifosfamide dose on days 1–4 • Cisplatin 20 mg/m^2/day IV on days 1–4	Additional agents/regimens shown to have some activity in treating resistant GTN: •PD-1/PD-L1 inhibitors (eg, pembrolizumab, nivolumab) • 5-fluorouracil/capecitabine • Gemcitabine ± carboplatin

• Pegfilgrastim 6 mg SC on day 5; OR Filgrastim 300 mcg SC on days 6–14	•High-dose chemotherapy with peripheral stem cell transplant

Source: http://guide.medlive.cn/

Que faire en cas de choriocarcinome et de grossesse ?

3.3. Choriocarcinome et grossesse

La décision thérapeutique doit se faire dans le cadre des RCP.

La contraception oestroprogestative doit être de mise durant toute la période de traitement et de surveillance post thérapeutique jusqu'à 12 mois après la négativation de β HCG.

Après traitement de choriocarcinome et normalisation de β HCG, la grossesse ne peut être autorisée qu'après 12 mois de rémission s'il s'agit d'un choriocarcinome de bas risque et 18 mois en cas de choriocarcinome de haut risque. La survenue accidentelle de la grossesse avant cette échéance rend difficile la décision médicale chez une patiente nullipare. La conduite à tenir devra prendre en compte le pronostic vital maternel, les possibilités de la chimiothérapie pendant de la gestation et l'avantage de la maternité. Si la grossesse survient après négativation de β HCG mais avant la fin de la surveillance, il faut laisser évoluer la grossesse et procéder à une surveillance attentive pour ne pas méconnaitre une récidive, procéder à un examen anatomopathologique du placenta après accouchement et recommander le dosage de β HCG trois mois après l'accouchement.

Quelle surveillance envisagée après le traitement ?

4. Surveillance après traitement

La surveillance post thérapeutique peut consister en : - Clinique : à la recherche des foyers des lésions récidivantes - Biologique : dosage de β HCG pendant deux ans ; une fois par mois pendant six mois puis une fois tous les trois mois jusqu'à deux ans. -Imagerie : Echographie, Scanner et IRM si nécessaire en présence des signes d'appel.

Source:file:///C:/Users/USER/Downloads/Public_Reco_MTG_avril_2010_fal.pdf

IX. Cancer du sein

1. Diagnostic positif

1.1. Anamnèse

Signes d'appel habituels :

-Mastodynie ; nodule mammaire ; sécrétions mammaires anormales.

Facteurs de risque les plus fréquents à rechercher :

-Age 35-50 ans

-Antécédent de mastopathie bénigne et maligne

-Nulliparité

-Absence d'allaitement

-Obésité

-Mutations des gènes BRCA1 et BRCA2

Notion d'évolutivité (PEV = poussée évolutive) :

-PEV 1 : doublement en moins de six mois

-PEV 2 : inflammation limitée à une partie du sein

-PEV 3 : inflammation diffuse de l'ensemble de la glande.

1.2. Examen physique

Examen clinique à la recherche des signes d'extension de la tumeur sur le plan général.

Examen sénologique :

Inspection : rechercher les modifications de l'aspect du sein.

Palpation : rechercher la présence des masses mammaires et déterminer leurs caractéristiques : localisation, consistance, surface, mobilité, sensibilité, dimension, et adénopathies satellites.

1.3. Examens paracliniques

- Bilan de confirmation diagnostique : Analyse anatomopathologique pour la confirmation du diagnostic. Dans le standard, l'analyse anatomopathologique doit fournir les informations sur : la nature histopathologique du cancer ; le grade SBR-EE ; l'état d'expression des oncoprotéines ; la taille du cancer ; l'état des ganglions ; l'état des bords de la pièce opératoire et la présence ou non d'emboles vasculaires.

Les deux types histopathologiques les plus fréquents sont le carcinome canalaire et l'adénocarcinome.

La classification par grade histopronostic (= échelle d'agressivité de la tumeur) est le système SBR (Scarff-Bloom-Richardson) dans son adaptation par Elston et Elis : système SBR (EE). Le grade s'applique à tous les carcinomes infiltrants. Il ne s'applique pas aux carcinomes in situ :

- Système SBR: Grading SBR (Scarff-Bloom-Richardson)

Grades	Définitions
I	Tumeur de bas grade, bien différenciée qui ne semble pas se développer rapidement et ne montre pas trop de risque de se propager.
II	Tumeur de grade intermédiaire, modérément différenciée.
III	Tumeur de haut grade, peu différenciée ou indifférenciée, qui a tendance à se développer rapidement et qui est susceptible de se propager.

- Système SBR (EE): Grading SBR (Scarff-Bloom-Richardson) modifié par Elston et Ellis.

1. Différenciation tubulo-glandulaire : proportion de tubes ou glandes dans la tumeur (en % de surface tumorale)	Score
>75 % : tumeur bien différenciée	1
10 à 75 % : tumeur moyennement différenciée	2
<10 % : tumeur peu différenciée	3
2. Pléomorphisme nucléaire : degré d'atypie apprécié sur la population tumorale prédominante	
Noyaux petits, réguliers, uniformes	1
Pléomorphisme modéré	2
Variations marquées de taille, de forme, avec nucléoles proéminents	3
3. Nombre de mitoses (à compter sur 10 champs au grossissement x400 ; valeurs définies pour un champ de 0,48 mm de diamètre ; calibrage du microscope nécessaire pour des champs Différents)	
0 à 6 mitoses	1
7 à 12 mitoses	2
>12 mitoses	3
AU TOTAL	
Grade I	3 ou 4 ou 5
Grade II	6 ou 7
Grade III	8 ou 9

-L'Immunohistochimie pour déterminer les caractéristiques moléculaires de la tumeur et ses voies de signalisation, par l'évaluation de l'expression de :

Récepteur oestrogénique, RE

Récepteur progestéronique, RP

Indice de prolifération cellulaire, Ki 67

Récepteur du facteur EGF : HER-2

-La classification IHC ci-dessous est l'orientation consensuelle actuelle pour un meilleur choix de la chimiothérapie en cas de tumeur luminale que pour une classification anatomopathologique.

Les différents sous-types à considérer selon guidelines de l'ESMO sont :

Sous-type	Caractéristiques clinico-pathologiques	Remarques
Luminal A	RE positif HER2 négatif Ki67 bas RP élevé Signature moléculaire à faible risque (si disponible)	Les scores Ki67 doivent être interprétés à la lumière des valeurs locales des laboratoires
Luminal B	RE positif HER2 négatif et Ki67 haut ou RP bas Signature moléculaire à haut risque (si disponible) RE positif HER2 positif Tout Ki67 Tout RP	
HER2 Non luminal	HER2 positif RE négatif RP négatif	
Basal-like	= triple négatif (canalaire) : RE négatif RP négatif HER2 négatif	Il existe un chevauchement d'environ 80 % entre les sous-types «triple négatif» et intrinsèque «de type basal», mais «triple négatif» inclut également certains types histologiques spéciaux tels que les carcinomes médullaires et adénoïdes kystiques (typiques) à faible risque de récidive à distance

RP : récepteurs à la progestérone RE : récepteurs aux estrogènes

Source : file:///C:/Users/Downloads/Sein-principes-de-prise-e–charge-version-373-publiée-du-10-01-2020.pdf.

Les autres bilans IHC utiles si nécessaire : facteur VEGF, PARP, Télomérase, ErbB2, E-cadhérine, MMP13, P-gp, CTLA 4, PD1, et PDL1.

-Bilan d'extension de la tumeur : Rx thorax, Scanner TAP et IRM.

-Bilan général

Sanguin : NFS

Tests d'évaluation des fonctions hépatiques et rénales,

Ionogramme sanguin en particulier la calcémie,

Tests d'évaluation du potentiel de coagulation sanguine.

Evaluation des métabolismes glucidique et lipidique.

Dosage du marqueur CA15-3.

Imagerie : ECG, Echo cardiaque.

Bilan oncogériatrique en fonction de l'âge et/ou comorbidités.

2. Classification

2.1. Classifications TNM 2017

Le système TNM distingue le stade clinique pré- thérapeutique noté cTNM (cT pour une classification clinique ou radiologique) et le stade post-chirurgical noté pTNM (pT pour une classification anatomo-pathologique). L'intérêt de cette classification est de définir le niveau de propagation de la tumeur.

Tumeur primitive (T)

Tx : Détermination de la tumeur primitive impossible.

T0 : Pas de signe de tumeur primitive.

Tis : Carcinome in situ :

Carcinome canalaire in situ.

Tis (CCIS) : dans la classification 2017, le carcinome lobulaire in situ est considéré comme une lésion "bénigne" et est donc exclue de la classification pTNM.

Tis (Paget) : maladie de Paget du mamelon sans tumeur décelable.

Note : une maladie de Paget avec tumeur décelable est à classer en fonction de la taille de la tumeur.

T1 : Tumeur $\leq$ 2 cm dans sa plus grande dimension.

T1mic : micro-invasion [1] $\leq$ 0,1 cm dans sa plus grande dimension.

Note : la micro-invasion est une extension des cellules cancéreuses, au-delà de la membrane basale sans dépasser 0,1 cm. Quand plusieurs sites de micro-invasion existent, le plus important est pris en compte pour classer la micro-invasion (ne pas prendre en compte la somme des sites). La présence de multiples sites de micro-invasion doit être notée.

T1a : 0,1 cm < T ≤ 0,5 cm dans sa plus grande dimension.

- Pour les lésions entre 1 et 2 mm, il est recommandé, du fait de l'imprécision de la mesure de la taille, de formuler le compte-rendu en disant que la tumeur avoisine les 2 mm.

- Il est bien précisé que le plus grand diamètre du nodule principal doit servir à cette classification. En cas de petit(s) nodule(s) satellite(s), ces derniers ne doivent pas être ajoutés à la taille du nodule principal.

-En cas de tumeurs multiples, le plus grand diamètre de la tumeur la plus volumineuse doit servir pour le pT. Les dimensions des autres tumeurs plus petites ne doivent pas être ajoutées à la taille du nodule principal.

T1b : 0,5 cm < T ≤ 1 cm dans sa plus grande dimension.

T1c : 1 cm < T ≤ 2 cm dans sa plus grande dimension.

T2 : Tumeur 2 cm < T ≤ 5 cm dans sa plus grande dimension.

T3 : Tumeur >5 cm dans sa plus grande dimension.

T4 : Tumeur de toute taille avec extension directe à la paroi thoracique (a) et/ou à la peau (b).

T4a : Extension à la paroi thoracique.

Note : la paroi thoracique comprend les côtes, les muscles intercostaux et le grand dentelé mais ne comprend pas le muscle pectoral.

T4b : œdème (y compris la « peau d'orange ») ou ulcération cutanée du sein ou nodules de perméation cutanés limités au même sein. Il est précisé que l'atteinte cutanée uniquement visible microscopiquement, en l'absence d'ulcération ou de "peau d'orange" clinique, ne doit pas être classée comme T4b mais la tumeur doit être classée seulement en fonction de sa taille.

T4c : à la fois 4a et 4b.

T4d : carcinome inflammatoire.

Note : le carcinome inflammatoire du sein est caractérisé par une induration cutanée diffuse, d'aspect charnu, à bords érysipéloïdes, habituellement sans tumeur palpable sous-jacente. Si la biopsie de la peau est négative et s'il n'y a pas de cancer primitif localisé mesurable, un carcinome inflammatoire clinique (T4d) est classé pTX sur le plan histopathologique.

- Pour la classification pT, la taille de la tumeur est fondée sur la composante invasive. S'il y a un important contingent d'in situ (de 4 cm par exemple) et une petite composante invasive (de 0,5 cm par exemple), la tumeur sera codée pT1a.
- Une dépression cutanée, la rétraction du mamelon ou toute autre modification des téguments, à l'exception de celles retenues pour la catégorie T4, peuvent exister avec T1, T2 ou T3 sans influer sur le classement

Adénopathies régionales (N) (détectées à l'examen clinique ou radiologique)

Nx : Appréciation impossible de l'atteinte ganglionnaire (du fait, par exemple, d'une exérèse antérieure).

N0 : absence de signe d'envahissement ganglionnaire régional.

N1 : ganglions axillaires de niveau I et II homolatéraux mobiles.

N2 : métastases dans un ou plusieurs ganglions axillaires de niveau I et II homolatéraux fixé(s) ou confluent(s) ou dans un ou plusieurs ganglions mammaires internes homolatéraux cliniquement détectables [1] en l'absence de métastase ganglionnaire axillaire cliniquement évidente.

N2a : Métastases dans un ou plusieurs ganglion(s) axillaire(s) fixé(s) entre eux (confluents) ou à d'autres structures.

N2b : Métastases cliniquement détectables [1] uniquement dans les ganglions mammaires internes, et en l'absence de métastase ganglionnaire axillaire cliniquement décelable.

N3 : Métastases dans les ganglions sous-claviculaires homolatéraux (niveau III) avec ou sans envahissement ganglionnaire axillaire (niveau I, II) ou métastase ganglionnaire mammaire interne homolatérale cliniquement détectable [1] en présence de métastase axillaire (niveau I, II) cliniquement évidente ; ou métastases ganglionnaires sous-claviculaires homolatérales avec ou sans envahissement ganglionnaire axillaire ou mammaire interne.

N3a : Métastase(s) ganglionnaire(s) sous-claviculaire(s).

N3b : Métastases ganglionnaires mammaires internes et axillaires.

N3c : Métastase(s) ganglionnaire(s) sus-claviculaire(s).

---

1. ↑ [1,0], [1,1] et [1,2] : Cliniquement détectable signifie : détecté par un examen clinique ou par l'imagerie (lymphoscintigraphie exclue) et présentant des caractéristiques hautement suspectes de malignité, ou suspicion histopathologique de macrométastase fondée sur l'analyse cytologique d'un prélèvement par cytoponction. La confirmation par cytoponction sans biopsie exérèse d'une maladie métastatique cliniquement détectable est désignée par le sigle (f), comme par exemple cN3(f).

En l'absence d'attribution du pT, l'exérèse biopsie d'un ganglion ou le prélèvement d'un ganglion sentinelle sont classés selon la classification clinique N, par exemple : cN1. Lors de l'exérèse biopsie d'un ganglion ou du prélèvement d'un ganglion sentinelle, la classification histopathologique (pN) n'est utilisée que si le statut pT a pu être attribué.

Métastases à distance (M)

Mx : renseignements insuffisants pour classer les métastases à distance

M0 : absence de métastases évidente.

M1 : présence de métastase(s) à distance.

2.2. Classification par Stade 2017

0	Tis	N0	M0
IA	T1 [1]	N0	M0
IB	T0, T1 [1]	N1mi	M0
IIA	T0, T1 [1]	N1	M0
	T2	N0	M0
IIB	T2	N1	M0
	T3	N0	M0
IIIA	T0, T1 [1], T2	N2	M0
	T3	N1, N2	M0
IIIB	T4	N0, N1, N2	M0
IIIC	Tous T	N3	M0
IV	Tous T	Tous N	M1

1. ↑ [1,0], [1,1], [1,2] et [1,3] : T1 inclut T1mi

3. Traitement

3.1. Prévention

Ce sont des mesures nécessaires pour éviter les facteurs de risque ou l'apparition de la tumeur. Par exemple : amaigrissement pour éviter l'obésité ; allaitement ; mastectomie préventive.

3.2. Traitement curatif.

3.2.1. Moyens thérapeutiques

3.2.1.1. Chirurgie : - Conservatrice + Reconstruction mammaire.

- Radicale + Plastie mammaire.

3.2.1.2. Traitement médical adjuvant

Le traitement médical adjuvant comporte plusieurs modalités :

-la chimiothérapie

-les anticorps monoclonaux (Trastuzumab)

-l'hormonothérapie, les biphosphonates, la radiothérapie.

3.2.1.2.1. Chimiothérapie :

- Indications de la chimiothérapie adjuvante

-Les indications de la chimiothérapie adjuvant sont discutées en RCP en tenant compte des caractéristiques tumorales, ganglionnaires, immunohistochimiques et génomiques du cancer.

- 3 catégories des cancers mammaires sont à distinguer pour l'administration de la chimiothérapie :

Les cancers RH+ HER2- = T. luminales = T. endocriniennes sensibles

Les cancers RH- HER2- =T. triples négatives = T. non endocriniennes sensibles ;

Les cancers RH+HER2+ = T. non luminales=T. à réactivité endocrinienne incertaine.

-On peut s'aider du score Ki67 dont la reproductibilité de l'analyse est avérée pour indiquer la Chimiothérapie dans les cancers RH+HER2- :

score faible (≤ 10) : pas d'indication de chimiothérapie

score élevé (>30) : indication de chimiothérapie

10 < score Ki67 ≤ 30 : d'autres tests biologiques sont utiles pour poser l'indication ou non de la chimiothérapie : uPA-PAI-1, tests biologiques moléculaires.

- Tableau :

Types moléculaires du cancer	Besoins en chimiothérapie
RH- HER2-	Chimiothérapie
RH+ HER2- Ki 67 ≤10% (Score faible) =Bon pronostic	Pas de chimiothérapie
Ki 67>30% (Score élevé) =Mauvais pronostic	Chimiothérapie
10 < score Ki67 ≤ 30 :	Autres tests biologiques nécessaires : pour décision sur la chimiothérapie
RH+HER2+	Chimiothérapie

Source : file:///C:/Users/Downloads/Sein-principes-de-prise-e–charge-version-373-publiée-du-10-01-2020.pdf.

- Protocoles de chimiothérapie recommandés

Les protocoles de chimiothérapie doivent être adaptés à la situation clinique, modulés selon les besoins (tolérance, souhaits du patient...) et appliqués endéans 8 semaines après la chirurgie. Une évaluation oncogériatrique est recommandée pour les patientes âgées de plus de 70 ans.

- Si HER2 évalué

- Tumeur sans surexpression de HER2 :

  3 (F) EC 100 - 3 Docétaxel (Roche, 2006)

  4 AC - 4 Docétaxel (Bear, 2006)

  4 AC - 12 Paclitaxel hebdomadaire (Mamounas, 2005)

  -Options : 4 Docétaxel- Cyclophosphamide (TC) (Jones, 2006)

  6 Docétaxel- Cyclophosphamide (TC) (Nitz, 2019)

  6 (F) EC 100 (FESG, 2001)

  4 (F) EC 100 (Del Mastro, 2015)

  6 CMF (Bonadonna, 1977) (Perrone, 2015)

  les chimiothérapies "dose-dense" pourraient apporter un avantage pour certaines patientes N+, RH- (Citron, 2003) (Petrelli, 2015) (Möbus, 2018).

- Tumeur avec surexpression HER2 :

  3 (F) EC 100 - 3 Docétaxel + Trastuzumab (Romond, 2005)

  4 AC - 12 Paclitaxel + Trastuzumab (Joensuu, 2006)

  6 Carboplatine-Docétaxel + Trastuzumab (Slamon, 2011)

-Options : 4 Docétaxel Cyclophosphamide + Trastuzumab (Jones, 2006 et 2013) /// 12paclitaxel hebdomadaire+trastuzumab (Tolamey 2017)

6 Docétaxel Cyclophosphamide + Trastuzumab (Harbeck, 2017)

Source : file:///C:/Users/Downloads/Sein-principes-de-prise-e–charge-version-373-publiée-du-10-01-2020.pdf.

-Recomandations en fonction de N, RH et Her 2

Schéma séquentiel anthracycline et taxanes

- N positif RH négatif Her2négatif

3 FEC100 suivi de 3Docetaxel100: 1er choix

4 AC suivi de 12Taxol™ 80 hebdomadaire : 2ème choix

6 TAC : 3ème choix /// 4AC60+4Docetaxel100

- N positif RH positif Her2 négatif

4 AC60 suivi de 4 Paclitaxel™175 : 1er choix.

3 FEC100 suivi de 3 Docetaxel100 : 2ème choix.

-6 TAC ou 6 FEC100 : 3ème choix.

- N négatif Her2 négatif

6 FEC100 :1ER choix. // 4 AC 60 :2ème choix (premier choix aux Usa).

Epiadriamycine 3 à 4 cycles:3ème choix//CMF 3 à 4 cycles: 4ème choix.

- Her2 positif :

3FEC100 puis 3Docetaxel (Taxotère™) +Herceptin™

Source : file //arcagy.org/infocancer/localisations/cancers-feminins/cancer –du-sein/traitements/la-chimiotherapie.htm/ Mise à jour du 18 dec 2018.

- Modalités de la chimiothérapie(Auteur) :

Exemple 1 : tumeur sans surexpression de HER 2 ou tumeurs N positif RH négatif : traitement séquentiel de 3 cycles FEC100 suivi de 3 cycles Docetaxel100

Première séquence :

Association 5- Fluoro Uracile, 4-Epidoxorubicine et Cyclophosphamide

Nombre total des cycles : 3

Nombre des séances par cycle : 1 au J1, ...

Durée de chaque cycle : J1 - J21

Premier Cycle :

Bilan pré chimiothérapie (avant chaque cycle) :

Sanguin: NFS, Réticulocytes et Plaquettes sanguines

Tests rénaux et hépatiques fonctionnels : créatinine sanguine, urée, clearance à la créatinine, transaminases hépatiques

Imagerie : RX thorax, ECG et Echo Cardiaque

La veille de la chimiothérapie :

- Hospitalisation pour perfusion de 1 litre de sérum Glucosé 5% en IV pendant 3 heures couplée à 20 mg de LASILIX en IVD puis perfusion de 1litre de sérum physiologique pendant 3 heures couplée à 20 mg de LASILIX en IVD avec surveillance stricte des champs pulmonaires pour exclure un OAP.

-ACYLOC 50 mg en IVD 2 fois par jour et GRAVISCON 1 cuillerée à soupe 3 fois par jour per os.

Le jour de la chimiothérapie (jour qui suit les séances des perfusions) :

5 FLUORO URACILE : 500 mg par m^2 de surface corporelle dans 500 ml de sérum glucosé 5% en IV pendant 3 heures.

4-EPIDOXORUBICIN : 75 mg par m^2 de surface corporelle dans 500 ml de sérum glucosé 5% en IV pendant 3 heures.

CYCLOPHOSPHAMIDE : 100 mg par m^2 de surface corporelle dans 500 ml de sérum glucosé 5% en IV pendant 3 heures.

Puis à la fin des perfusions des antimitotiques :

Perfusion de 1 litre de sérum Glucosé 5% en IV pendant 3 heures couplée à 20 mg de LASILIX en IVD puis perfusion de 1litre de sérum physiologique en IV pendant 3 heures couplée à 20 mg de LASILIX en IVD avec surveillance stricte des champs pulmonaires pour exclure un OAP.

ACYLOC 50 mg en IVD, 2 fois par jour.

GRAVISCON 1 cuillerée à soupe 3 fois par jour per os.

ANSET : 1ampoule en IVD 3 fois par jour

NB : deux lignes de perfusion des antimitotiques peuvent être placée en même temps en deux points différents.

Le jour après la chimiothérapie :

Perfusion de 1 litre de sérum Glucosé 5% en IV pendant 3 heures couplée à 20 mg de LASILIX en IVD puis perfusion de 1litre de sérum physiologique en IV pendant 3 heures couplée à 20 mg de LASILIX en IVD, avec surveillance stricte des champs pulmonaires pour exclure un OAP.

ACYLOC 50 mg en IVD 2 fois par jour.

GRAVISCON 1 cuillerée à soupe 3 fois par jour per os.

ANSET : 1ampoule en IVD 3 fois par jour

A partir du jour 4 depuis l'hospitalisation : repos jusqu'au jour 20 :

GRAVISCON 1 cuillerée à soupe 3 fois par jour per os.

ANSET : 1 suppositoire 3 fois par jour pendant 7jours.

TRES ORIX : 1 cuillerée à soupe 3 fois par jour per os.

MULTIVITAMINE : 1 cuillerée à soupe 3 fois par jour per os.

Deuxième cycle :

- Bilan pré chimiothérapie : cfr premier cycle

-Hospitalisation au jour 21, la veille de la chimiothérapie anticancéreuse proprement dite et perfusions comme au premier cycle.

- Jour 22 : chimiothérapie anticancéreuse proprement dite et traitement complémentaire aux jours suivants exactement comme au premier cycle avant de passer au cycle suivant au J43.

Suite des cycles *:*

- la suite des cycles : mêmes modalités comme pour les cycles ci-dessus.

Chronogramme des cycles / première séquence :

Premier cycle : J1 de la première séquence.

Deuxième cycle : J22 de la première séquence.

Troisième cycle : J43 de la première séquence.

Deuxième séquence : Docetaxel seul.

Nombre total des cycles : 3

Nombre des séances par cycle : 1 au J1

Durée de chaque cycle : J1 - J21

Nombre total des cycles : 3.

Modalité pour chaque cycle : bilan pré chimiothérapie et modalité de traitement comme à la première séquence de traitement sous réserve de ce qui suit: Dexamethasone : 4mg en IVD une heure avant le début de Docetaxel.

DOCETAXEL 100 mg par m^2 de surface corporelle dans 250 ml de sérum glucosé 5% en IV pendant 1 heure, seul antimitotique à utiliser.

Suite des cycles :

- La suite des cycles : même modalité comme à la première administration de Docetaxel seul comme antimitotique, toujours précédé par la Dexamethasone.

Chronogramme des cycles

Premier cycle, J1 de la deuxième séquence

Deuxième cycle, J22 de la deuxième séquence

Troisième cycle, J43 de la deuxième séquence

Exemple 2 : tumeur avec surexpression HER2 : Cfr ci-dessus (exemple 1) + Trastuzumab

Exemple 3 : tumeurs N positif RH positif

-Traitement séquentiel de 4 cycles AC60 suivi de 4 cycles de Paclitaxel175

Première séquence : association Adriblastine et Cyclophosphamide

Nombre total des cycles : 4

Nombre des séances par cycle : 1 au J1

Durée de chaque cycle : J1 - J21

Modalités pour chaque cycle

Premier cycle :

Bilan pré chimiothérapie (avant chaque cycle) :

- Sanguin : NFS, Réticulocytes et Plaquettes sanguines

Tests rénaux et hépatiques fonctionnels : créatinine sanguine, urée, clearance à la créatinine, transaminases hépatiques

- Imagerie : RX thorax, ECG et Echo Cardiaque

La veille de la chimiothérapie :

- Hospitalisation pour perfusion de 1 litre de sérum Glucosé 5% en IV pendant 3 heures couplée à 20 mg de LASILIX en IVD puis perfusion de 1litre de sérum physiologique pendant 3 heures couplée à 20 mg de LASILIX en IVD avec surveillance stricte des champs pulmonaires pour exclure un OAP.

ACYLOC 50 mg en IVD 2 fois par jour

GRAVISCON 1 cuillerée à soupe 3 fois par jour per os.

Le jour de la chimiothérapie:

ADRIBLASTINE : 30 mg par m^2 de surface corporelle IVD lente pendant 10-15 minutes à travers la tubulure d'un sérum glucosé 5%.

CYCLOPHOSPHAMIDE : 60 mg par m^2 de surface corporelle dans 500 ml de sérum glucosé 5% en IV pendant 3 heures.

Puis à la fin des perfusions des antimitotiques :

Perfusion de 1 litre de sérum Glucosé 5% en IV pendant 3 heures couplée à 20 mg de LASILIX en IVD puis perfusion de 1litre de sérum physiologique en IV pendant 3 heures couplée à 20 mg de LASILIX en IVD avec surveillance stricte des champs pulmonaires pour exclure un OAP.

ACYLOC 50 mg en IVD, 2 fois par jour.

GRAVISCON 1 cuillerée à soupe 3 fois par jour per os.

ANSET : 1ampoule en IVD 3 fois par jour

Le jour après la chimiothérapie :

Perfusion de 1 litre de sérum Glucosé 5% en IV pendant 3 heures couplée à 20 mg de LASILIX en IVD puis perfusion de 1litre de Sérum physiologique en IV pendant 3 heures couplée à 20 mg de LASILIX en IVD, avec surveillance stricte des champs pulmonaires pour exclure un OAP.

ACYLOC 50 mg en IVD 2 fois par jour.

GRAVISCON 1 cuillerée à soupe 3 fois par jour per os.

ANSET : 1ampoule en IVD 3 fois par jour

A partir du jour 4 depuis l'hospitalisation, repos à domicile jusqu'au jour 20 :

GRAVISCON 1 cuillerée à soupe 3 fois par jour per os.

ANSET : 1 suppositoire 3 fois par jour pendant 7jours.

TRES ORIX : 1 cuillerée à soupe 3 fois par jour per os.

MULTIVITAMINE : 1 cuillerée à soupe 3 fois par jour per os.

Deuxième cycle :

- Bilan pré chimiothérapie : cfr premier cycle

-Hospitalisation au jour 21, la veille de la chimiothérapie anticancéreuse proprement dite et traitement comme au premier cycle.

- Jour 22 : chimiothérapie anticancéreuse proprement dite, exactement comme au premier cycle.

Suite des cycles :

- La suite des cycles : mêmes modalités comme au premier cycle.

Chronogramme des cycles :

Premier cycle, J1 de la première séquence

Deuxième cycle, J22 de la première séquence

Troisième cycle, J43 de la première séquence

Quatrième cycle, J64 de la première séquence

Deuxième séquence : Paclitaxel seul.

Nombre total des cycles : 4

Nombre des séances par cycle : 1 au J1

Durée de chaque cycle : J1 - J21

Modalité pour chaque cycle

Premier cycle :

Schéma de traitement : bilan pré chimiothérapie et modalité de traitement comme à la première séquence de traitement ci-dessus sous réserve de ce qui suit :

PACLITAXEL 175 mg par m^2 de surface corporelle dans 250 ml de sérum glucosé 5% en IV pendant 1 heure, seul antimitotique utilisable 1heure après une dose de 4mg de DEXAMETHASONE en IVD.

Suite des cycles :

- La suite des cycles : même modalité comme au premier cycle.

Chronogramme des cycles :

Premier cycle, J1 de la deuxième séquence.

Deuxième cycle, J22 de la deuxième séquence.

Troisième cycle, J43 de la deuxième séquence.

Quatrième cycle, J64 de la deuxième séquence.

Exemple 4 :

- Tumeurs N négatif

- 6 Cycles FEC100.

Nombre total des cycles : 6

Nombre des séances par cycle : 1 au J1

Durée de chaque cycle : J1 - J21

- Modalité pour chaque cycle :

Premier cycle :

Bilan pré chimiothérapie (avant chaque cycle) :

Sanguin : NFS, réticulocytes et plaquettes sanguines

Tests rénaux et hépatiques fonctionnels : créatinine sanguine, urée, clearance à la créatinine, transaminases hépatiques

Imagerie : RX thorax, ECG et Echo Cardiaque

La veille de la chimiothérapie :

- Hospitalisation pour perfusion de 1 litre de sérum Glucosé 5% en IV pendant 3 heures couplée à 20 mg de LASILIX en IVD puis perfusion de 1litre de sérum physiologique pendant 3 heures couplée à 20 mg de LASILIX en IVD avec surveillance stricte des champs pulmonaires pour exclure un OAP.

-ACYLOC 50 mg en IVD 2 fois par jour et GRAVISCON 1 cuillerée à soupe 3 fois par jour per os.

Le jour de la chimiothérapie:

5 FLUORO URACILE : 500 mg par m^2 de surface corporelle dans 500 ml de sérum glucosé 5% en IV pendant 3 heures.

EPIRUBICINE : 75 mg par m^2 de surface corporelle dans 500 ml de sérum glucosé 5% en IV pendant 3 heures.

CYCLOPHOSPHAMIDE : 100 mg par m^2 de surface corporelle dans 500 ml de sérum glucosé 5% en IV pendant 3 heures. Puis à la fin des perfusions des antimitotiques : perfusion de 1 litre de sérum Glucosé 5% en IV pendant 3 heures couplée à 20 mg de LASILIX en IVD puis perfusion de 1litre de sérum physiologique en IV pendant 3 heures couplée à 20 mg de LASILIX en IVD avec surveillance stricte des champs pulmonaires pour exclure un OAP.

ACYLOC 50 mg en IVD, 2 fois par jour.

GRAVISCON 1 cuillerée à soupe 3 fois par jour per os.

ANSET : 1ampoule en IVD 3 fois par jour

Le jour après la chimiothérapie :

Perfusion de 1 litre de sérum Glucosé 5% en IV pendant 3 heures couplée à 20 mg de LASILIX en IVD puis perfusion de 1litre de sérum physiologique en IV pendant 3 heures couplée à 20 mg de LASILIX en IVD, avec surveillance stricte des champs pulmonaires pour exclure un OAP.

ACYLOC 50 mg en IVD 2 fois par jour.

GRAVISCON 1 cuillerée à soupe 3 fois par jour per os.

ANSET : 1ampoule en IVD 3 fois par jour

A partir du jour 4, repos jusqu'au jour 20

GRAVISCON 1 cuillerée à soupe 3 fois par jour per os.

ANSET : 1 suppositoire 3 fois par jour pendant 7jours.

TRES ORIX : 1 cuillerée à soupe 3 fois par jour per os.

MULTIVITAMINE : 1 cuillerée à soupe 3 fois par jour per os.

Deuxième cycle :

Au Jour 21, nouvelle hospitalisation pour des perfusions comme au premier cycle en vue de préparer la chimiothérapie au J22 et traitement complémentaire comme au premier cycle et ainsi de suite jusqu'à la fin des cycles.

Chronogramme des cycles de chimiothérapie :

Premier cycle, J1

Deuxième cycle, J22

Troisième cycle, J43

Quatrième cycle, J64

Cinquième cycle, J85

Sixième cycle, J106

3.2.1.2.2. Anticorps monoclonaux (Trastuzumab)

-Population concernée

: Carcinome mammaire avec une surexpression de HER2 (définie : soit par immunohistochimie +++ ou ++ et FISH ou CISH amplifié).

Fonction ventriculaire gauche normale (FEV supérieure ou égale à la normale).

-Avant la mise en place du Trastuzumab, une évaluation cardiaque est obligatoire sans retarder la mise en place du traitement (ECG, ECHO CARDIAQUE).

La surveillance est ensuite adaptée au cas par cas selon le schéma ci -dessous.

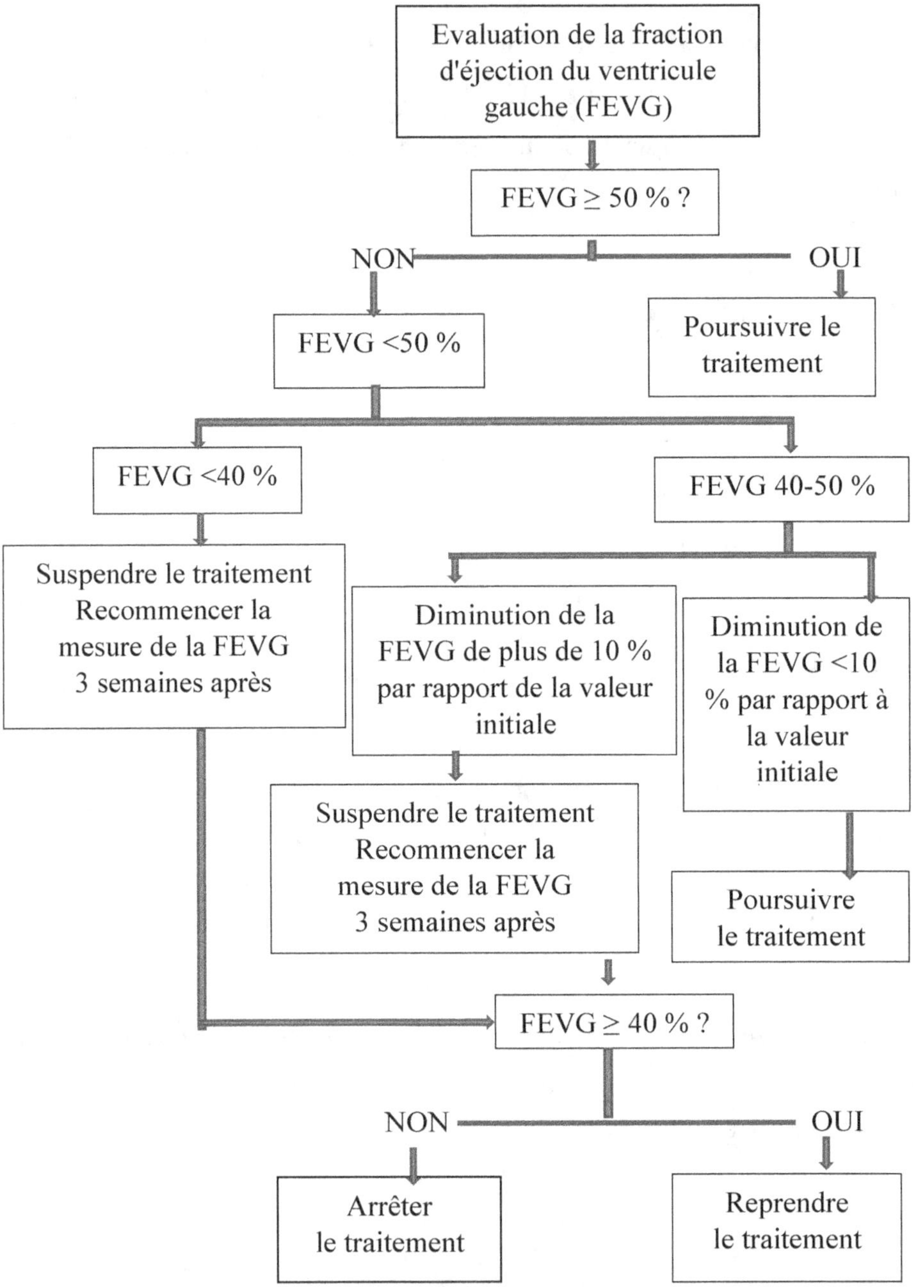

Source : file:///C:/Users/Downloads/Sein-principes-de-prise-e–charge-version-373-publiée-du-10-01-2020.pdf.

-Modalité de traitement : voir Annexes

-Un traitement par Pertuzumab en adjuvant permet une augmentation significative de la survie sans événement invasif à 3 ans, surtout chez les patientes avec envahissement ganglionnaire (pas d'information sur la survie globale).

-Autres traitements ciblés avec anticorps monoclonaux tel que le Bevacizumab : toujours fonction des RCP.

3.2.1.2.3. Hormonothérapie

-Intérêt : augmentation des taux des réponses histologiques complètes et de survie sans progression tumorale (SSP) en traitement adjuvant ou non.

-Indications : fonction du profil moléculaire de la tumeur :

Types moléculaires du cancer	Besoins en hormonothérapie
RH- HER2-	Pas d'hormonothérapie
RH+ HER2- Bon pronostic Mauvais pronostic	Hormonothérapie=Traitement principal Hormonothérapie
RH+ HER2+	Hormonothérapie

-Prescription

L'hormonothérapie est prescrite si les récepteurs hormonaux (RE, RP) sont exprimés. Pour les rares tumeurs RE-RP+ l'avis des RCP est obligatoire.

L'hormonothérapie est prescrite indépendamment du statut HER2 ; peut être prise conjointement avec le Trastuzumab après la fin de la radiothérapie en général s'il s'agit des IA.

Les traitements utilisés seront différents selon le statut hormonal de la patiente : ménopausée ou non ménopausée. Le statut hormonal de la patiente à considérer est celui au diagnostic

- Chez les non ménopausées :

-Inhibiteur des RE : Tamoxifene : 20mg une fois par jour per os pour cinq ans.

-Suppression ovarienne ou inhibition de l'activité ovarienne par usage des agonistes de LH-RH : p.ex. : Décapeptil, une injection IM une fois par mois pendant cinq ans.

-Les deux traitements peuvent se suivre respectivement l'un après l'autre pour une durée de 5 ans.

- Chez les ménopausées :

Inhibiteurs de l'aromatase (IA) : p.ex. : Anastrazole (Arimidex) :1 mg per os 1x/j. durant cinq ans. Autres : Letrozole ou Femara, Exémestane ou Aromasin. En cas de refus ou de contre-indication des IA on peut encore recourir au Tamoxifene.

-Remarque :

L'échographie pelvienne est obligatoire avant l'utilisation de Tamoxifène. Ostéodensitométrie et examen lipidique obligatoires avant utilisation des IA. Risque de toxicité cutanée et d'atteinte respiratoire si réalisation concomitante de la radiothérapie avec emploi de Tamoxifène contrairement avec IA. Les chances de SSR sont supérieures avec l'utilisation des IA par rapport au Tamoxifene.

-Algorithme décisionnel de traitement :

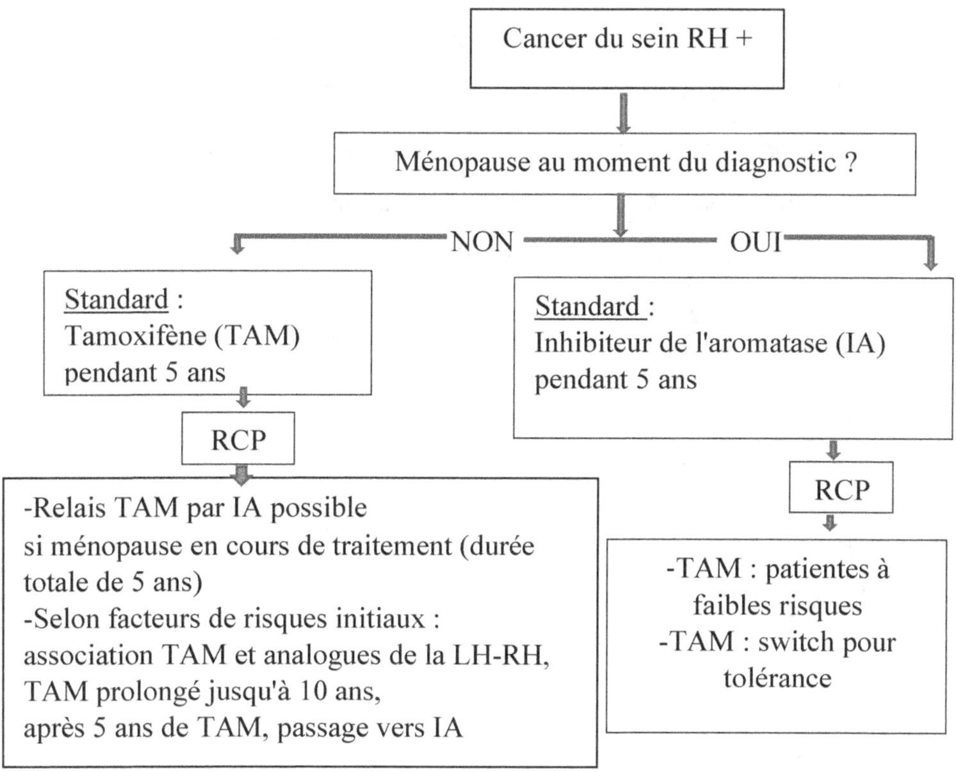

Récepteurs hormonaux (RH) : RE : récepteur aux estrogènes // RP : récepteur à la progestérone// RH+ : pour RE+ et/ou RP+ (>10 %)// RH- : pour RE et RP- (<10 %).

Source : file:///C:/Users/Downloads/Sein-principes-de-prise-e–charge-version-373-publiée-du-10-01-2020.pdf.

- La prolongation de l'hormonothérapie :

- Patiente N+ :

-Option à partir de 1N+, en tenant compte des facteurs de risques et la décision en RCP :

-Si patiente >3N+, prolongation de l'hormonothérapie à 10 ans.

- Patiente non ménopausée : après 5 ans, proposition de poursuivre TAM pendant 10 ans.
- Patiente avec aménorrhée persistante et ≥ 50 ans : après 5 ans de Tamoxifène, proposition de poursuite par antiaromatases pendant 5 ans : contrôler que l'aménorrhée persiste et avertir la patiente de signaler si les règles reprennent.

3.2.1.2.4. Algorithme décisionnel de traitement adjuvant

3.2.1.2.4.1. RH+ et HER2-

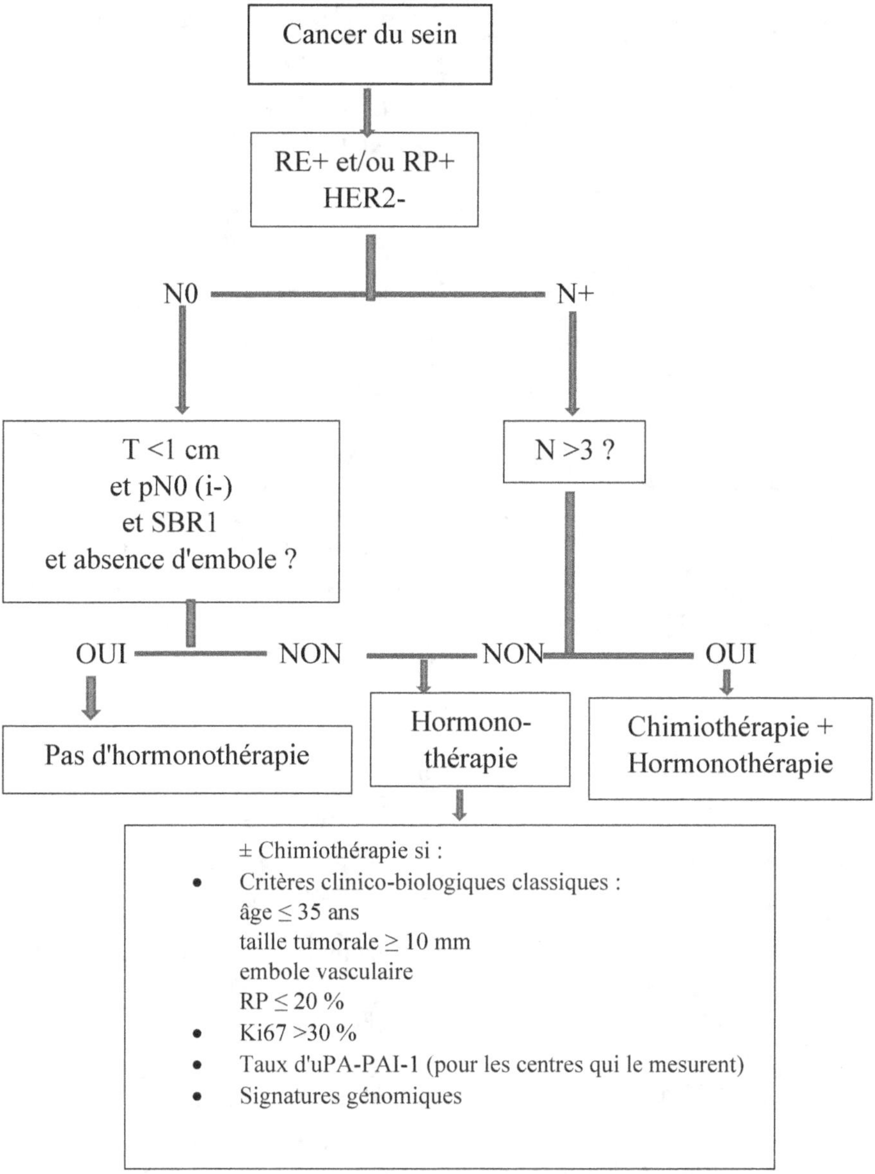

Source : file:///C:/Users/Downloads/Sein-principes-de-prise-e–charge-version-373-publiée-du-10-01-2020.pdf.

3.2.1.2.4.2. RH+ et HER2+ :

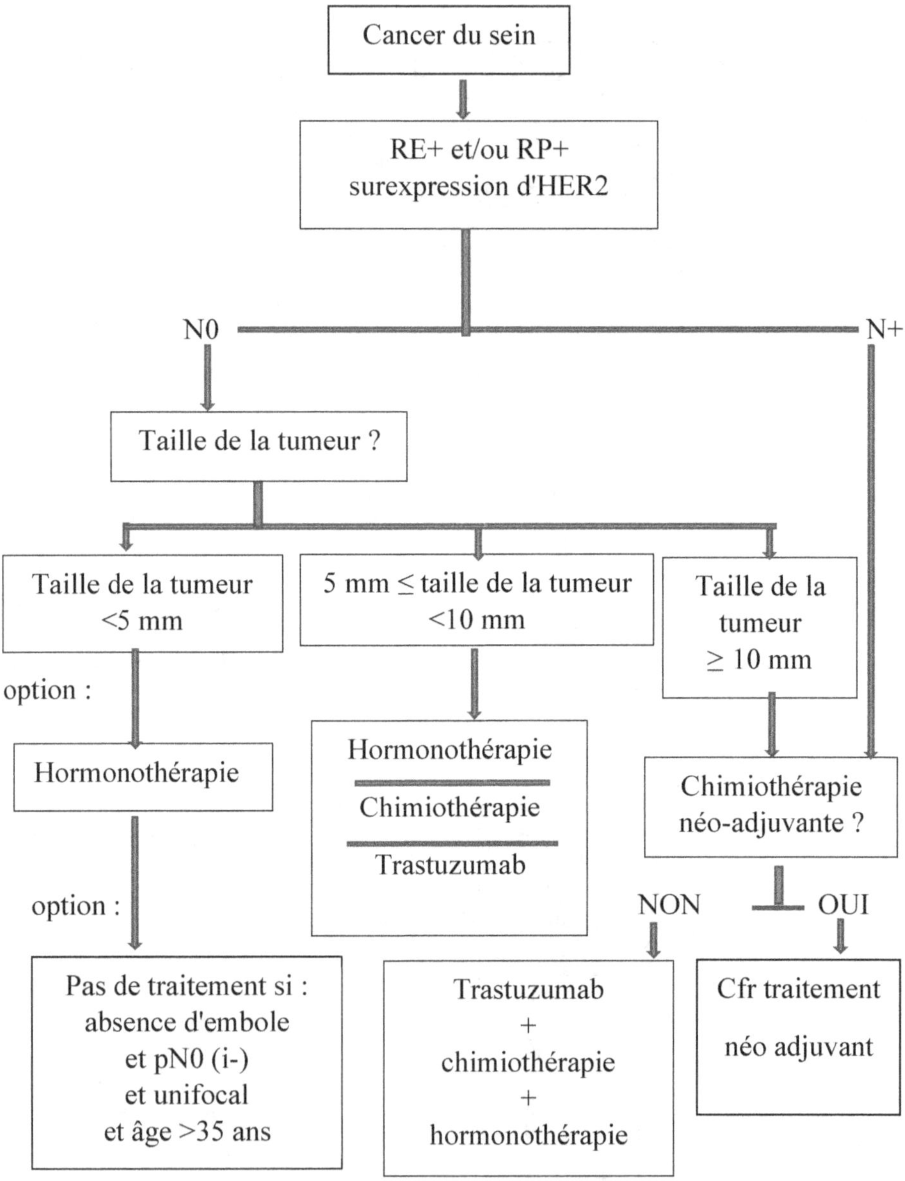

Source : file:///C:/Users/Downloads/Sein-principes-de-prise-e–charge-version-373-publiée-du-10-01-2020.pdf.

3.2.1.2.4.3. RH-

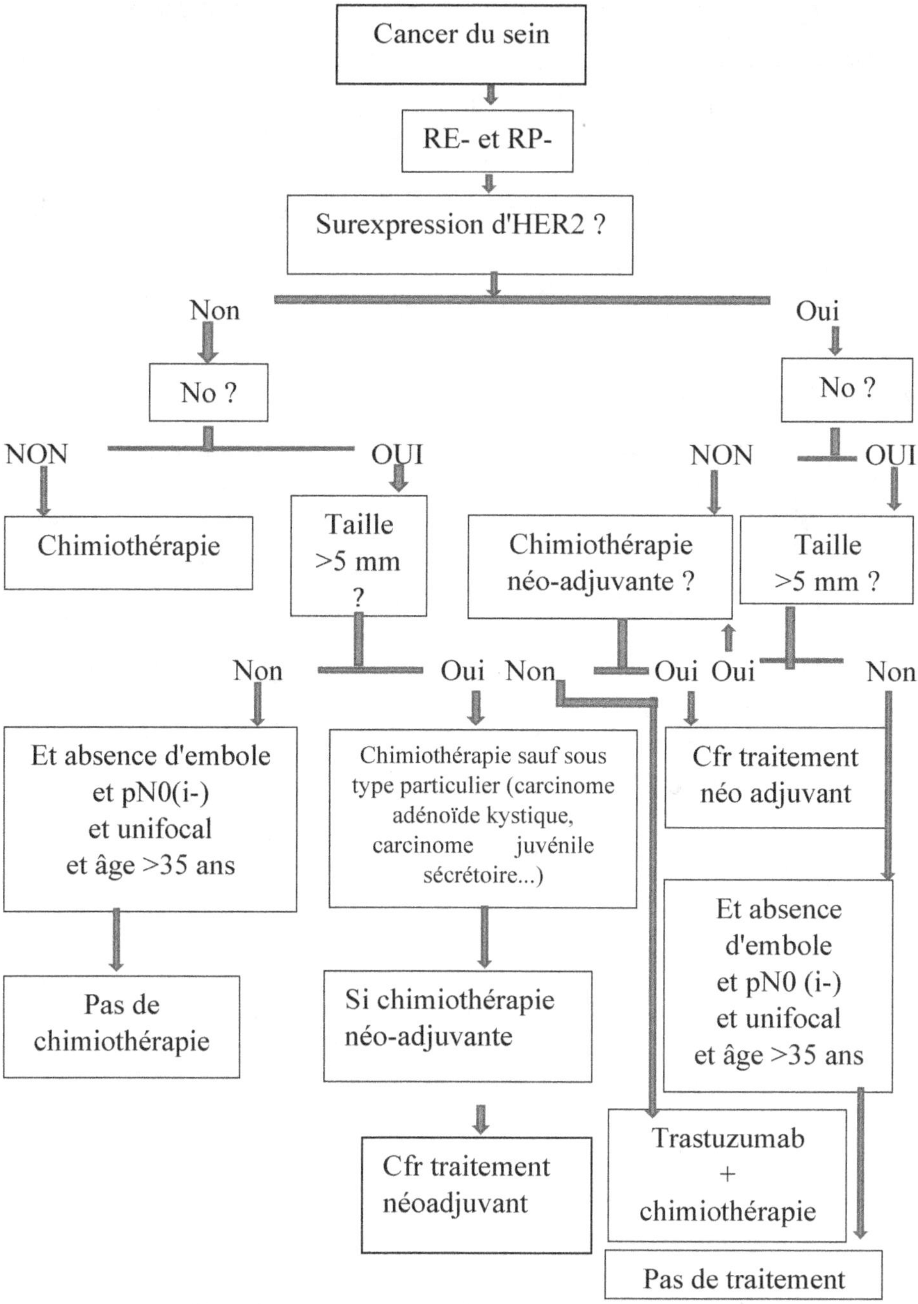

Source : file:///C:/Users/Downloads/Sein-principes-de-prise-e–charge-version-373-publiée-du-10-01-2020.pdf.

3.2.1.2.5. Biphosphonates

La prescription des biphosphonates en situation précoce dans les cancers du sein montre chez les patientes ménopausées traitées par inhibiteurs de l'aromatase à titre adjuvant, la réduction de la perte osseuse et du risque fracturaire, ainsi qu'un bénéfice en survie spécifique. Prescription à discuter en RCP (avec ostéodensitométrie à réaliser avant le début du traitement) ainsi qu'un bilan odontologique.

3.2.1.2.6. Radiothérapie

3.2.1.2.6.1. Indications.

En post opératoire la radiothérapie est systématique pour le cancer in situ ou invasif et doit concerner :

-les aires mammaires,

-les aires ganglionnaires : CMI, ganglions axillaires et ganglions sus claviculaires.

Donc si cancer in situ : ablation totale de la tumeur jusqu'à la zone saine puis radiothérapie.

3.2.1.2.6.2. Radiothérapie après traitement conservateur :

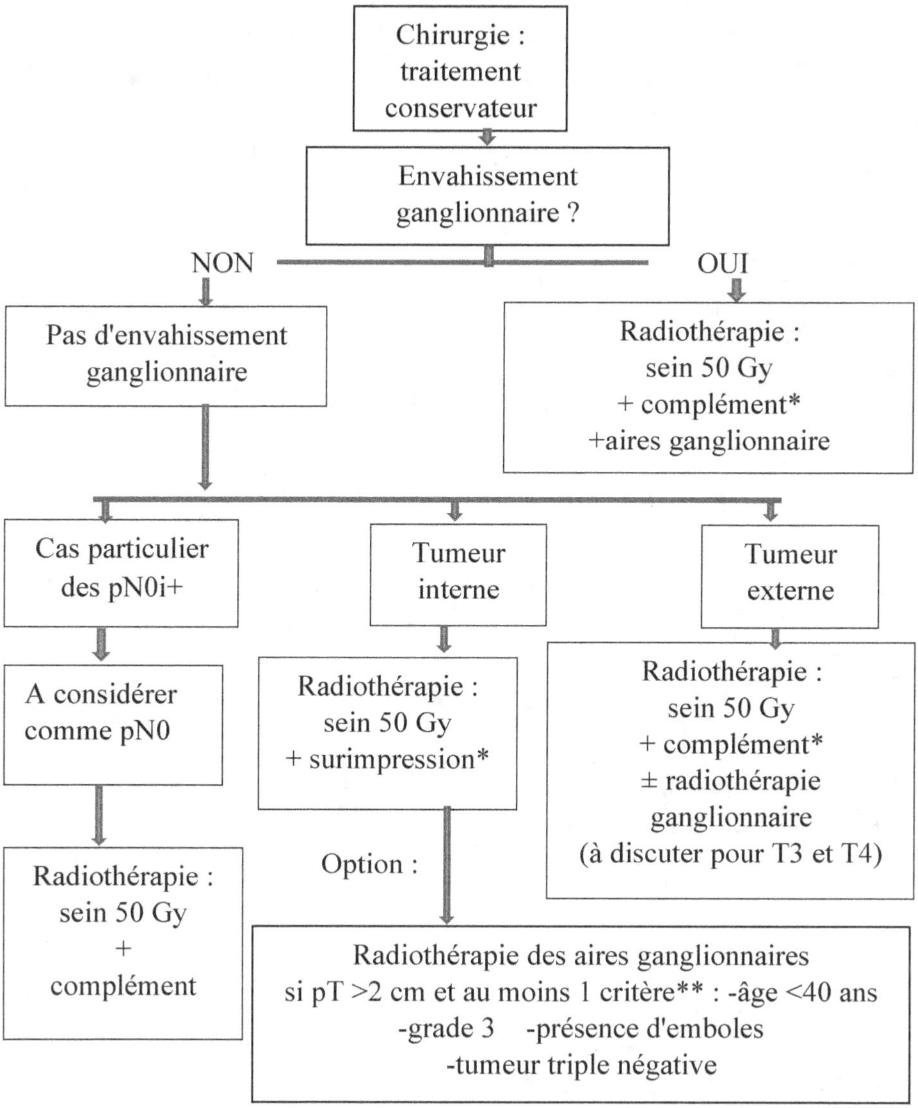

* Boost. En option, pas de boost si : patiente >60-70 ans, T1, RH+, grade 1 ou 2

** La multifocalité macroscopique peut être également un argument en faveur de la RTH ganglionnaire.

Source : file:///C:/Users/Downloads/Sein-principes-de-prise-e–charge-version-373-publiée-du-10-01-2020.pdf.

3.2.1.2.6.3. Radiothérapie après traitement non conservateur :

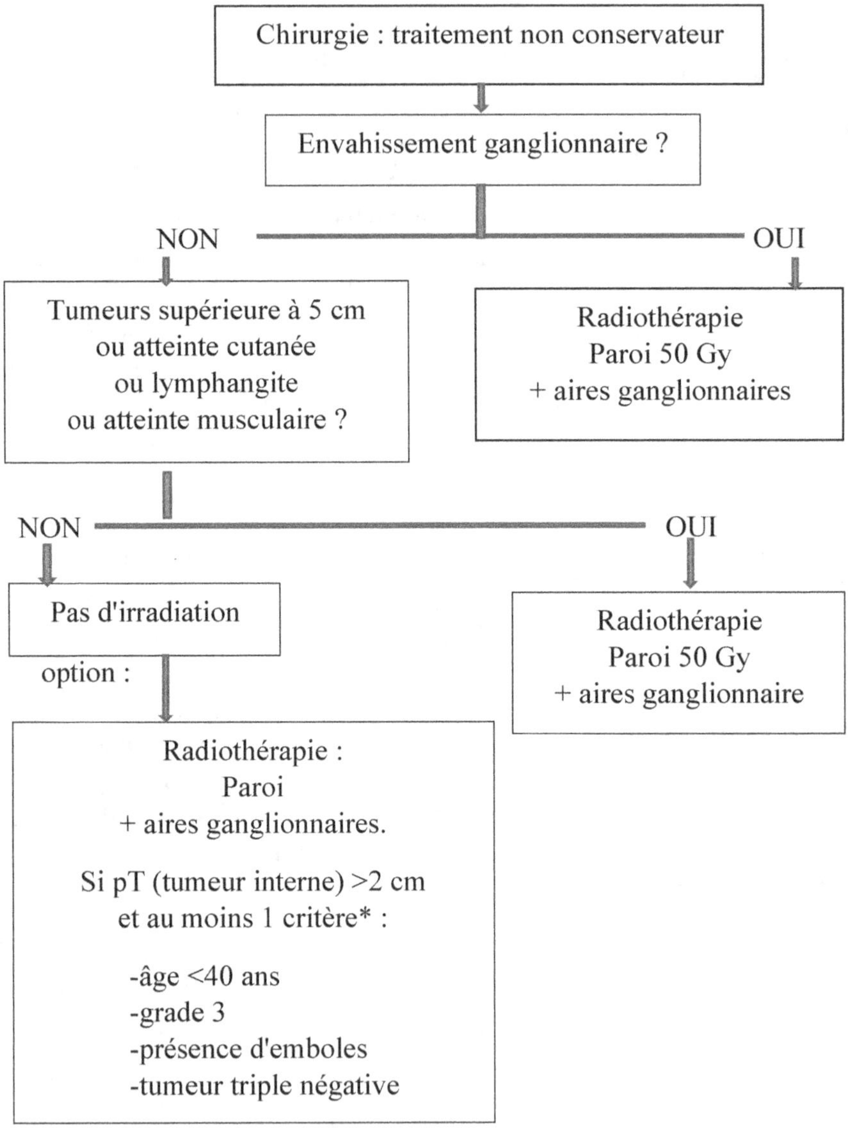

* la multifocalité macroscopique peut être également un argument en faveur de la radiothérapie des aires ganglionnaires.

Source : file:///C:/Users/Downloads/Sein-principes-de-prise-e–charge-version-373-publiée-du-10-01-2020.pdf.

3.2.1.2.6.4. Radiothérapie en traitement néo-adjuvant :

-Effectuer systématiquement une échographie axillaire et une cytologie ganglionnaire pour tout ganglion suspect à l'échographie.

-Si conservation mammaire : irradiation du sein avec complément systématique sur le lit opératoire.

-Irradiation ganglionnaire : CMI, sus-claviculaire ± axillaire :

- Si atteinte ganglionnaire prouvée au diagnostic (cytologie ganglionnaire positive ou GS positif préchimiothérapie) quelle que soit la réponse à la chimiothérapie
- Si ypN+
- Associéation à une irradiation de la paroi si chirurgie non conservatrice

-Si cN0 au diagnostic et ypN0 :

- T3, T4 ou T interne >2 cm : radiothérapie sein/paroi + sus-claviculaire + CMI sus-claviculaire
- si T1 (interne ou externe) ou T2 externe :

  - ypT0 : pas de RTE ganglionnaire ni de paroi après mastectomie
  -résidu T : à discuter en RCP.

3.2.1.2.6.5. Cas particuliers :

Cas des personnes âgées : pour les sujets de plus de 75 ans, il est recommandé d'utiliser un outil permettant de dépister la fragilité gériatrique : échelle G8 : si le score ≤14, il est recommandé de faire réaliser une évaluation oncogériatrique.

Pas d'argument pour considérer la radiothérapie moins efficace ou plus toxique chez les personnes âgées.

L'irradiation partielle du sein (IPS) en peropératoire : les données des essais ne sont pas encore suffisantes pour la recommander en dehors d'un essai clinique.

En cas de mastite carcinomateuse ou de tumeur inflammatoire : une radiothérapie préopératoire doit systématiquement être discutée en RCP, de même qu'en cas de tumeurs localement avancées, de troubles psychiatriques ou de radiothérapie sur prothèse ou sein reconstruit.

3.2.1.3. Traitement médical néo-adjuvant

Il s'agit de la chimiothérapie et des traitements ciblés néo-adjuvants, de la radiothérapie néo-adjuvante, de l'hormonothérapie néo-adjuvante et de l'algorithme décisionnel de traitement néo-adjuvant.

3.2.1.3.1. Chimiothérapie/traitements ciblés néo-adjuvants

3.2.1.3.1.1. Généralités :

-La chimiothérapie néo-adjuvante autorise un taux de conservation mammaire plus important ; permet de tester in vivo l'efficacité de la chimiothérapie et de procéder à un choix judicieux du schéma de chimiothérapie à adopter.

-Le chirurgien qui prendra en charge la patiente à l'issue de la chimiothérapie doit obligatoirement voir la patiente avant le début de la chimiothérapie.

-Il peut être discuté la réalisation d'un ganglion sentinelle avant la chimiothérapie pour adapter au mieux l'irradiation postopératoire.

-La réponse à la chimiothérapie néoadjuvante est évaluée par des examens clinique, échographique et anatomopathologique. En termes de réponse clinique, on définit plusieurs items :

++ La réponse clinique complète, représentée par une absence de tumeur palpable et d'adénopathie axillaire décelable.

++ La réponse clinique partielle, définie par une diminution de 50% ou plus de la masse tumorale.

++La non réponse et la maladie progressive, définies par une absence de réponse ou augmentation de la taille tumorale malgré le traitement.

NB : Les taux des réponses cliniques sont souvent plus importants que ceux rapportés par l'analyse anatomopathologique. L'analyse histologique de la pièce opératoire apparait donc plus précise dans l'évaluation de la réponse, et permet par ailleurs la détermination des facteurs prédictifs ou pronostics de la réponse à la chimiothérapie.

Afin d'apprécier histologiquement la réponse à la chimiothérapie néoadjuvante, de nombreuses classifications ont été créées, sans qu'un standard soit établi. L'objectif de ces classifications est d'identifier les patients bons répondeurs et d'individualiser les répondeurs partiels. La plus couramment utilisée est la classification de SATALOFF.

- Classification de SATALOFF (deux critères à considérer).

A/Tumeur primitive mammaire

TA= Effet thérapeutique total ou presque total

TB= Effet thérapeutique de plus de 50% mais pas total

TC= Moins de 50% d'effet thérapeutique

TD= Pas d'effet thérapeutique

B/Ganglions axillaires

NA= Evidence d'un effet thérapeutique, pas de maladie résiduelle

NB= Pas de métastase ou d'effet thérapeutique

NC= Evidence d'un effet thérapeutique mais métastase axillaire toujours présente

ND=Métastase axillaire toujours présente et viable et pas d'effet thérapeutique.

Le critère principal de la réponse à la chimiothérapie néoadjuvante est la réponse histologique complète (pCR), définie par l'absence de cancer invasif résiduel après chimiothérapie néo-adjuvante tant au niveau du sein qu'au niveau ganglionnaire.

3.2.1.3.1.2. Indications :

- la chimiothérapie néoadjuvante est un standard :

-pour les patientes désireuses d'une conservation mammaire, lorsqu'un tel geste est impossible d'emblée. Toutefois, il faut tenir compte de la chimiosensibilité, en particulier pour les tumeurs avec un profil Luminal A.

-pour les cancers non opérables d'emblée et formes localement avancées : T4 et ou N3.

-en cas de tumeur du sein inflammatoire (PEV 2 et 3, T4d).

- elle est une option préférentielle dans les autres cas : triples négatifs et HER2+.
- elle doit être mise en route rapidement lorsque le risque métastatique est important : tumeur à développement rapide (PEV 1), adénopathies axillaires volumineuses, stade III clinique.

3.2.1.3.1.3. Administration :

-sur la base d'une description tumorale détaillée et après consultation chirurgicale préalable et la mise en place d'un repère.

-sur preuve histologique avec détermination des facteurs pronostiques (type histologique, grade, récepteurs hormonaux, statut HER2).

3.2.1.3.1.4. Protocoles :

- Standard

- C'est une chimiothérapie à base d'anthracyclines et/ou taxanes comportant 3 ou 4 cycles avec anthracyclines puis 9 à 12 semaines avec taxanes ; avec réévaluation tumorale clinique après chaque cycle et ± évaluation radiologique entre les 2 séquences et avant la chirurgie.

-il est préférable de réaliser toute la chimiothérapie avant la chirurgie

-la réponse à la chimiothérapie appréciée sur la pièce opératoire est un facteur pronostique important (notamment pour la décision d'un traitement postopératoire)

-une rémission histologique complète est un critère fort de non récidive

- Option

-Par analogie avec la situation adjuvante où les chimiothérapies "dose-dense" apportent un avantage (diminution des rechutes, des décès, amélioration de la survie globale), ce type de schéma peut être prescrit en option préférentielle.

-En cas de surexpression de HER2, un double blocage anti-HER2 par Pertuzumab + Trastuzumab en association avec un taxane doit être discuté (compte-tenu de l'obtention d'un meilleur taux de réponse complète histologique).

-Le Trastuzumab doit être poursuivi en adjuvant après la chirurgie.

-Le Trastuzumab-Emtansine versus Trastuzumab réduit de 50 % le risque de récidive chez des patientes ayant déjà reçu une chimiothérapie néo-adjuvante (incluant taxane et Trastuzumab) et une chirurgie optimale, avec maladie résiduelle histologique au niveau du sein et/ou des ganglions lymphatiques.

-Tumeurs triples négatives : possibilité d'ajouter du Carboplatine à la chimiothérapie néo-adjuvante, qui permet une augmentation très significative du taux de réponse histologique complète

-Une adaptation du traitement en fonction de la réponse est une option, à discuter en RCP

- Prolongation de la chimiothérapie

- la possibilité de poursuivre la chimiothérapie néo-adjuvante avec l'association Vinorelbine-Capécitabine, en cas de non réponse initiale à un protocole combinant Anthracycline et Taxanes, peut être discutée en RCP. Elle est recommandée pour les RH-.

- il n'y a pas de standard sur la conduite à tenir après intervention chirurgicale lorsqu'il n'y a pas de signe de régression tumorale sous chimiothérapie néo-adjuvante. La possibilité de poursuivre avec une chimiothérapie adjuvante avec la Capécitabine (pe : Capecitabine-Docetaxel) peut être discutée en RCP notamment pour les triples négatives. Cette option améliore les taux de survie sans progression et la survie globale mais avec des effets secondaires.

3.2.1.3.1.5. Modalité de la Chimiothérapie néo- adjuvante (Auteur) :

*Standard : chimiothérapie néo adjuvante de consensus : traitement séquentiel Adriblastine et Cyclophosphamide puis Docetaxel seul. Un cycle toutes les trois semaines à raison de 4 cycles pour la première séquence.

Première séquence : association Adriblastine – Cyclophopshamide

Posologie : suivre les modalités du schéma FEC sous réserve de ce qui suit :

ADRIBLASTINE : 50 mg par m^2 de surface corporelle en IVD lente pendant 10 à 15 minutes à travers la tubulure d'un sérum glucosé 5%, sans dépasser la dose totale de 550 mg par m^2 de surface corporelle pour tous les cycles. L'arrêt de l'Adriblastine peut être fait avant cette limite s'il y a altération des paramètres écho cardiographiques ; en cas de cardiopathie sous-jacente ; de radiothérapie médiastinale ou d'association au Cyclophosphamide ainsi que chez l'enfant chez qui il ne faut pas dépasser 450 mg par m^2 pour toute la durée du traitement.

CYCLOPHOSPHAMIDE : 500 mg par m^2 de surface corporelle dans 500 ml de sérum glucosé 5% en IV pendant 3 heures.

Durée de chaque cycle : 3 semaines.

Nombre totale des cycles : 4.

Chronogramme des cycles :

Premier cycle, J1 de la première séquence.

Deuxième cycle, J22 de la première séquence.

Troisième cycle, J43 de la première séquence.

Quatrième cycle, J64 de la première séquence.

Deuxième séquence : Docetaxel seul.

Posologie : suivre les modalités du schéma avec FEC séquentiel sous réserve de ce qui suit :

Docetaxel 100 mg par m^2 de surface corporelle dans 250 ml de sérum glucosé 5% en IV pendant 1 heure ; 1heure après une dose de 4mg de Dexamethasone en IVD.

Durée de chaque cycle : 1 semaine.

Nombre totale des cycles : 9 à 12 cycles.

Chronogramme des cycles : Premier cycle, J1 de la deuxième séquence.

Deuxième cycle, J8 de la deuxième séquence.

Troisième cycle, J15 de la deuxième séquence.

Quatrième cycle, J22 de la deuxième séquence.

Et ainsi de suite …

*Autres chimiothérapies :

Traitement	Her2 Négatif	Her2 Positif
Habituel	-3-4 FEC puis 3-4 Taxotere™ 100 -4AC ou 3-4 FEC100 + 12Taxol™ hebdomadaire sans pause	-3-4FEC100 puis 3-4Taxotere, trastuzumab à partir du Taxotere pour 1an - AC-TH : 4AC/FEC100 suivi de 12 Taxol hebdomadaire, trastuzumab à partir du Taxol™ pour 1an Pertuzumab (stade III)
Alternative	-AC60/FEC75 dose dense q2w x 6 suivi de 12 Taxol hebdomadaire ou 4Taxotere -6 Taxotere™ Cyclophosphamide si contre indication des anthracyclines	6 Taxotere™ Cyclophosphamide+Trastuzumab en cas d'exposition antérieure aux anthracyclines) Trastuzumab pour 1an au total

Source : file //arcagy.org/infocancer/localisations/cancers-feminins/cancer –du-sein/traitements/la-chimiotherapie.htm/ Mise à jour du 18 dec 2018.

3.2.1.3.2. Radiothérapie néo adjuvante

L'indication de la radiothérapie se base sur les mêmes principes qu'en situation adjuvante. L'irradiation des aires ganglionnaires quel que soit le N, reste à moduler en fonction de la présentation initiale

3.2.1.3.3. Hormonothérapie néo-adjuvante

-C'est une option face à une tumeur fortement hormonosensible chez une patiente ménopausée ou ne pouvant recevoir de chimiothérapie : à discuter à la RCP en fonction de l'âge, du type histologique, de la taille tumorale et autres...

-Les anti-aromatases ont un taux de réponse clinique et de conservation similaire à la chimiothérapie, avec moins de toxicité.

-L'indication d'hormonothérapie se base sur les mêmes principes qu'en situation adjuvante.

-La durée du traitement jusqu'à la chirurgie est fonction de la réponse et peut aller jusqu'à 12 mois (Dixon, 2009). La décision d'opérabilité doit être évaluée en RCP et par le chirurgien.

3.2.1.3.4. Algorithme décisionnel de traitement néo-adjuvant

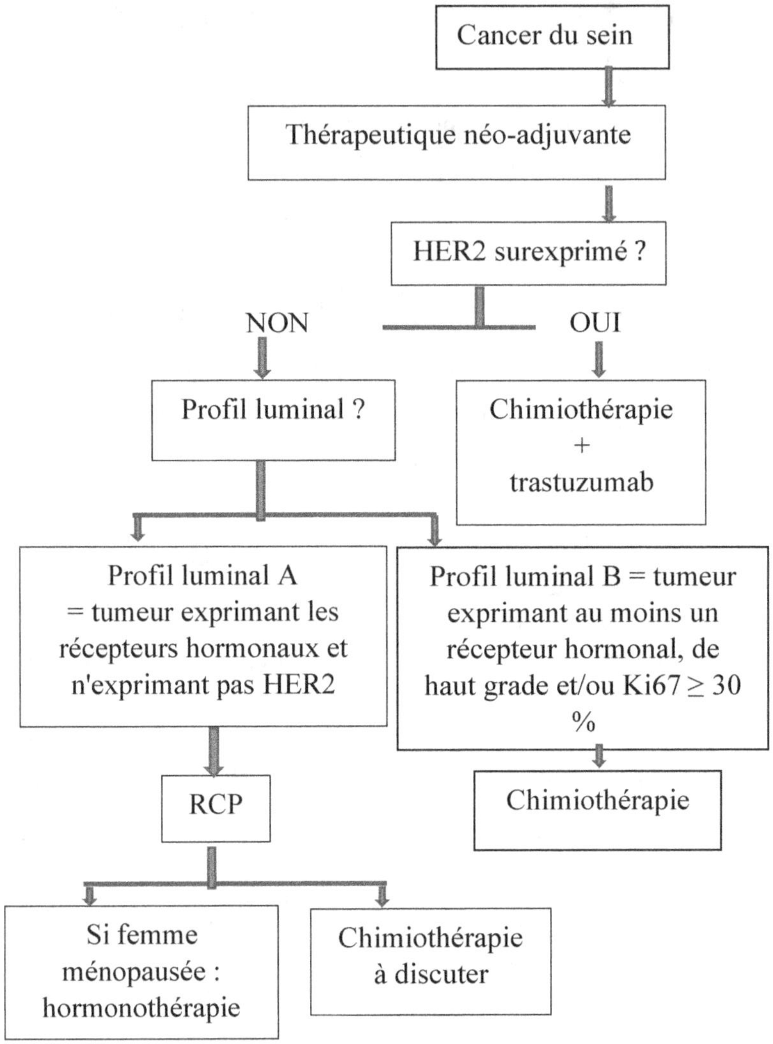

Source : file:///C:/Users/Downloads/Sein-principes-de-prise-e–charge-version-373-publiée-du-10-01-2020.pdf.

Suite après réévaluation :

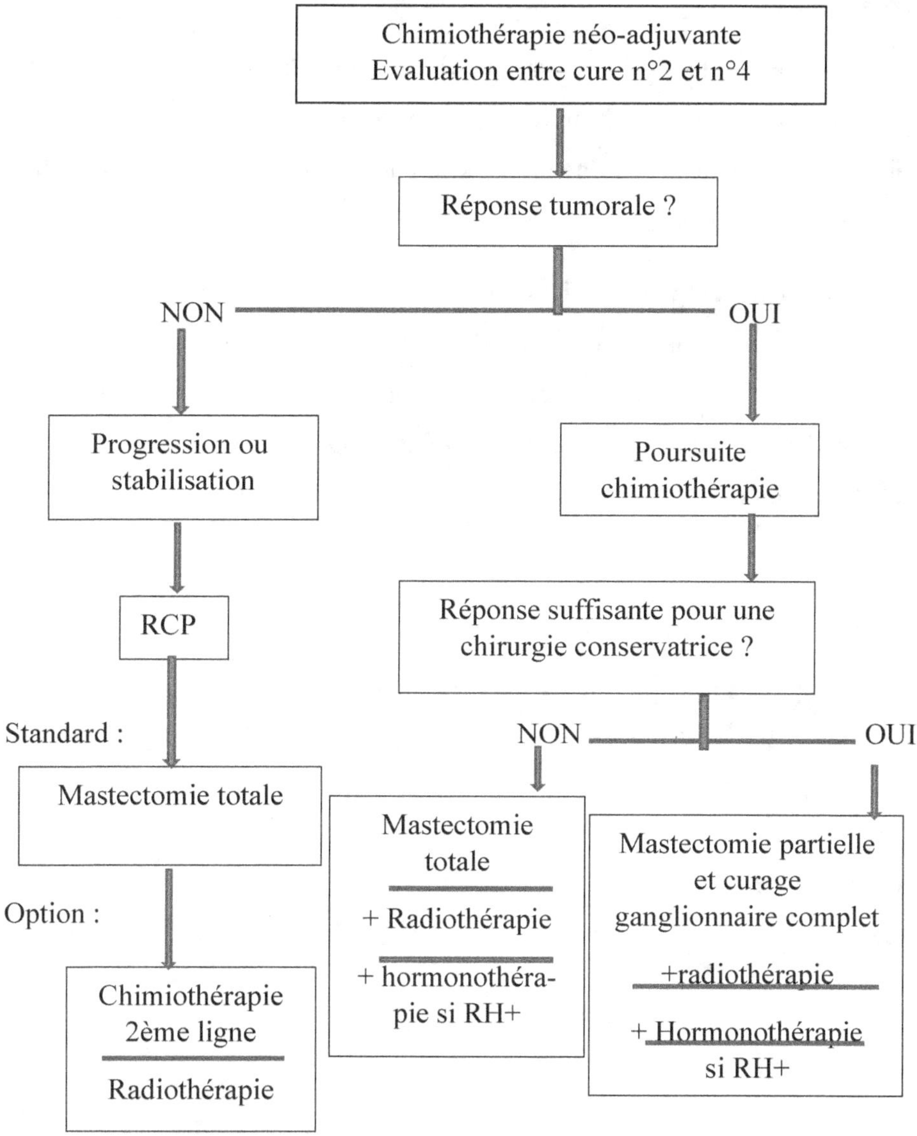

Source : file:///C:/Users/Downloads/Sein-principes-de-prise-e–charge-version-373-publiée-du-10-01-2020.pdf

3.2.1.4. Cancer du sein métastatique

3.2.1.4.1. Généralités

Le cancer du sein métastatique devient une "maladie chronique". Le traitement doit être le moins toxique possible (puisqu'il ne sera pas curatif). Il faut donc privilégier la qualité de la vie et encourager les patients à participer à des essais cliniques.

Le traitement initial doit être décidé en concertation avec la patiente et en considérant le rapport entre le bénéfice clinique attendu et le risque de toxicité lié à la thérapie ("index thérapeutique"). Il faut donc adapter le traitement à l'agressivité clinique et biologique du cancer et à l'état général de la patiente, en évaluant plusieurs facteurs :

- Facteurs tumoraux et thérapeutiques :

+ La présence ou l'absence de "crise viscérale" : altération fonctionnelle sévère d'organe, évaluée par la présence des symptômes cliniques, des perturbations biologiques et/ou d'une progression rapide de la maladie

+ L'intervalle de temps libre (≤ ou >12 mois) par rapport à un précédent traitement (néo)-adjuvant

+ Les traitements antérieurs et leur toxicité

+ Le statut des récepteurs hormonaux et de HER2

+ Le type de réponse à un précédent traitement hormonal :

-hormonorésistance première : progression de la maladie pendant les 2 premières années d'une hormonothérapie adjuvante ou pendant les 6 premiers mois d'un traitement métastatique

- hormonorésistance secondaire : progression de la maladie après les 2 premières années d'une hormonothérapie adjuvante ou dans les 12 mois après la fin de l'hormonothérapie adjuvante ou progression après les 6 premiers mois d'un traitement métastatique

+ Maladie oligométastatique : maladie métastatique avec un bas volume tumoral (nombre et taille des métastases limitées, jusqu'à 5, pas nécessairement dans le même organe ; maladie à évolution lente : 1- 3 % des cas) avec possibilité d'associer des traitements focaux.

- Facteurs biologiques et socio-psychiques :

L'état général de la patiente, les comorbidités, le statut ménopausiqu situation socio-économique et psychologique, la préférence de la patie

3.2.1.4.2. Modalités de traitement

-La participation à un essai thérapeutique est recommandée.

-Dans la mesure du possible, pour les localisations métastatiques, il est souhaitable de vérifier la surexpression de HER2 et RH quand le tissu tumoral métastatique est accessible (biopsie).

-En cas de RH+, un entretien hormonal peut être envisagé après une réponse optimale à la chimiothérapie et/ou toxicité inacceptable.

-Les soins de support font partie intégrante de la stratégie thérapeutique et doivent être envisagés à tous les stades de la maladie métastatique.

-Le choix du traitement sera orienté en fonction des critères d'agressivité :

+ Absence de crise viscérale : indication d'hormonothérapie première si RH+ ± anti-cdk4/6 (il n'y a pas d'indication d'hormonothérapie pour les patientes RH-)

+ Présence de crise viscérale et/ou épuisement de tout traitement hormonal et/ou hormono-résistance primaire : indication de chimiothérapie première :

- maladie cliniquement non agressive et/ou score ECOG PS ≤ 1 : → monochimiothérapie
- maladie engageant le pronostic vital à court terme et score ECOG PS >1 (nécessité d'une cytoréduction rapide) : → polychimiothérapie.
- il n'y a pas d'indication de chimiothérapie en cas de score ECOG PS ≥ 3.
- la décision du type de chimiothérapie doit être prise avec la patiente en fonction de l'agressivité tumorale, du type de métastases, de son état général et de ses souhaits
- les habitudes de traitement sont de continuer une chimiothérapie jusqu'à progression de la maladie et/ou toxicité inacceptable.

-Échelle de statut de performance ECOG (Échelle de statut de performance-ECOG)/OMS

0. Patient entièrement actif, capable d'effectuer les mêmes activités pré-morbides sans restriction
1. Patient restreint dans ses activités physiques, mais ambulatoires et capables d'effectuer des activités légères ou sédentaires, par ex. : travaux ménagers légers ou tâches administratives
2. Patient ambulatoire et capable de s'occuper de lui, mais incapable d'effectuer des activités. Debout > 50% de la journée
3. Patient capable des soins limités, alité ou au fauteuil > 50% de la journée
4. Patient complètement handicapé, ne pouvant s'occuper de lui. Totalement alité ou confiné au fauteuil.

Source :
science.com/default/files/PDF/echelle_de_statut_de_performance_ecog.pdf

-Algorithme décisionnel de traitement :

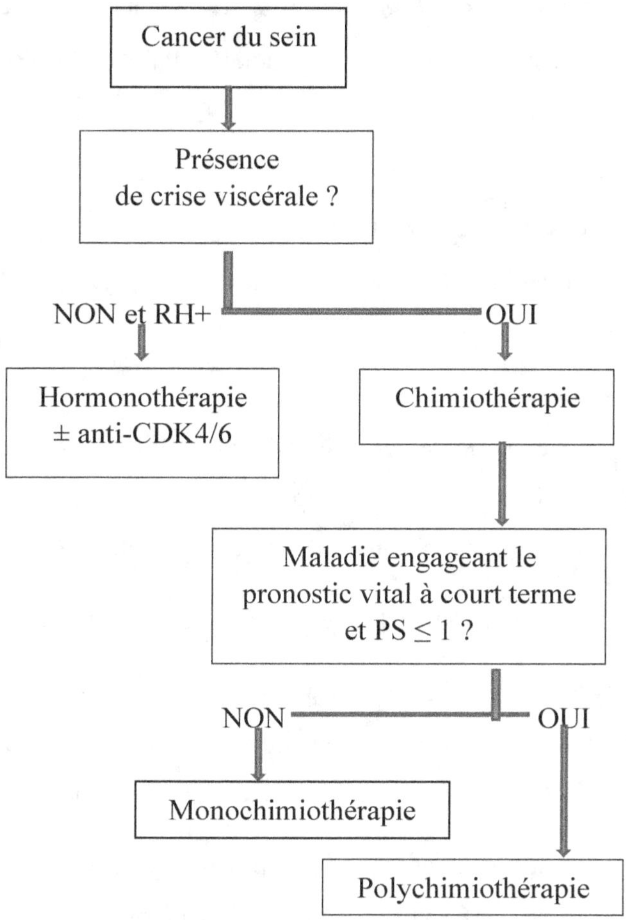

Source : file:///C:/Users/Downloads/Sein-principes-de-prise-e–charge-version-373-publiée-du-10-01-2020.pdf

3.2.1.4.2.1. Absence de crise viscérale /Tumeurs RH+/HER2-

3.2.1.4.2.1.1. Les différents traitements utilisés sont :

- les inhibiteurs de l'aromatase non-stéroïdiens (IA) ou stéroïdiens (IAs) ou le Fulvestrant ± inhibiteurs de cdk4/6 (Palbociclib, Ribociclib, Abémaciclib)
- le tamoxifène (TAM)
- l'association Exemestane + Evérolimus
- le Fulvestrant + inhibiteur de PI3K (Alpelisib) (en cas de mutation de PI3K).

3.2.1.4.2.1.2. Femme en pré-ménopause

Les patientes en pré-ménopause doivent être traitées de la même façon que les patientes ménopausées mais en ajoutant une suppression ovarienne chimique, chirurgicale ou par agonistes de la LHRH.

Standard : Tamoxifène ou IA/IAs + agonistes de la LHRH ± inhibiteurs de cdk4/6.

La formulation mensuelle des agonistes de la LHRH est préférable. Il est avantageux de débuter les inhibiteurs de l'aromatase un mois après le début des agonistes de la LHRH et en cas de ménopause cliniquement avérée.

Actuellement, il n'y a pas des données consolidées concernant l'association TAM - anti-cdk4/6. L'association de Tamoxifène et Ribociclib n'est pas recommandée en raison d'une cardiotoxicité augmentée.

3.2.1.4.2.1.3. Femme en post-ménopause

-Si pas d'hormonothérapie en adjuvant :

++Traitement par IA/IAs ± inhibiteurs de cdk4/6 (Palbociclib, Ribociclib, Abemaciclib).

++Fulvestrant, si contre-indication aux IA/IAs et/ou métastases osseuses exclusives.

++ Fulvestrant + Anastrazole.

-Si hormonothérapie adjuvante :

- intervalle libre >12 mois : IA/IAs ± inhibiteurs de cdk4/6.
- intervalle libre ≤ 12 mois : Fulvestrant ± inhibiteurs de cdk4/6.
  Exemestane + Evérolimus.

-Si patientes métastatiques traitées en 1ère ligne d'hormonothérapie par IA/IAs : ++. Fulvestrant ± inhibiteurs de cdk4/6

++. Exemestane + Evérolimus

++. Fulvestrant + Alpelisib.

-Après la 1ère ligne d'hormothérapie, la séquence optimale de traitement n'est pas actuellement connue en l'absence des données scientifiques disponibles.

- Algorithme de traitement :

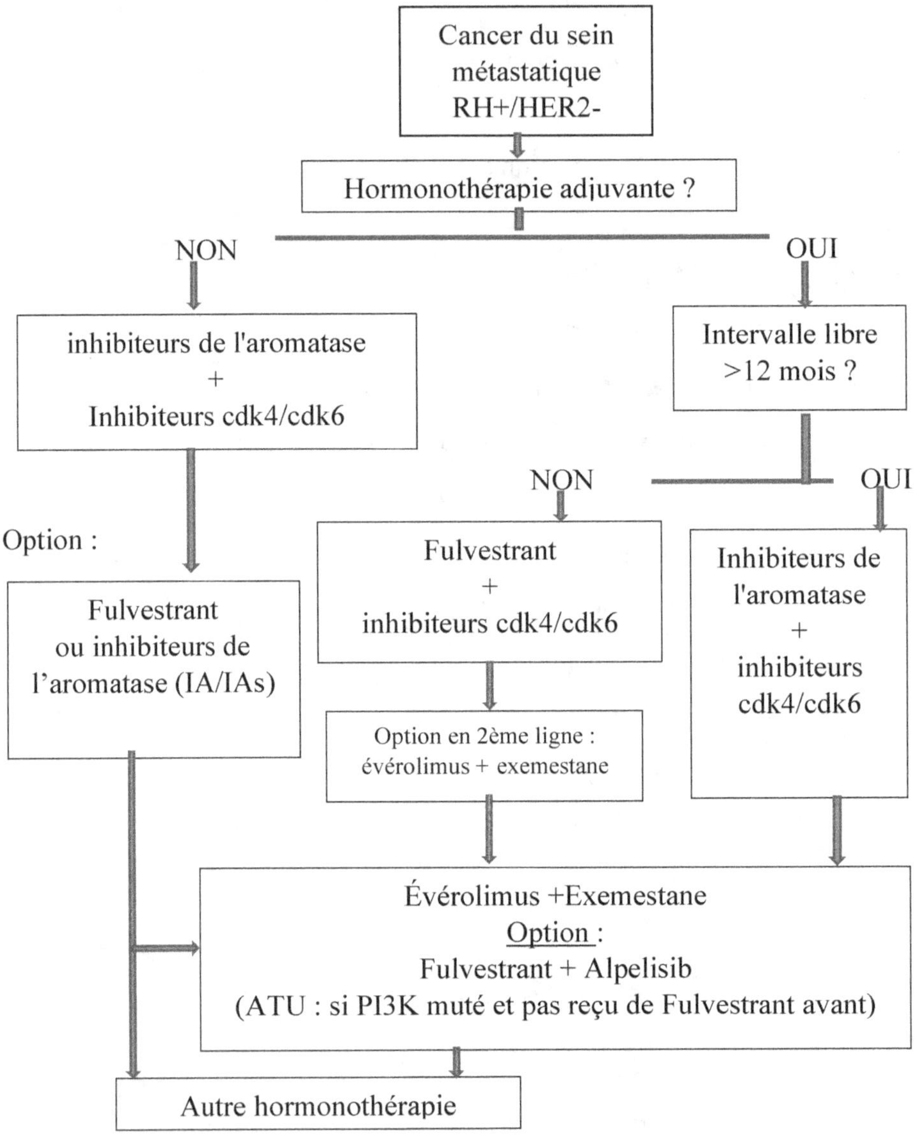

Les femmes pré-ménopausées doivent être traitées comme les femmes ménopausées en ajoutant une suppression ovarienne.

Source : file:///C:/Users/Downloads/Sein-principes-de-prise-e–charge-version-373-publiée-du-10-01-2020.pdf

3.2.1.4.2.1.4. Remarque :

++. Palbociclib (Ibrance) : traitement du cancer du sein localement avancé ou métastatique, RH+/HER2- :
- en association avec un IA(s),
-ou le Fulvestrant chez les femmes ayant été traitées antérieurement par hormonothérapie.
Chez les femmes en pré/périménopause, l'hormonothérapie doit être associée à un agoniste de la LHRH et le Palbociclib à la dose de 125 mg/J (3 semaines ON/1 semaine OFF).
++. Abémaciclib (Verzenios) : traitement du cancer du sein localement avancé ou métastatique, RH+/HER2- :
- en association avec un IA(s)
- ou le Fulvestrant comme thérapie en première intention ou chez les femmes ayant été traitées antérieurement par hormonothérapie. Chez les femmes en pré/péri ménopause, l'hormonothérapie doit être associée à un agoniste de la LHRH et le Verzemio à la dose de 300 mg/j, en continu.
++. Ribociclib : traitement du cancer du sein localement avancé ou métastatique, RH+/HER2- :
-en association avec un IA(s)
-ou le Fulvestrant comme traitement initial ou chez les patientes traitées antérieurement par hormonothérapie.
Chez les femmes en pré/péri ménopause, l'hormonothérapie doit être associée à un agoniste de la LHRH et le Ribociclib à la dose de 600 mg/j (3 semaines ON/1 semaine OFF).
++. Le choix entre les différents inhibiteurs de cdk4/6 doit prendre en compte le profil de tolérance de chaque produit.
++. Il n'y a aucun intérêt à associer du Fulvestrant à un IA/IAs

++. L'étude de phase III FALCON, comparant le Fulvestrant versus Anastrazole, en 1ère ligne chez les patientes ménopausées, d'emblée métastatique, retrouve une amélioration de la survie sans progression pour le Fulvestrant exclusivement en cas de métastases osseuses isolées.

++. La dose de Fulvestrant est de 500 mg tous les 28 jours, avec une interdose après les premiers 14 jours.

++. Alpelisib est disponible (300 mg/j, selon les résultats de l'étude Solar-1) pour les patientes ménopausées PI3K mutées (environ 40 %), RH+/HER2-, en rechute et/ou en progression après échec d'au moins 2 lignes de traitements en situation métastatique, incluant une hormonothérapie par IA(s) et sans atteinte viscérale symptômatique.

3.2.1.4.2.2. Présence de crise viscérale

La décision du type de chimiothérapie doit être prise avec la patiente en fonction de l'agressivité tumorale, du type de métastases, de son état général, et de ses souhaits.

3.2.1.4.2.2.1. HER2 négatif

En dehors d'une maladie engageant le pronostic vital à court terme pour laquelle la polychimiothérapie est indiquée, la monochimiothérapie séquentielle donne des résultats équivalents à la polychimiothérapie en termes d'efficacité, avec une toxicité inférieure.

- Monochimiothérapie : plusieurs possibilités :

  -Capécitabine en 1ère ligne, après anthracyclines et taxanes.

  -Eribuline en 2ème ligne, après anthracyclines et taxanes :

  (pas d'amélioration du service médical rendu

(ASMR V), (ASMR mineure (IV) en 3ème ligne)

-Anthracyclines éventuellement liposomales en fonction des doses déjà administrées

-Taxanes donnés éventuellement de façon hebdomadaire

-Vinorelbine (IV ou per os)

-Gemcitabine

-Sels de platine

- Cyclophosphamide per os (métronomique)

-Paclitaxel-albumine (non disponible en France dans cette indication).

-les traitements les plus efficaces comprennent les taxanes et les anthracyclines.

- Polychimiothérapies, les plus utilisées :

  -Taxanes et anthracyclines ou anthracyclines liposomales en fonction des doses déjà administrées

  - Cyclophosphamide-Myocet (1ère ligne)

  -Docétaxel-Vinorelbine

  -Docétaxel-Capécitabine

  -Vinorelbine-Capécitabine

  -Paclitaxel-Gemcitabine.

3.2.1.4.2.2.2. HER2 positif

++. Le blocage HER2 est à maintenir par un traitement anti-HER2 en fonction de l'AMM de chaque produit et au cas par cas :

1ere ligne : Standard : double blocage par Pertuzumab-Trastuzumab associé à un taxane (Docétaxel, Paclitaxel hebdomadaire).

Option : si le traitement par Trastuzumab est terminé depuis moins de 6 mois : Trastuzumab-emtansine (TDM-1).

2eme ligne : standard : TDM-1

3eme ligne et autres : en cas de progression de la maladie, on peut poursuivre le Trastuzumab en changeant la chimiothérapie ou passer au Lapatinib, associé à la Capécitabine, ou évaluer l'association du Trastuzumab + Lapatinib (tumeurs RH-) : Capécitabine/Lapatinib

Capécitabine/Trastuzumab

Trastuzumab/Lapatinib (RH-)

Trastuzumab/Navelbine

Trastuzumab/Eribuline

Anthracyclines Seules.

3.2.1.4.2.2.3. Remarque

La durée optimale du traitement par Trastuzumab n'est pas connue à l'heure actuelle : il est poursuivi jusqu'à une toxicité inacceptable.

La formulation sous-cutanée du Trastuzumab est utilisée sans aucun ajustement de dose par rapport au poids (600 mg toutes les 3 semaines).

En cas de RH+, après une réponse optimale à la chimiothérapie et/ou toxicité inacceptable, un entretien hormonal, associé à la poursuite du blocage HER2, peut être envisagé.

En cas de réponse complète, la durée du traitement par anti-HER2 n'est pas connue et doit être évaluée au cas par cas ; un arrêt peut être envisagé chez certaines patientes en évaluant bien le rapport bénéfice/risque et le souhait de la patiente.

3.2.1.4.3. Recommandations possibles en fonction des AMM disponibles actuellement (France).

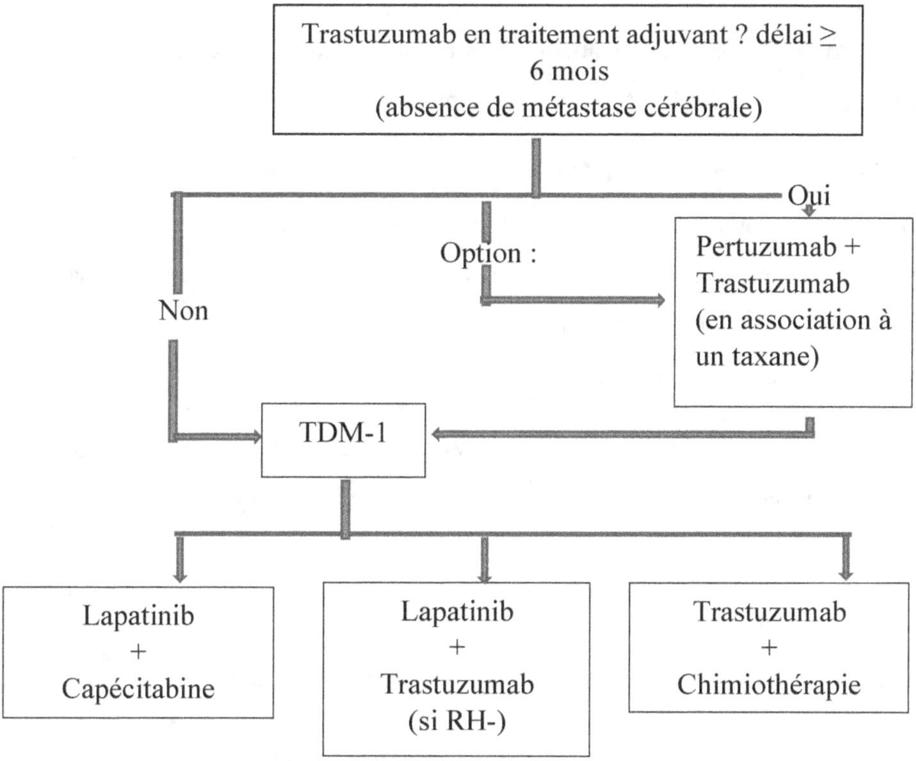

Source : file:///C:/Users/Downloads/Sein-principes-de-prise-e–charge-version-373-publiée-du-10-01-2020.pdf

3.2.1.4.4. Tumeurs RH-/HER2-

-La recherche des mutations (germinales et somatiques) BRCA1 et BRCA2 doit être réalisée en cas de tumeur triple négative.

-Une efficacité supérieure des sels de platine a été retrouvée pour les tumeurs BRCA mutées.

-Possibilité d'utilisation de l'association Paclitaxel-Bévacizumab en 1ère ligne.

-Le protocole associant Capécitabine-Bévacizumab peut être utilisé en 1ère ligne si impossibilité d'utiliser des taxanes.

-ATU de cohorte pour l'Atezolizumab : indiqué en association au nab-paclitaxel ou au paclitaxel, dans le traitement des patients adultes atteints d'un cancer du sein triple négatif métastatique ou localement avancé non résécable, dont les tumeurs présentent une expression de PD-L1 $\geq$ 1 % et n'ayant pas précédemment reçu de chimiothérapie en situation métastatique.

-Maintenance : la poursuite du Bévacizumab seul en entretien après l'arrêt de la chimiothérapie et en l'absence de progression de la maladie est envisageable.

3.2.1.4.5. Tumeurs BRCA mutées

Les inhibiteurs de PARP (Talazoparib, Olaparib) ont démontré leur activité dans les tumeurs BRCA mutées :

Talazoparib disponible en ATU pour les patientes adultes atteintes d'un cancer mammaire HER2 négatif, localement avancé et/ou métastatique, porteurs de mutation germinale et/ou somatique de BRCA, ayant reçu au moins une chimiothérapie par anthracyclines et/ou taxanes en situation néo (adjuvante) ou métastatique et en l'absence de résistance aux sels de platine ; les patientes RH+ ne doivent plus être éligibles à une hormonothérapie.

Olaparib en monothérapie pour le traitement des patientes adultes atteintes d'un cancer du sein localement avancé ou métastatique HER2 négatif et présentant une mutation germinale des gènes BRCA1/2. Les patientes doivent avoir été précédemment traitées avec une anthracycline et un taxane au stade (néo)-adjuvant ou métastatique sauf si elles n'étaient pas éligibles à ces traitements. Les patientes atteintes d'un cancer du sein récepteur hormonaux positifs (RH+) doivent également avoir présenté une progression pendant ou après une hormonothérapie antérieure ou être considérées comme non éligibles à l'hormonothérapie.

3.2.1.5. Cas particuliers

Il s'agit des patientes métastatiques d'emblée et des métastases accessibles à un traitement spécifique.

3.2.1.5.1. Patientes métastatiques d'emblée

- Un traitement locorégional peut être discuté si la maladie métastatique est contrôlée, en particulier chez les patientes oligométastatiques et présentant des métastases osseuses.
- La résection de la tumeur primitive chez les patientes métastatiques de novo peut être considérée en cas de maladie oligométastatique synchrone non viscérale et/ou chez certaines patientes sélectionnées pour améliorer leur qualité de vie (patientes jeunes, faible volume tumoral, bonne réponse au traitement standard, pas de tumeur triple négative et/ou inflammatoire). Dans ce cas, il conviendra de privilégier un traitement radical (chirurgie + radiothérapie).
- Le traitement peut comporter :

- une chirurgie sur T et N suivie ou non de radiothérapie locale ± régionale
- pas de radiothérapie de la CMI

- l'irradiation sus-claviculaire ± axillaire peut se discuter si envahissement important de l'aisselle ou adénopathie susclaviculaire

-une irradiation exclusive : le contrôle locorégional peut être prolongé si la dose au GTV sein est supérieure à 70 Gy et qu'un complément de dose est réalisé sur les ganglions atteints ; la technique d'irradiation doit être adaptée au mieux pour couvrir l'ensemble des volumes cibles.

- Une chirurgie de propreté pourra être évaluée au cas par cas pour le confort des patientes et une amélioration de leur qualité de vie (douleur incontrôlable, saignement, ulcération...).

3.2.1.5.2. Métastases accessibles à des traitements spécifiques en complément des traitements généraux

3.2.1.5.2.1. Métastases osseuses

-Traitement chirurgical

- préventif : en cas de risque de fracture pathologique ou de tassement vertébral
- curatif : en cas de fracture pathologique ou de tassement vertébral avec compression médullaire (décompression + corticothérapie).

-Traitement par radiologie interventionnelle, cimentoplastie

- Radiothérapie

- de consolidation (post-chirurgicale ou comme traitement local)
- antalgique.

-Traitement général complémentaire par biphosphonates ou anti-RANKL :

- adaptation de dose de l'acide zolédronique (Denosumab) par rapport à la fonction rénale

- supplémentation par calcium/vitamine D requise (500 mg/400 UI/j au moins), sauf en cas d'hypercalcémie
- expérience limitée du Dénosumab chez les patients présentant une insuffisance rénale sévère (clairance à la créatinine <30 ml/min)
- bilan dentaire à réaliser systématiquement avant le début du traitement et, régulièrement pendant le traitement, tous les 3 à 4 mois à cause du risque d'ostéoporose de la mâchoire.
- durée optimale du traitement par acide Zolédronique ou Dénosumab n'est pas connue actuellement : la poursuite après 2 ans doit être discutée au cas par cas en fonction du bénéfice clinique et du risque cumulé d'ostéonécrose de la mâchoire. Le Denosumab permet de réduire le risque de survenue d'événements osseux sans impact sur la survie.
- schéma d'utilisation de l'acide Zolédronique toutes les 12 semaines possibles, après une première année de traitement selon le schéma standard, au vu des résultats de non infériorité d'études récentes par rapport à une perfusion classique toutes les 4 semaines
- Traitement de l'hypercalcémie par biphosphonates injectable (acide Zolédronique, Pamidronate), hyperhydratation et corticothérapie.

3.2.1.5.2.2. Métastases hépatiques ou pulmonaires accessibles à un traitement chirurgical ou à un traitement par radiologie interventionnelle :

- Hépatiques (4 à 5 %)

-Bénéfice de la chirurgie (hépatectomie) en cas de métastase(s) hépatique(s) isolée(s).

-Les facteurs pronostiques les plus importants sont :

: taille des métastases

: résection complète (R0)

: expression des récepteurs hormonaux

: présence d'un envahissement ganglionnaire portal.

-Il conviendra de réserver la résection des métastases hépatiques isolées aux patientes en bon état général, sans comorbidités importantes, ayant obtenu une réponse aux traitements médicaux, avec des métastases radicalement opérables, sans atteinte ganglionnaire hilaire, de taille <4 cm et sans autre métastase, sauf osseuse(s).

-En cas de contre-indication à la chirurgie, un traitement ablatif local (radiofréquence, radiothérapie stéréotaxique...) pourra être évalué.

- Pulmonaires (0,4 %)

-Bénéfice de la chirurgie en termes de survie globale.

-Les facteurs pronostiques les plus importants sont :

+intervalle libre entre le diagnostic de la tumeur primitive et l'apparition des métastases (inférieur ou supérieur à 36 mois)

+nombre de métastases

+taille

+résection complète (R0)

+expression des récepteurs hormonaux

+score ECOG PS.

-Pas d'étude prospective comparant la chirurgie à la chimiothérapie (comparaison indirecte, analyses rétrospectives comportant d'anciens protocoles de chimiothérapie).

-Il conviendra de réserver la résection des métastases pulmonaires isolées aux patientes en bon état général, sans comorbidités importantes et en fonction de la réponse à une chimiothérapie première.

-En cas de contre-indication à la chirurgie, un traitement ablatif local (radiofréquence, radiothérapie stéréotaxique...) pourra être discuté.

3.2.1.5.2.3. Métastases cérébrales

-Chimiothérapie :

+Capécitabine

+ Lapatinib + Capécitabine

+sels de platine (CDDP/CBDCA) ± Etoposide.

-Remarques : résultats intéressants avec l'association RTH + Trastuzumab

: traitement chirurgical ou traitement par radiothérapie ciblée :

: possibilité de traitement par radiothérapie stéréotaxique dans certains centres

: poursuite possible du même traitement chez les patientes HER2+ en cas de progression cérébrale isolée et maladie extra-cérébrale contrôlée.

3.2.1.5.2.4. Métastases méningées

Elles peuvent être isolées ou associées à d'autres métastases.

Les facteurs pronostiques sont regroupés dans le tableau suivant :

Mauvais pronostic	Bon pronostic
Index de Karnofsky <60 %	Index de Karnofsky ≥ 60 %
Déficits neurologiques multiples et fixes	Déficits neurologiques minimes non fixes
Cancer systémique évolué avec des possibilités thérapeutiques limitées	Possibilité de prise en charge du cancer systémique
Encéphalopathie ou envahissement tumoral méningé macroscopiquement massif	

Options thérapeutiques possibles : chimiothérapie systémique + chimiothérapie intrathécale, celle-ci jusqu'à cytologie négative (ponction lombaire ou cathéter intraventriculaire préférable). Plusieurs possibilités de chimiothérapie : Méthotrexate// Cytarabine //Cytarabine liposomale // Thiotepa // Méthotrexate IV hautes doses : possible, à discuter : si tumeur HER2+ : possibilité théorique d'utiliser le Trastuzumab intrathécale dans le cadre d'un essai clinique.

Remarques : la radiothérapie ne semble pas améliorer les déficits neurologiques focaux, mais parait pouvoir soulager les douleurs radiculaires et les symptômes d'encéphalite//la radiothérapie pourrait retarder ou prévenir l'apparition de nouveaux déficits neurologiques// le traitement par radiothérapie des sites de blocage du LCR peut être efficace.

3.2.1.5.2.5. Métastases pleurales.

- Traitement systémique : à discuter en fonction des facteurs pronostiques, de l'âge, des comorbidités, du score ECOG PS et de la présence ou non d'autres métastases.
- Traitement local : pleurodèse (talc) si épanchement récidivant après 2 ponctions pleurales malgré le traitement systémique (poumon non trappé : réexpansion pulmonaire possible). En cas de poumon trappé (réexpansion pulmonaire impossible) et/ou espérance de survie courte (<3 mois) et/ou mauvais état général, drainage pleural sous-cutané tunnelisé.

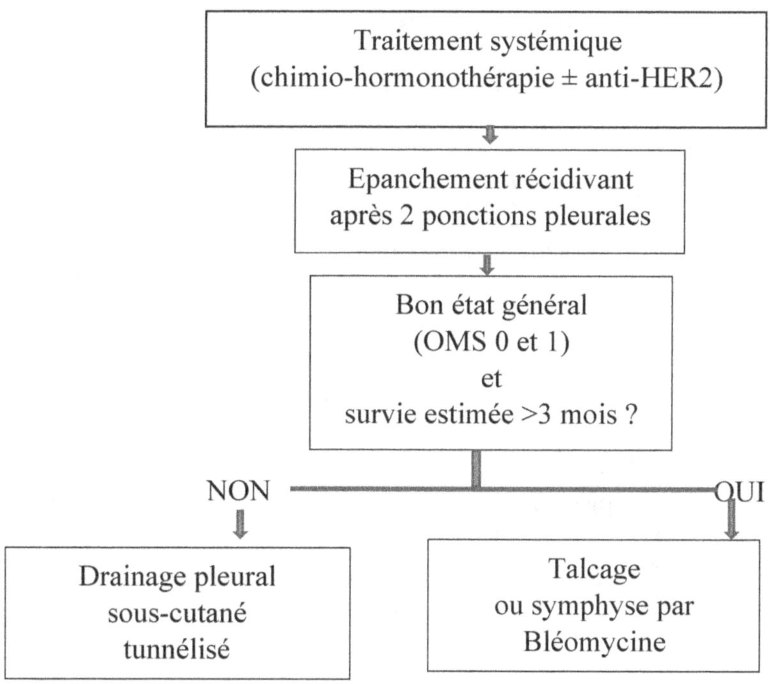

Source : file:///C:/Users/Downloads/Sein-principes-de-prise-e–charge-version-373-publiée-du-10-01-2020.pdf

3.2.1.5.2.6. Métastases péricardiques

- Traitement systémique : à discuter en fonction des facteurs pronostiques, de l'âge, des comorbidités, du score ECOG PS et de la présence ou non d'autres métastases.
- Traitement local : péricardiocentèse en cas d'épanchement important ± tamponnade :

-si stabilisation : thérapie systémique + surveillance échographique

-en cas de persistance ou de récidive : drainage chirurgical sous-xiphoïdien avec fenêtre péricardique ou péricardiodèse (Bléomycine) ou cis platine intra-péricardique.

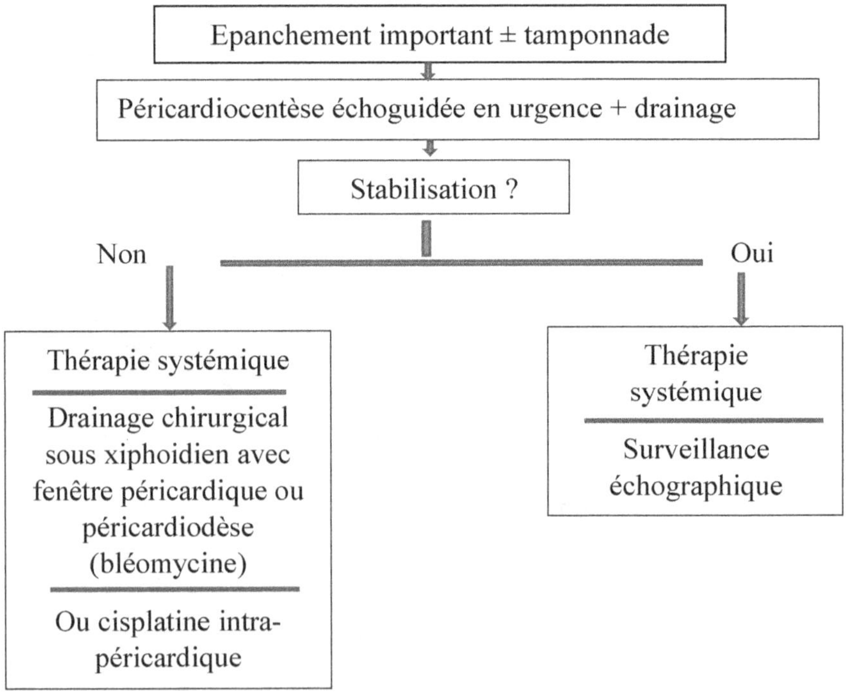

Source : file:///C:/Users/Downloads/Sein-principes-de-prise-e–charge-version-373-publiée-du-10-01-2020.pdf

3.2.2. Situations cliniques nécessitant une première ligne de traitement :

-cancer du sein opérable d'emblée.

-cancer du sein compatible avec un traitement néoadjuvant

-cancer du sein métastatique sans traitement antérieur.

Que faire en cas de récidive tumorale ?

3.3. Cas de récidive tumorale

-Préalable : biopsie de la récidive et réévaluation histopathologique et moléculaire obligatoires.

-Indication : Le traitement à administrer dépendra de certains facteurs :

Type de récidive, locale ou à distance

Type et nombre de traitement déjà reçu

Statut des récepteurs hormonaux

Statut Her 2/neu du cancer

Ménopause

Etat de santé global

-But : Le traitement vise à stabiliser la maladie et non la guérison.

-Types de traitement :

- Chimiothérapie

On recourt le plus souvent à la monothérapie : pe : Doxorubicine, Doxo liposomal pegylée ou Caelyx, Paclitaxel ou Taxol, Docetaxel ou Taxotere, Cis platine, Cyclophosphamide, Capecitabine…

Parfois à des associations chimiothérapiques :

Cyclophosphamide-Adriblastine-Fluorouracile

Cyclophosphamide-Epirubicine-Fluorouracile

Adriblastine-Cyclophosphamide

Epirubicine-Cyclophosphamide

Docetaxel-Capecitabine

Gemcitabine-Paclitaxel

Gemcitabine –Carboplatine

- Chirurgie

Recommandée chaque fois que c'est possible ne serait-ce qu'à visée biopsique sur une métastase. Après chaque chirurgie, la pièce opératoire doit être analysée en anatomopathologie pour vérifier si l'excision de la tumeur est arrivée jusqu'à la zone saine, confirmer le diagnostic de cancer et compléter l'exploration immunohistochimique si elle n'a pas été faite.

- Radiothérapie

- Peut être complémentaire ou alternative à la chirurgie.

-Indiquée après la chirurgie des récidives, parfois avant sur une métastase non accessible à la chirurgie, parfois uniquement pour contrôler la douleur, lever une compression médullaire ou un syndrome d'HTIC.

- Hormonothérapie :

Chez les non ménopausées : Fulvestrant +Palbociclib+ LHRH

: Fulvestrant + Abemaciclib +LHRH

Chez les ménopausées : Fulvestrant +Palbociclib+ Anti-aromatase

: Fulvestrant + Abemaciclib +IA non stéroidien

: Fulvestrant + Everolimus + Exemestane si Letrozole et Anastrazole ont déjà été utilisés.

- Traitement ciblé

- Anti angiogénique : Bevacizumab systématiquement. Les autres thérapies immunologiques dépendent de l'IHC et de l'avis des RCP.

- si la patiente a déjà reçu l'Herceptin lors du traitement du cancer primaire il y a lieu de recourir à l'association : Herceptin + Pertuzumab.

- si la patiente a déjà reçu le Trastuzumab et a déjà aussi reçu une chimiothérapie à base de taxane, l'Herceptin peut laisser la place à l'Emtasine.

Il peut y avoir une progression tumorale. Que faire dès lors?

3.4. Cas de progression tumorale

Discuter des mesures palliatives de traitement en RCP. Une option est l'association entre un anti angiogénique et un inhibiteur des mitoses en l'occurrence le Palbociclib ou l'Abemaciclib jusqu'à une toxicité inacceptable avec des mesures d'accompagnement nécessaires. Le fulvestrant peut également être ajouté au traitement s'il s'agit des tumeurs RH+.

En cas de refus, il faut discuter avec la patiente d'autres modalités thérapeutiques et proposer un essai thérapeutique.

Que faire en cas de cancer du sein et de grossesse ?

3.5. Cancer du sein et grossesse

- Grossesse au premier trimestre : avortement thérapeutique si cancers avancés (stades III et IV) ou besoin en chimiothérapie urgent.

-Grossesse au deuxième trimestre : évaluer le contexte de vie de la gestante, ainsi que les avantages et les risques d'une évolution défavorable de la tumeur pour décider de l'arrêt de la grossesse ou de sa continuation avec recours à la chimiothérapie selon le schéma FAC dès la 20ème semaine de gestation jusqu'à trois semaines avant l'accouchement à partir de la 34ème semaine.

-Grossesse au troisième trimestre : accouchement à partir la 34ème semaine par induction du travail ou par césarienne si contre-indication d'accouchement par voie basse puis traitement carcinologique.

-Tableau synoptique des modalités thérapeutiques :

Age grossesse	Chirurgie	Chimio-thérapie	Hormono-thérapie	Radio-thérapie	Traitement ciblé
1er Tr	oui	non	non	non	non
2e Tr	oui	oui	non	non	non
3e Tr	oui	oui	non	non	non

Quelle surveillance envisagée après le traitement ?

4. Surveillance après le traitement

- Objectifs de la surveillance : diagnostiquer une récidive locale// diagnostiquer un cancer controlatéral ou homolatéral //diagnostiquer les rechutes métastatiques à distance// rechercher les complications tardives des traitements afin d'y remédier// faciliter la réinsertion professionnelle et sociale.

-Examens à réaliser :

Tous les quatre à six mois pendant 5 ans, puis annuellement, sans limite de date : un interrogatoire, un examen clinique du sein opéré (ou paroi) et du sein controlatéral, des aires ganglionnaires, du membre supérieur à la recherche d'un lymphœdème général (examen gynécologique annuel).

Quatre à six mois après la fin du traitement radiothérapique, puis annuellement sans limite de date : Un examen mammographique et échographique.

Une IRM mammaire a un certain nombre d'indications, en particulier dans le diagnostic de récidive sur anomalie douteuse clinique, sans traduction sur l'imagerie conventionnelle, mammographique ou échographique// dans le diagnostic différentiel entre fibrose, modifications cicatricielles mammographiques sans traduction échographique, et récidive (cicatrice exubérante) // dans les cas de discordance clinique et/ou radiologique et histologique, hors patientes à haut risque.

La densité osseuse est à surveiller par ostéodensitométrie : initiale à l'instauration du traitement par anti-aromatases et au maximum à 3 ans chez la femme ménopausée.

Un contrôle lipidique est conseillé pour les femmes qui sont sous hormonothérapie.

Surveillance gynécologique clinique annuelle pour les femmes sous Tamoxifène. La contraception est obligatoire pendant toute la durée du traitement, mais jamais une contraception hormonale. Grossesse autorisée après cinq ans de rémission totale.

Aucun autre examen d'imagerie n'est nécessaire (TEP, TDM-FDG compris), sauf si signes cliniques évocateurs. Il n'y a, à l'heure actuelle, aucun marqueur sérique suffisamment fiable pour justifier un dosage systématique.

-Aspects particuliers

Les cancers triples négatifs et surexprimant HER2 (30 % des patientes) peuvent bénéficier d'un suivi plus rapproché, tous les 4 mois durant les 3 premières années.

Contre-indication absolue de contraception par voie orale et de traitement hormonal de la ménopause. Pas de contre-indication d'une grossesse, en dehors d'un traitement antihormonal, et après un intervalle libre (≥4 mois).

-Surveillance après reconstruction

Les examens d'imagerie spécifiques, notamment l'IRM, ne sont pas nécessaires pour les patientes ayant bénéficié d'une reconstruction mammaire.

Prothèses (avec ou sans lambeau) : surveillance de la prothèse annuelle à la recherche des signes de complication (épanchement péri-prothétique), signe de rupture intra ou extra capsulaire).

Quel que soit le mode de reconstruction, surveillance identique à une patiente mastectomisée avec annuellement une échographie systématique de la paroi thoracique et du creux axillaire à la recherche d'une récidive locorégionale. Avant lipomodelage, bilan systématique (mammographie, échographie et IRM) d'au maximum 4 mois. Après lipomodelage pour traitement des séquelles de traitement conservateur, la surveillance annuelle doit se faire par des radiologues formés à l'imagerie mammaire des seins opérés.

Source : file:///C:/Users/Downloads/Sein-principes-de-prise-e–charge-version-373-publiée-du-10-01-2020.pdf

Conclusion

Face à la diversité des cancers gynécologiques et mammaires, le choix thérapeutique à faire devant d'innombrables possibilités est ardu et complexe. Ainsi, pour aider le personnel soignant à mieux accomplir cette tâche, le présent guide pratique défini une manière valide de le faire et montre que la prise en charge de ces cancers au cas par cas doit être basée :

- sur la connaissance des mécanismes de survenue et de développement des cancers, les données clinique et paraclinique de chaque cancer ainsi que le comportement spécifique de chaque type face aux attaques thérapeutiques et immunologiques du malade d'une part,

- et d'autre part, être adaptée au tableau clinique en présence à savoir : cancer in situ ; cancer opérable d'emblée ; stade de traitement néo adjuvant ; stade métastatique ; stade de récidive tumorale ; cas de progression tumorale et de cancer et grossesse.

Annexes

I. Immunothérapie

1.1. Immunothérapie active

1.1.1. But : rendre l'organisme hôte capable de reconnaitre et de détruire les cellules cancéreuses immunologiquement.

1.1.2. Immunothérapie active spécifique = Vaccination anti HPV :

-Types : Bivalent : Cervarix (HPV 16 et 18).

Quadrivalent : Gardasil^{R} (HPV 16, 18, 31,33).

Nanovalent : Gardasil9^{R} (HPV16, 18, 31, 33,52, 58…).

- Modalités : deux schémas :

1. Schéma de référence : pour les plus jeunes

Injection	Gardasil9^{r}	Gardasil^{r}	Cervarix^{r}
Première injection	11-14 ans	11-13 ans	11-14 ans
Deuxième injection	6-13 mois plus tard	6 mois plus tard	6 mois plus tard

2. Schéma de rattrapage : pour les plus âgés

injection	Gardasil9^{r}	Gardasil^{r}	Cervarix
Première injection (a)	15-19 ans	14-19 ans	14-19ans
Deuxième injection (b)	2 mois après (a)	2mois après (a)	1mois après (a)
Troisième injection	4mois après (b)	4mois après (b)	5mois après (b)

1.1.3. Immunothérapie active non spécifique = emploi des cytokines

-Interferon (IFN) :

Il s'agit d'un groupe de substances qui peuvent se fixer sur les récepteurs des membranes de certaines cellules infectées par les virus et les protéger vis-à-vis d'une nouvelle infection en bloquant les réplications du virus par le matériel génétique de la cellule hôte. Ces substances ont une spécificité d'espèce (cellule) mais non du virus. Elles interviennent également dans la protection de la muqueuse vaginale. On distingue 2 types d'interférons : type I (IFN alpha et IFN béta) ; type II (IFN gamma).

-Interleukine(IL) :

Les interleukines sont des substances produites par les lymphocytes TCD4+ en réponse à une stimulation antigénique. Elles stimulent les lymphocytes TCD4+ activés ainsi que les lymphocytes natural killers (NK) et augmentent leur activité cytotoxique. Elles peuvent aussi stimuler la prolifération et la différentiation des lymphocytes B, augmenter la cytotoxicité des monocytes qui vont se transformer en macrophages et s'impliquer dans la production d'autres cytokines comme IFN gamma, TNF, IL1, IL4, IL6, … qui ont à la fois des effets inhibiteurs et synergiques sur l'activité de IL2.

1.2. Immunothérapie passive

1.2.1. But : dopter l'organisme hôte des anticorps anticancéreux nécessaires.

1.2.2. Types :

1.2.2.1. Immunothérapie passive ciblée anti mitotique :

1.2.2.1.1. BUT : bloquer l'oncogenèse et les mitoses des cellules cancéreuses.

1.2.2.1.2. Principaux groupes des produits à usage clinique sont :

- Inhibiteurs des facteurs de croissance anti angiogéniques

  Anti VEGF : Bevacizumab = Avastin

- Bloqueurs des voies de signalisation de la messagerie cellulaire :

  1. Inhibiteurs des récepteurs E2 : Fulvestrant

  2. Anti VEGFR : Pazopanib = Votrient

  3. Anti HER-2 : Trastuzumab=Herceptin

     Pertuzumab =Perjeta

     Emtansine=Kadcyla= Ado-trastuzumab

  4. Anti Erb B1 et Erb B2 : Lapatinib ou Tyverb

  5. Inhibiteur du système mTOR : Everolimus ou Afinitor

- Inhibiteurs de la synthèse de l'ADN, de l'expression des gènes et de la réparation des lésions de l'ADN.

  1. Inhibiteurs de la Télomérase : Rhodacyanine dans le cancer du sein.

  2. Anti E6 et E7 des HPV : Le DNMT est capable de réduire l'expression d'E6 et E7.

3. Anti PARP : Olaparib (Lymparza), Niraparib (Zejula)

- Inhibiteurs du cycle cellulaire

1. Palbociclib=Palbotinib=Palbonix
2. Abemaciclib= Verzemio

-Inhibiteurs des mécanismes de résistance au traitement.

1. Anti P-gp : Le Regadenoson pourrait avoir une action de réduction de l'expression de la P-gp et un impact thérapeutique anti cancéreux.
2. Anti BCRP : Palbociclib in vitro aurait une action anti BCRP.

-Inhibiteurs des métastases

1. Anti MMP13 : les inhibiteurs ne sont pas encore entièrement validés pour l'usage clinique : BATIMASTAT pour les tumeurs pleurales ; MARIMASTAT pour le cancer gastrique ; PRINOMASTAT pour les cancers de la prostate et pulmonaire.
2. Anti E-cadhérine : l'AlK3 est un stimulant de la synthèse de l'E-cadhérine mais son usage en clinique n'est pas encore totalement validé.

1.2.2.2. Immunothérapie passive ciblée inhibitrice des freins immunologiques.

1.2.2.2.1. But : empêcher le cancer de contrecarrer les défenses immunitaires de l'hôte.

1.2.2.2.2. Produits disponibles :

Anti PD1 : Nivolumab, Pembrolizumab...

Anti PDL1: Aceto Golimumab, Durvalumab...

Anti PD1 et anti PDL1 : Blinatumomab…

Anti CTLA4 : Ipilimumab…

1.2.3. Produits validés recommandés dans le présent ouvrage

1. Anti angiogenique : BEVACIZUMAB (AVASTIN*) :

- Nature, mode d'action et action : anticorps monoclonal, anti VEGF.
- Indications :

  - Recommandation systématique pour le traitement des cancers mamaires, des ovaires et des trompes de Fallope au stade invasif.

  - Cancer du col utérin au stade IVB mais il faut se référer à la RCP car une bonne sélection des malades s'impose vus les effets indésirables majeurs du traitement.
- Posologie et mode d'administration :

10 mg/kg une fois toutes les deux semaines ou une fois toutes les trois semaines à raison de 15mg/kg en IV à poursuivre jusqu'à la progression de la maladie ou à une toxicité inacceptable, mais raisonnablement après un an dès la fin de la chimiothérapie. Avec le Topothecan, l'administration est recommandée du jour 1 au jour 5 toutes les trois semaines.

La dose initiale se donne pendant 90 minutes, puis par la suite pendant 60 minutes si pas d'intolérance puis pendant 30 minutes ultérieurement si pour le reste la tolérance est bonne. Jamais en IV rapide ou en bolus et jamais à travers un sérum glucosé.

- Effets indésirables : essentiellement les fistules digestives et génito urinaires
- Contre-indications://Hypersensibilité//Hémorragie pulmonaire//Absence de contraception féminine efficace //Grossesse et allaitement.
- Forme et présentation:// Flacon de 100 mg dans 4 ml, boite unitaire//Flacon de 25mg dans 1ml, boite unitaire // Flacon de 400mg dans 16ml, boite unitaire.

2. Inhibiteur des récepteurs E2 : FULVESTRANT

- Nature, mode d'action et action : antagoniste compétitif des récepteurs oestrogeniques ; se lie de façon covalente aux récepteurs oestrogéniques avec la même affinité que E2 entrainant en aval une inhibition des effets trophiques des œstrogènes sans aucune activité agoniste.
- Indications :

  - cancer du sein localement avancé chez une ménopausée possédant RE+//Récidive pendant ou après un traitement adjuvant par un anti œstrogène //Progression de la maladie sous traitement par un anti œstrogène.

- Contre-Indication :

  //Hypersensibilté à l'un des composants

  // Grossesse et allaitement

- Forme et posologie :

  Emballage de 2 seringues pré remplies de 250mg/ml, 500mg en 2 injections IM dans chaque fesse aux J0 J7 J14 et J28 puis 1 fois tous les 28 jours jusqu'à l'inefficacité totale.

3. Inhibiteur de VEGFR : PAZOPANIB (VOTRIENT*)

- Nature, mode d'action et action : anticorps monoclonal inhibiteur de la tyrosine kinase pour les récepteurs des facteurs de croissance VEGF (VEGFR), PDGR (PDGFR α et PDGFR β) et du facteur de croissance des cellules souches, c-KIT. Il inhibe l'autophosphorylation de VEGFR induite par VEGF et partant bloque la croissance de la tumeur et inhibe l'angiogenèse.
- Indications : cancer des ovaires en traitement d'entretien.
- Posologie et mode d'administration : PO, 200mg pouvant être augmenté en pallier jusqu'à 800mg (pour mieux contrôler les effets secondaires) une fois par jour, à avaler avec de l'eau en dehors de repas ou 2 heures après, sans croquer.
- Effets indésirables:// Infections //Multiples //Leucopénie //Neutropénie //Polyglobulie.
- Contre-indication :

  // Hypersensibilité//Moins de 18 ans //Absence de contraception // Grossesse et allaitement.
- Forme et présentation : Comprimé pelliculé de 200mg boite de 30 //de 400mg boite de 60 //de 400mg boite de 120.

4. Bloqueurs des récepteurs Erb B (HER)

4.1. Bloqueurs du récepteur HER2 (ErB B2)

4.1.1. TRASTUZUMAB (Herceptin*)

- o Nature, mode d'action et action : anticorps monoclonal bloqueur du récepteur Erb-B2 (HER2).
- o Indications:// En traitement adjuvant :
  - Critères d'inclusion :

Surexpression du récepteur HER2 ou amplification du gène HER-///N positif ///N négatif mais tumeur T4 et avec au moins un facteur de pronostic défavorable ///Le traitement adjuvant chimiothérapique doit être conforme au standard actuel ///La radiothérapie adjuvante si elle est indiquée doit précéder Herceptin.

- Précaution :

Début de traitement six mois après la chimiothérapie adjuvante en monothérapie ou après au moins quatre cycles de traitement adjuvant en association avec une chimiothérapie incluant une taxane et ou un sel de platine (uniquement la carboplatine), jamais un anthracycline.

// En traitement néo adjuvant :

- Critères d'inclusion

Surexpression de HER2 + Tumeur non opérable d'emblée entre autres : cancer du sein métastatique // Chez les patients ayant une maladie localement avancée stade III, II avec T3 // Formes inflammatoires // Tumeur mesurant plus de 2 cm ou stades I et II et de mauvais pronostic.

- Précaution

Association séquentielle : chimiothérapie néo adjuvante, en général quatre cycles puis Trastuzumab pendant douze à quatorze semaines avant la chirurgie. Le trastuzumab ne doit jamais être associé aux anthracyclines mais peut débuter concomitamment avec les taxanes.

NB : Trastuzumab peut être associé aux IA chez les patientes ménopausées avec tumeur RH+.

- Posologie et mode d'administration :

- L'Administration de Trastuzumab concomitante à l'hormonothérapie indiquée après une chimiothérapie adjuvante est possible.
-Pas associer Herceptin et radiothérapie sauf dans le cadre d'un essai clinique.
- Durée de traitement, cinquante-deux semaines (une année) si pas contre-indications.
-Soit dose de charge de 4 mg / kg en perfusion pendant 90 minutes en milieu hospitalier suivie des doses hebdomadaires de 5mg /kg en perfusion de 30 minutes.
-Soit dose de charge de 8 mg / kg suivie de 6mg /kg toutes les trois semaines.

-Surveillance de six heures après chaque perfusion.

- Effets indésirables:// Leucopénie //Infections multiple : //Rhinopharyngite //Grippe //Zona //Sinusite //Infection Cutanée...
- Contre-indications :
  - Cardiopathie// Fraction d'éjection ventriculaire gauche < 55 %// Infarctus à l'ECG.

- Pas d'association à une hormonothérapie adjuvante exclusive ne faisant pas suite à une chimiothérapie sauf en cas d'un essai thérapeutique.
- Pas d'Herceptin au cours d'une radiothérapie.
- Femmes enceintes et femmes allaitantes : contraception obligatoire.
- Traitement avec anthracyclines en cours.

- Forme et présentation :

  Flacon de 150 mg/15 ml.

  Flacon de 600 mg/5ml.

4.1.2. PERTUZUMAB (Perjeta*)

- Nature, mode d'action et action : anticorps monoclonal pour le traitement des cancers du sein HER2+, en combinaison avec le Trastuzumab et le Docetaxel. En se liant à HER2 il empêche sa dimérisation et partant la prolifération et la survie des cellules en particulier les cellules cancéreuses ce qui contribue à ralentir la croissance tumorale.
- Indications :

-Pathologies pour lesquelles la prescription de Pertuzumab est utile :

-Cancer du sein HER2+ métastatique.

-Cancer du sein HER2+ récidivant et non résécable.

-Cancer du sein HER2+ localement avancé.

-Cancer du sein HER2+inflammatoire.

-En néo adjuvant le Perjeta peut être associé au Trastuzumab et à la chimiothérapie dans le cadre de traitement des cancers du sein métastatique, localement avancé, inflammatoire ou récidivant et non résécable chez les patientes adultes. L'administration du Perjeta et Trastuzumab ne doit jamais coïncider avec celle d'un anthracycline.

-En adjuvant : indication chez l'adulte présentant un cancer du sein précoce HER2 + avec risque élevé de récidive (considération de l'atteinte ganglionnaire). Dans ce cas le Perjeta peut aussi être associé au Trastuzumab et à la chimiothérapie. L'association Perjeta et Trastuzumab doit être administrée pendant une période totale d'un an et peut être poursuivi jusqu'à 18 cycles, à la rechute de la maladie ou à la survenue d'une toxicité inacceptable. La chimiothérapie doit être standard à base des taxanes et ou d'anthracyclines.

L'administration de Perjeta et de Trastuzumab doit débuter au J1 du premier cycle de traitement à base de taxane et elle doit être poursuivie après l'arrêt de la chimiothérapie. La dose du Perjeta est flexible et peut être modifiée en cas de disjonction ventriculaire gauche, chez les patients très jeunes ou très âgés, ou en cas d'insuffisance rénale et ou hépatique

- Mode d'administration et posologie :

L'administration se fait en IV pendant 60 min puis 30-60min par la suite si bonne tolérance

- Dose de charge 840mg IV//30min puis 420mg IV 30-60min toutes les 3 semaines avec observation de 60min après la fin de la perfusion, laquelle ne doit jamais être mélangée à d'autres médicaments. Aucune autre perfusion ne doit se donner avant 1heure depuis la fin de Pertuzumab

- La perfusion de Perjeta peut aussi être administrée avant celles des taxanes. Dans ce cas, donner Docetaxel 75mg /m^2 ou plus, jusqu'à atteindre 100mg/m^2 selon le schéma de traitement choisi et selon la tolérance ou 100mg/m^2 d'emblée toutes les 3 semaines

-Si un traitement à base de Carboplatine est installé, la dose recommandée de docetaxel est de 75mg/m^2 tout au long du traitement sans flexibilité de la dose.

- Si Perjeta doit se donner en adjuvant la dose recommandée de Paclitaxel est de 80mg/m^2.
  1x/semaine pendant 12 cycles hebdomadaires.
- Si le traitement doit se faire en association avec les anthracyclines, Perjeta et Trastuzumab doivent être administrés après celle de la totalité du traitement à base d'anthracyclines.
- Dans le cancer du sein métastatique il y a possibilité d'associer Perjeta –Trastuzumab- Docetaxel, les deux premiers produits pouvant être poursuivi jusqu'à la progression de la maladie ou toxicité inacceptable même après le traitement au docetaxel.

- o Effets indésirables habituelles : // infections multiples (urinaire, pneumopathie…) // Anémie// Neutropénie//Leucopénie// Neutropénie fébrile.
- o Contre-Indications:// Grossesse et Allaitement// Absence de contraception.
- o Forme et présentation : flacon contenant 14ml de solution de 420mg à diluer pour perfusion IV par dose unitaire.

4.1.3. KADCYLA

(Emtansine/Adotrastuzumab/Trastuzumab emtasine /T-DM1) *

- o Nature, mode d'action et action : anticorps conjugué composé de trastuzumab lié de façon covalente au DMI un inhibiteur des microtubules.

- o Indications : cancer du sein avancé ou métastatique avec sur-expression des récepteurs HER2 :

Monothérapie dans :

- Cancer du sein HER2+ localement avancé non résécable patients ayant déjà reçu du trastuzumab et taxane séparément ou en association.

- Cancer du sein HER2+ localement avancé ou métastatique ayant déjà été traité.

- Cancer du sein ayant déjà été traité par trastuzumab et taxane séparément ou non.

-Avoir présenté une progression de la maladie pendant le traitement adjuvant ou dans les 6 mois suivant sa fin.

- Mode d'administration et posologie :

  3,6mg /kg IV/3semaines (cycle de 21 jours) jusqu'à la progression de la maladie ou toxicité inacceptable, dose initiale pendant 90 minutes puis 30-60 min si bonne tolérance avec surveillance d'au moins 1 heure pour exclure des symptômes tels les frissons. Les doses sont flexibles.

- Effets indésirables:// Infection urinaire// Thrombocytopénie //Anémie/ Leucopénie// Neutropénie //Insomnie//Hypokaliémie // Réaction d'hypersensibilité.

- Contre-indications:// Grossesse et Allaitement//Moins de 18 ans // Pneumopathie interstielle// Dyspnée d'effort// Augmentation des transaminases et Bilirubine totale.

- Forme et présentation :

  Kadcyla 100 : flacon de 100mg à usage unique, soit 100mg dans 5ml de Trastuzumab emtasine à 20mg /ml après reconstitution.

  Kadcyla 160mg : flacon à usage unique de 160 mg délivrant 8ml de Trastutzumab emtasine après reconstitution.

4.2. Bloqueur de Erb B1 (Her1) et Erb B2 (Her2) : LAPATINIB (Tyverb*)

- Nature, mode d'action et action : anticorps monoclonal inhibiteur des domaines intracellulaires de la tyrosine kinase des récepteurs de EGF, ErbB1 et Erb B2 avec une faible dissociation à partir de ces récepteurs.
- Indications :

  -Cancer du sein avancé ou métastatique avec surexpression du récepteur ErbB2 (HER2)

  -Cancer du sein avec surexpression du récepteur Erb B2 =HER2 en association avec la Capécitabine.

  - Maladie avancée ou métastatique ou en progression si le traitement antérieur a inclus : Anthracucline, Taxane, Trastuzumab.

  - Association avec Trastuzumab si maladie métastatique RH négatif ou en progression après un traitement antérieur incluant Trastuzumab en association à une chimiothérapie.

  -Association avec un inhibiteur de l'aromatase chez les ménopausées avec métastases RH + pour laquelle la chimiothérapie n'est actuellement pas envisagée.

- o Mode d'administration et posologie :
- Dans l'association Tyverb et Capecitabine : Tyverb =1250mg soit 5 comprimés en prise unique en continue // Capecitabine 2000mg/m2 en 2prises de 12 heures du J1 au J14 dans un cycle de 21 jours pendant le repas ou 30minutes après.
- Tyverb et Trastuzumab : 1000mg de Tyverb 1heure avant le repas ou 1heure après + Trastuzumab 4mg/kg en dose de charge IV puis 2mg/Kg en IV une fois /semaine.
- Tyverb + IA : Tyverb 1500mg per os 1heure avant le repas ou 1heure après.
- o Effets indésirables:// Hypersensibilité//Anaphylaxie//Anorexie//Insomnie//Céphalée//Dimunition de la fraction d'éjection ventriculaire gauche// Arythmie.

  Contre-indications : Hypersensibilité//Grossesse et Allaitement//Moins de 18 ans// Absence de contraception//Cardiopathie// Pneumopathie//Diarrhée// Insuffisance rénale// Plus de 65ans et moins de18 ans.
- o Forme et présentation :

  Cés pelliculés de 250mg boite de 70 cés, //boite de 2 plaquettes de 70cés//boite de 70 plaquettes //flacon de 120 cés//flacon de 84 de cés.

  NB : Tyverb + Chimiothérapie =moins efficace que Herceptin +Chimiothérapie

  Lapatinib+ Trastuzumab = très bénéfique parce qu'actions complémentaires et pas de résistance croisée.

5. Bloqueur de la voie PI3K-AKT-mTOR : EVEROLIMUS (Affinitor*)

- o Nature, mode d'action, et action : immunosuppresseur dérivé de la rapamycine inhibiteur de la voie PI3K-AKT-mTor.

- Indications : cancer du sein avancé avec RH+ HER2 négatif en association avec exémestane chez les ménopausées sans atteintes viscérales symptômatiques des récidives ou progression de la maladie précédemment traitée par un inhibiteur non stéroïdien de l'aromatase.
- Mode d'administration et posologie : soit 10mg 1x/J PO jusqu'à toxicité inacceptable ou extinction de bénéfice.
- Effets indésirables:// Infections multiples:// Infection urinaire //Pneumonie //Bronchite //Zona //Sepsis //Abcès //Infection, opportunistes…
- Contre-indications : //Hypersensibilité au produit //Grossesse et Allaitement // Moins de 18 ans //Intolérance au galactose// Déficit en lactate.
- Formes et présentation : ces de 2,5mg //5mg//10mg, boite de 30.

6. Inhibiteurs du cycle cellulaire

6.1. PALBOCICLIB (Palbonib*) :

- Nature, mode d'action et action : anticorps monoclonal inhibiteur de cdk4, 6 et partant bloqueur de la phosphorylation de pRb avec arrêt du cycle cellulaire en G1.
- Indications : cancer du sein localement avancé ou métastatique RH positif et HER2 négatif ou récidivant.

  Association au Trastuzumab et à la chimiothérapie dans :

- Cancer du sein précoce : traitement adjuvant des adultes avec cancer du sein HER2+ localement avancé, inflammatoire ou au stade précoce avec un risque élevé de récidive // Traitement adjuvant des patients avec cancer du sein métastatique HER2+ avec risque élevé de récidive.
- Cancer du sein métastatique : association au Trastuzumab et Docétaxel dans le traitement des adultes avec csm non résécable HER2+ n'ayant pas été traités au préalable par un anti HER2 ou une chimiothérapie pour leur maladie métastatique.

- Mode d'administration et posologie : 1 capsule de 125mg PO 1 X/J, pendant 21J consécutifs puis 7 J de repos pour un cycle.

  Durée de traitement aussi longtemps que c'est efficace.

- Effets indésirables:// Leucopénie//Neutropénie//Infection Multiple// Anémie.
- Contre-indications : Hypersensibilité// Moins de 18 ans// Grossesse et Allaitement //Intolérance au galactose// Déficit en lactate // Syndrome de malabsorption du glucose.

- Forme et présentation :

Capsule de 75, 100 et 125mg boite de 3 plaquettes de 7capsules gélule de 75mg et de 100mg, flacon de 21gelules.

6.2. ABEMACICLIB (Verzemio*) :

- Nature, mode d'action et action : anticorps monoclonal inhibiteur sélectif de cdk4 et 6
- Indications : cancer du sein avancé ou métastatique RH+ et HER2 négatif :

  -Association avec un IA ou Fulvestrant comme hormonothérapie en première intention chez les femmes antérieurement traitées par hormonothérapie.

  -Chez les femmes pré ou péri ménopausiques l'hormonothérapie doit être associée à un agoniste de LH-RH.
- Mode d'administration et posologie : PO 3X/J à avaler directement sans croquer, en dehors ou pendant le repas. Association possible avec les anti aromatases ou PO 2x/j ces de 150mg.

  La dose peut être réduite au fur et à mesure à raison ½ jusqu'à l'arrêt si les effets secondaires sont importants
- Effets indésirables : essentiellement : //Diarrhée// Fatigue//Leucopénie// Anémie//Perturbation des fonctions hépatique et rénale.
- Contre-indications : //Hypersensibilité//Moins de 18ans// Absence de Contraception//Grossesse et Allaitement//Intolérance au glucose//Syndrome de malabsorption au glucose et galactose//Absence de contraception féminine efficace.
- Forme et présentation : ces pelliculé de 50mg boite de 56 //ces de 100mg boite de 56//ces de 150mg boite de 56.

7. Inhibiteurs de la réparation des lésions de l'ADN :

7.1. OLAPARIB (Lymparza*)

- Nature, mode d'action et action : anticorps monoclonal anti PARP inhibiteur de la réparation des lésions de l'ADN.
- Indications : traitement du cancer de l'ovaire et de la trompe avec surexpression de PARP et mutation du gène BRCA. Pas de traitement en deuxième ligne par Olaparib si traitement effectué en première ligne.
- Mode d'administration et posologie : PO, 1gellule 3x/J flexible en fonction de la réponse et des effets secondaires inacceptables. A débuter : ≤ 8 semaines après le dernier cycle de chimiothérapie
- Effets indésirables : //Inappétence//Céphalée//Vertiges //Nausées //Vomissements : diarrhée // Dyspepsie /Dysgueusie.
- Contre-indications : //Hypersensibilité// Grossesse et Allaitement //Absence de contraception efficace// Insuffisance hépatique et rénale modérée et sévère.
- Forme et présentation : gélules de 50mg boite de 4 flacons de 120 gélules

7.2. NIRAPARIB (Zejula*)

- Nature, mode d'action et action : molécule antiPARP inhibitrice de la réparation de l'ADN lésé.
- Indications : traitement d'entretien des patientes adultes atteintes d'un cancer épithélial séreux de haut grade de l'ovaire, des trompes de Fallope ou péritonéal primitif, sensible au platine et récidivant qui sont en réponse (réponse complète ou partielle) à une chimiothérapie à base de platine, quelle que soit la mutation. Mode d'administration et posologie : PO en une fois en dehors de repas ou 1 heure avant ou

2heure après. 400mg soit 8 gélules de 50mg 2x/J soit une dose quotidienne de 800mg jusqu'à progression tumorale. La dose peut être réduite à raison ½ jusqu'à 200mg en fonction des effets secondaires. A débuter dans les 8 semaines après la fin de la chimiothérapie

- Effets indésirables : essentiellement un effondrement des globules blancs.
- Contre-indications : // Hypersensibilité// Grossesse et Allaitement //Absence de contraception efficace// Insuffisance hépatique et rénale modérée et sévère.
- Forme et présentation : gélules de 50 mg

8. Inhibiteurs des freins immunologiques

Indications cliniques pas bien définies en cancérologie gynécologique.

II. Traitement palliatif anticancéreux

2.1. Définition

Ensemble des gestes à poser dans le but d'assurer le confort et non la guérison du malade cancéreux à partir du stade irréversible de la maladie.

2.2. Approches

Les différentes modalités d'assurer les soins palliatifs sont multidisciplinaires et doivent nécessairement faire appel à un oncologue, un psychologue, un kinésithérapeute, un nutritionniste et un pasteur selon les convictions religieuses du malade. Un axe important est le traitement de la douleur.

2.3. Caractérisation de la douleur du cancer

2.3.1. Paramètres à évaluer pour caractériser la douleur.

Praramètres	Modalités
La douleur	-Sites : généralement multiple -Irradiation -Modalité d'apparition, progression dans le temps -Qualité - Rythmicité -Facteurs précipitant, aggravant, de soulagement -Répercussions sur les activités, l'humeur, le sommeil. -Modifications neurologiques associées
Le traitement antérieur	-Types de médicaments -Dosages -Modalités et fréquence d'administration -Durée du traitement -Bénéfices antalgiques -Effets secondaires
Le patient Influence et ou conséquences psycho-sociales, spirituelles, culturelles.	-Autres symptômes -Anomalies métaboliques, insuffisance d'organes -Capacités cognitives -Ressources adaptatives

2.3.2. Classification de la douleur chez le patient atteint de cancer

Temporalité	Etiologie	Physiopathologie
Aiguë Chronique incidente	-Secondaire au cancer : 70 à 80% ex : métastases osseuses -Dues au traitement anticancéreux 10 à 20% ex : neuroleptique, post thoracotomie, polyneuropathie, post chimiothérapie, mucite sporadique, … -Sur altération de l'état général concomitante au cancer : 10 à 20% ex : constipation, escarres, … -Sans relation avec le cancer, ni le traitement anticancéreux : 10 à 20%	-Nociceptive Somatique Viscérale -Neurogène Centrale Périphérique Sympathique -Psychogène

2.3.3. Echelle d'intensité de la douleur cancéreuse selon l'OMS :

- Evaluation visuelle analogue (EVA)= méthode d'évaluation par une réglette ; échelle cotée de 0 à 10 mm (parfois 0 à 100 mm)

0 : absence de douleur

<4 : douleur faible

4-7 : douleur modérée

>7 : douleur intense

10 : douleur maximale

-Evaluation numérique : cotation allant de 0 à 10 (ou de 0 à 100 points)

0 : absence de douleur

<4 : douleur faible

4-7 : douleur modérée

>7 : douleur intense

10 : douleur maximale

-Evaluation verbale : 4 niveaux :

pas du tout mal

un peu mal

moyennement mal

Extrêmement mal

2.4. Modalités de traitement de la douleur du cancer

2.4.1. Approche pharmacologique : les trois palliers de l'OMS :

Paliers	Indications
I Antalgiques non opioïdes ou antalgiques périphériques : Paracétamol ; AINS ± adjuvant	Douleurs légères et de faible intensité
II Antalgiques morphiniques faibles à action centrale ±analgésiques non opioïde ±adjuvant	Douleurs moyennes à intenses
III Opioïdes fort ; Morphine ±analgésiques, non opioïdes ±adjuvant	Douleurs intenses ou rebelles aux antalgiques de niveau plus faible

Source : J. MICEL-Memitz. C.Marzzocato RevMedSuisse.2005 ; Volume1 ; 30460

2.4.2. Traitement anti cancéreux : chimiothérapie,
hormonothérapie,
radiothérapie externe, radio- isotopique
chirurgie.

2.4.3. Techniques anesthésiques, neuroleptiques ou neurochirurgicales

2.4.4. Thérapies physique : chirurgie (osseuse, viscérale)
vertébroplastie
stimulation électrique transcutanée (TENS)
acunpucture

réhabilitation, physiothérapie

2.4.5. Approches psychologiques : relaxation, biofeedback, hypnose, approche cognitivo comportemental, approche psychothérapeutique.

2.4.6. Prise en charge de :

- autres aspects de la souffrance susceptible d'induire ou aggraver la douleur
- autres symptômes physiques
- détresse psychologique
- problématiques sociales (familiale, financières et légales)

2.5. Les produits utilisables

- Antalgiques antipyrétiques non opioïdes

-Paracétamol : 500-600mg/ 1x 4-6 heures. Max 4g. L'association avec les opioïdes augmente l'efficacité du traitement.

- Anti inflammatoires non stéroïdiens : analgésiques, antipyrétiques, anti inflammatoires

- Antalgiques opioïdes

Types :

-Faibles : Codéine ; Dihydrocodéine ; Tramadol

-Intermédiaire : Buprémorphine (élimination surtout par voie fécale)

-Forts : morphine, hydro morphine, oxycodone, fentanyl methacodone

- Opiacés Forts : Indication : douleur intense ou rebelle à d'autres antalgiques.

Molécules	Formes disponibles
Morphine ; Voie orale	Morphine à libération rapide : Morphine buvable, Sevredol Actiskenan Morphine à libération prolongée : Moscosin Skenan LP Kapanol LP
Morphine Voie parentérale	IV ; Pompe à morphine ; sous cutané Adjuvant de l'anesthésie loco-régionale (RA, péridurale, etc…)
Dérivées Morphiniques ; Voie orale	Pentazocine (Fortal) Fentanyl (Actiq) Hydro morphine (Septidone) Oxycodone (Oxycontin)
Dérivées Morphiniques ; Voie parentérale	Péthidine (dolosal) Fentanyl (Fentanyl, Durogenic, Matrifen ; Actiq) Sufentanyl (Sufenta) Remifentanil (Ultival) Alfentanyl(Rapifen)

- Formes commerciales de la morphine

Modes d'action	Nom commercial	Dosages et formes	Délai d'action Durée d'action
Action rapide	MORPHINE	Amp inj sc iv à 5, 1, 10, 20, 50, 100, 200,400, et 500mg	5 à 20min /4 heures
		Amp buvable à 10 et 20mg	30min / 4heures
	MORPHINE AGUETANT	Sirop à 5mg / ml	30min/4heures
	ACTISKENAN		
	SEVREDOL	Gel à 5, 10,20, et 50mg	idem
	ORAMORPHI-NE	Cp à 10, et 20mg (sécable)	idem
		Sol buvable à 20mg/1ml (16gttes)	idem
Action retardée	MOSCONTIN LP SKENAN LP	Cp à 10, 20, 30, 60,100 et 200mg	2-3heures /120heures
	KAPANOL LP	Gel à 20,50et 100mg	2-3heures /24heures

https:www.ggogle.fr/Search ? Source=univ& tbm&Isch q=Formes +commercialiser-la-Morphine &Sc-x &ved=ZALUKEwjupej Xqo7AhXTT8 AKI

- Quelques données pharmacologiques de la morphine :
    - Voies d'administration de la Morphine et Dérivées :

-Morphine : voie orale : comprimé ou gélule, suspension buvable

Autres voies : parentérale, patch à libération continue

-Dérivés de la morphine : comprimés ; cp sublinguale, pulvérisation, patch, parentérale, IV, S/C, IM

- Effet maximal : temps d'obtention :

7min par voie IV ; 30min par voie sous cutanée ; 1heure par voie orale (libération immédiate) ; 8 heures à 16 heures par voie transdermique.

- Adjuvants : plusieurs familles pharmacologiques://Antidépresseurs tricycliques//AINS//Glucocorticoides//Tranquillisant//Neuroleptique// Benzodiazépines//Antispasmodiques musculotropes// Antiépileptique

III. Toxicité du traitement et conduite à tenir

3.1. Toxicité non radiothérapeutique

3.1.1. Grades OMS de toxicité non radiothérapique.

Toxicité	Grade 0	Grade 1	grade 2	grade 3	grade 4
Hématologique					
Hémoglobine (Adulte)	> 11,0 g/100 ml ou > 6,8 mmol/l	9,5-10,9g/ 100ml ou 5,6-6 ,7 mmol/l	8,0-9,4 g/100 ml ou 4,95-5,5 mmol/l	6,5-7,9 g /100ml ou 4,0-4,9 mmol/l	<6,5 g/100ml ou < 4,0 mmol/l
Leucocytes (1000/mm^3)	>4,0	3,0-3,9	2,0-2,9	1,0-1,9	<1,0
Polyneutro-philes (1000/mm3)	>2,0	1,5-1,9	1,0-1,4	0,5-0,9	<0,5
Plaquettes (1000/mm3)	>100	75-99	50-74	25-49	<25
Hémorragie	Absence	Pétéchies	Modérée	Moyenne	Très impor-tante

Gastro-intestinale					
Bilirubine	<1,25x N (a)	1,25-2,5N	2,6-5xN	5,1-10xN	>10N
Transaminases	<1,25xN (a)	1,25-2,5N	2,6-5Xn	5,1-10Xn	>10N
Phosphatases Alcalines	<1,25xN (a)	1,25-2,5N	2,6-5xN	5,1-10xN	>10N
Muqueuse buccale	sans change-ment	Douleur Ulcères	Erythèmes Ulcères Alimentation possible	Ulcéra-tion Alimen-tation liquide seule-ment	Alimen-tation impossi-ble
Nausées Vomissements	Absence	Nausées	Vomisse-ments transitoires	Vomissements nécessi-tant antiéméti-que	Vomisse-ments Incoerci-bles
Urinaire					
Protéinurie	Absence	1+	2-3+	4+	Syndrome Néphro-tique
Hématurie	absence	Micros-copique	Macros-copi-que	Macros-copique +caillots	Anurie

Pulmonaire	Absence	Léger symptô-me	Dyspnée d'effort	Dyspnée de repos	Repos au lit complet
Fièvre Médicammen-teuse	Absence	<38°C	38-40°C	>40°C	Fièvre avec hypoten sion
Réaction allergique	Absence	Œdème	Broncho spasme n'appe-lant pas réanimat ion	Broncho spasme appelant réanimat i-on	choc anaphy-lac-tique
Cutanée	Absence	Erythè-me	Desqua-mation Vésicu-les Prurit	Suinte-ment Desqua-mmation Ulcéra-tion	Dermati-te exfoliati-ve Nécrose appelant exérèse
Alopécie	Absence	Minime	Modérée par plaque	Complè-te mais réversi-ble	Alopé-cie irréversi-ble
Infectieuse	Aucune	Mineure	Modérée	Majeure	Choc infec-tieux

Neurologique Etat de conscience	Vigil	Assou-plisse-ment	Somno-lence < 50% des heures d'éveil	Somno-lence > 50% des heures d'éveil	Coma
Périphérique	Absence	Pares-thésie et ou diminu-tion des réflexes tendi-neux	Pares-thésie sévère et ou faiblesse modérée	Pares-thésie intoléra-ble et ou diminuti on impor-tante de la force motrice	Paralysie
Constipation (b)	Absence	Légère	Modérée	Météo-risme abdomi-nal	Météo-risme et vomisse -ments
Douleur (c)	Absence	Légère	Modérée	Sévère	Intoléra-ble

Cardiaque	Absence	Ne nécessi-tant pas l'arrêt du traite-ment (à détailler)	Nécce-ssitant l'arrêt du traite-ment (à détailler)		

(a)= Limite supérieure de la valeur normale. (b)= A l'exclusion des ralentissements de transit secondaires à l'emploi des narcotiques. (c)=Seules sont considérées les douleurs en rapport avec le transit et non les douleurs liées à la maladie.

3.1.2. Toxicités habituelles non radiothérapique et conduite à tenir.

3.1.2.1. Toxicité hématologique

Anémie : prévention : correction de toute anémie avant le début des antimitotiques.

: Lors de traitement curatif : en cas de toxicité aux anti-mitotiques la transfusion du culot globulaire peut être nécessaire. L'usage des facteurs de croissance comme Erythropoïétine doit être validé lors d'une RCP.

Leucopénie : facteur de risque majeur des complications infectieuses :

compte des GB avant le traitement aux antis cancéreux et correction si nécessaire par recours aux facteurs de croissance G-CSF ou GM-CSF (pe ZARZIO)

Thrombopénie : pas d'anti mitotique si thrombopénie ; si toxicité, correction par transfusion des concentrées plaquettaires.

3.1.2.2. Toxicité cardiaque

Survient surtout par effets cumulatifs de certains produits comme les anthracyclines (Doxorubicine…). Si troubles cardiaques existants avant la chimiothérapie, il faut une mise au point et une discussion à la RCP pour décider par la suite de l'utilisation ou non des antimitotiques. En cas de toxicité, se référer au grade OMS de toxicité pour décider de l'arrêt ou non de la continuation du traitement.

3.1.2.3. Toxicité neurologique

De nombreuses classes médicamenteuses entrainent les neuropathies périphériques dont la traduction est d'intensité variable : diminution ou abolition des réflexes ostéo-tendineux, paresthésie, déficit sensitif, voire moteur. Ces troubles peuvent apparaitre dès le début du traitement mais en général elles sont la conséquence des effets cumulatifs et chroniques. Parmi les principales molécules concernées il y a : Alcaloïdes de la pervenche, sels de platine surtout le Cis platine de même que dans la survenue d'atteinte auditive cochléaire définitive. Aucun traitement symptômatique contre cette toxicité n'est efficace. Il convient le plus souvent d'identifier l'agent causal et de le retirer du traitement.

3.1.2.4. Toxicité digestive

L'expression habituelle de cette toxicité est la diarrhée, ou vomissements ou les deux. Ces manifestations sont souvent la conséquence de l'atrophie de la muqueuse digestive qui peut occasionner en outre une surinfection soit bactérienne ou mycosique. Une réhydratation correcte, un anti émétique (Métoclopramide, Ondasetron, Anset…), un anti diarrhéique (lopéramide…), un régime pauvre en fibre, un antibiotique ou un antifongique font partie des moyens utiles de prise en charge.

3.1.2.5. Toxicité urinaire

Les déterminants sont essentiellement la NTA, la néphropathie interstitielle, et la cystite hémorragique avec l'utilisation des oxaphosphorines comme Ifosfamide et Cyclophosphamide. La prévention de ces effets toxiques se fait dans tous les cas par des perfusions suffisantes et usage des diurétiques. Parfois recours au MESNA comme antidote de l'Acroléine un métabolite urotoxique des oxaphosphorines.

3.1.2.6. Autres toxicités :

Allergique : traitement par usage des antihistaminiques (pe. prométhazine), corticoïdes (pe : Dexamétahasone).

Cutanées : traitement dermatologique adaptée (RCP nécessaire).

Alopécie : prévention par usage des casques réfrigérants.

Infectieuse : évaluation pré chimiothérapique de la NFS ; parfois antibiothérapie, antifongique et facteurs de croissance globulaire.

3.2. Toxicité radiothérapique :

Les effets secondaires de la radiothérapie sont variables selon la localisation de la lésion et dépend essentiellement de la dose d'irradiation et de la sensibilité individuelle. Les manifestations peuvent être aiguës survenant dans les jours qui suivent l'irradiation jusqu'à 6 mois et concernent principalement les tissus à renouvellement rapide : peau, muqueuse, moelle osseuse. Les manifestations chroniques apparaissent dans les 6 mois à 30 ans qui suivent l'irradiation. Elles sont irréversibles et touchent essentiellement les tissus de soutien et aboutissent à la fibrose.

Quelques lésions secondaires de la radiothérapie dans le traitement des cancers gynécologiques sont :

-Cœur : toxicité aiguë : péricardite à partir de 50GY. Toxicité tardive : risque coronaire.

-Intestin : toxicité aiguë : diarrhée, douleurs abdominales. Toxicité tardive : grêle radique, si la dose est supérieure à 45GY, rectite.

-Œsophage : œsophagite aiguë à 40 GY ; sténose œsophagienne tardive à plus de 60GY

- Organe de reproduction : stérilité définitive ou temporaire possible en fonction de l'âge, à partir de 10 et 12 GY.

-Peau : toxicité aiguë : érythème d'apparition rapide suivi d'une desquamation sèche, radiodermite, formation de phlyctènes, radio sténose aiguë, ulcération cutanée douloureuses. Toxicité tardive : atrophie cutanée, troubles de la pigmentation, télangiectasie.

-Poumons : toxicité aiguë : pneumopathie radique. Toxicité tardive : Insuffisance respiratoire plus ou moins marquée selon le volume des poumons irradiés.

-Reins : insuffisance rénale.

-Vessie : toxicité aiguë : pollakiurie, brûlure mictionnelle. Toxicité tardive : fibrose de la vessie à partir de 60GY.

La prévention et le traitement de toutes ces toxicités nécessitent des évaluations spécifiques pré thérapeutiques pour exclure une contre-indication à la radiothérapie et en aval un traitement au cas par cas selon l'effet secondaire en présence.

IV. Evaluation des besoins des soins et des performances après traitement du cancer : indice de KARNOFSKY

Définition	%	Critères
Capable de mener une activité normale et le travail ; pas besoin des soins particuliers	100	Normal ; pas de plaintes ; pas d'évidence de maladie.
	90	Capable d'une activité ; signes ou symptômes mineurs en relation avec la maladie.
	80	Activité normale avec effet ; signe ou symptôme de la maladie
Incapacité de travail ; capable de vivre à domicile et de subvenir à la plupart de ses besoins	70	Capacité de subvenir à ses besoins ; incapable d'avoir une activité normale et professionnelle active.
	60	Requiert une assistance occasionnellement mais est capable de subvenir à la plupart de ses besoins.
	50	Requiert une assistance et des soins médicaux fréquents

Incapable de subvenir à ses besoins ; requiert un équivalent des soins institutionnels ou hospitaliers	40	Invalide ; requiert des soins et une assistance importante.
	30	Sévèrement invalide ; hospitalisation indiquée bien que le décès n'est pas imminent.
	20	Extrêmement malade ; hospitalisation nécessaire ; traitement actif de soutien nécessaire.
	10	Mourant ; mort imminente.
	0	Décédé.

V. Modalités des reponses au traitement anti cancéreux

5.1. Modalités classiques

Il existe quatre types des réponses au traitement anticancéreux à savoir :

- Rémission complète également appelée réponse complète.
- Rémission partielle.
- Maladie stable ou stabilisation.
- Progression de la maladie.

L'évaluation de la réponse au traitement se fait à mi-parcours et à la fin du traitement. En raison de l'application différée de la radiothérapie le bilan final de la réévaluation doit être réalisé deux mois après cette dernière.

Le tableau ci-dessous est la synthèse sémantique des différentes modalités des réponses au traitement anti cancéreux et la conduite à tenir dans chaque cas.

Modalités des réponses aux traitements	Conduite à tenir
Remission totale : disparition totale de tous les symptômes, signes cliniques et para cliniques de la tumeur après le traitement. Une masse résiduelle peut encore exister mais doit être non évolutive. Plus la rémission com plète se prolonge, meilleures sont les chances de guérison.	Suivi médical à long terme
Remission partielle : amendement et non disparition totale des plaintes, amélioration du tableau clinique et paraclinique, la taille de la tumeur doit être réduite significativement d'au moins de la moitié.	Discussion à la RCP : -soit changer la ligne thérapeutique -soit rechercher les facteurs de résistance au traitement, les contrôler puis continuer le traitement
Stabilisation* : pas de gain tant sur le point de vue symptômatique, clinique et para clinique de la maladie. Pas d'augmentation des anomalies tumorales.	Traitement de 2ème ligne après discussion à la RCP
Progression de la maladie* : aggravation du statut des tumeurs malgré le traitement instauré.	Nouvelle stratégie de prise en charge après discussiion à la RCP

* : La maladie stable et la maladie progressive correspondent à des formes dites réfractaires, qui impliquent un autre traitement, dit de deuxième ligne.

5.2. Guérison du cancer

La guérison est la disparition complète et définitive d'une maladie. En cancérologie cela signifie qu'après un délai suffisant sans rechute, il est certain que le cancer est définitivement éliminé.

La guérison est possible et envisageable pour tous les cancers. Tout dépend du type de cancer, du stade auquel on le découvre et de la réponse individuelle aux traitements.

Le cap de cinq ans de rémission complète est souvent considéré pour déclarer la guérison d'un cancer. Mais cette limite n'est pas toujours suffisante :

-pour les cancers à croissance rapide les rechutes se manifestent généralement à court terme et il n'est pas nécessaire d'attendre cinq ans pour déclarer la guérison ;

- pour les cancers à croissance lente le recul de cinq ans est parfois trop court car certains cancers du sein occasionnent des rechutes plus de 20 ans après leur découverte.

Ainsi la prudence voudrait que le patient soit rassuré de son état de santé à chaque consultation aussi longtemps qu'une récidive n'apparait pas.

VI. Préservation de la fertilite en cas de cancers

Les cancers et leurs traitements (chirurgie, chimiothérapie et radiothérapie) peuvent être les causes d'altération de la fertilité dans l'espèce humaine.

6.1. Mécanismes pathogéniques de l'infertilité selon l'étiologie

- Le cancer lui-même

Mécanismes :

-action directe par destruction du tissu gonadique si cancer in situ.

-action indirecte par invasion métastatique des gonades, utérus et trompes.

Conséquences :

-extinction des fonctions endocrine et exocrine gonadiques

-impossibilité de fécondation.

Résultante : infertilité temporaire ou définitive.

Les cancers les plus à risque : leucémies, neuroblastome, lymphome de Burkitt, rabdomyosarcome génital, cancer du sein et adénocarcinome cervical.

- La chirurgie oncologique

Mécanismes :

-castration des gonades

-ablation de l'utérus et des trompes

Conséquences :

- extinction des fonctions endocrine et exocrine gonadiques

-dysfocntionnement errectile

-impossibilité de fécondation et de développement d'une grossesse.

Résultante : infertilité temporaire ou définitive.

Les chirurgies incriminées: surtout chirurgie gonadique et les hystérectomies

- La chimiothérapie anticancéreuse

  Mécanismes :

  -fibrose tissulaire

  -destruction des follicules primordiaux et en croissance

  -destruction de la lignée spermatogonique

  -lésions vasculaires

  Conséquences :

  -extinction des fonctions endocrine et exocrine gonadiques

  -insuffisance ovarienne prématurée (ménopause précoce)

  -anovulation, azoospermie et aménorrhée

  Résultante : infertilité temporaire ou définitive.

  Les agents chimiothérapiques les plus incriminés sont les alkylants et les antimétabolites.

- La radiothérapie

  Mécanismes :

  Sur le fonctionnement gonadique

  - action cytotoxique sur les cellules de la granulosa et les ovocytes
  - fibrose stromale, atrophie ovarienne, atteinte vasculaire
  - cytotoxicité testiculaire et action génotoxique: risque tératogène

  Sur l'utérus (implantation + croissance fœtale) et vagin

  - réduction de la vascularisation et de l'élasticité musculaire
  - après curiethérapie : atrophie endométriale, sténose cervicale,

  Conséquences :

  -arrêt de la production des gamètes et des hormones génitales

  -impossibilité de fécondation et évolution aléatoire des gestations.

  Résultante : infertilité temporaire ou définitive.

  Les radiothérapies non fractionnées sont les plus incriminées

6.2. Précautions à prendre pour minimiser les effets délétères du traitement sur la fertilité aucours de son application

Essentiellement :

-chirurgie oncologique avec respect stricte de ses principes

-choix et usage judicieux de la chimiothérapie

-radioprotection: usage de bouclier en plomb, transposition des ovaires

-ovariostase par les agonistes de LH-RH

- contraception hormonale en cas de cancers non hormono-dépendants et non hormonale pour autres types pour éviter les grossesses intempestives aucours du traitement.

-fractionnement de la radiothérapie

6.3. Moyens pour diagnostiquer l'infertilité après traitement

Aucours du traitement des cancers la fertilité peut être entamée ou non. Après le traitement le retour à la fertilité peut être spontané ou non. Après une année de vie de couple normale mais sans enfant dès lors que la maternité est autorisée après une rémission complète, il y a lieu de suspecter une infertilité et chercher à la mettre au point.

6.4. Méthodes de préservation de la fertilité

Il s'agit de différentes techniques qui visent à prévenir ou restaurer la fertilité chez des personnes affectées (enfants et adultes avec désir de maternité) et ou traitées pour cancer ayant perdu toute possibilité de procréation spontanée ou après traitement par des moyens simples (enfants et adultes avec désir de maternité). Le tableau ci-dessous est le résumé de ces techniques avec leurs avantages et inconvénients.

Type	Avantage	Inconvénient
Conservation des tissus gonadiques	Réalisable en 48h - Technique pouvant être réalisée après le début des traitements- possible chez les célibataires - pas nécessité de traitement par inducteur de l'ovulation-pas d'hyperoestrogénie induite - tissu obtenu sans délai par cœlioscopie - Cortex ovarien contenant de nombreux ovocytes immatures moins sensibles à la cryoconservation	- Greffe de tissu ovarien devant être réalisée dans le cadre d'un protocole de recherche - risque théorique de réintroduire des cellules malignes résiduelles, en particulier dans les leucémies
Autoconservation du sperme	Facile à réaliser – longue durée de conservation	Problèmes éthiques sur l'acceptation de certaines méthodes de recueil du sperme
Cryoconservation des ovocytes matures puis MIV	- Possible si célibataire - Technique pouvant laisser espérer de bons résultats depuis l'autorisation de la technique de cryoconservation par vitrification	-Peut retarder le début du traitement anticancéreux - Réponse parfois médiocre aux traitements inducteurs si atcd de chimiothérapie - Information difficile car manque de recul sur les chances de grossesse après cryoconservation ovocytaire réalisée dans ce contexte: risque d'atrésie au réchauffement, d'échec de fécondation
Cryoconservation des ovocytes immatures	-Possible si célibataire -Pas de traitement inducteur de l'ovulation, pas d'hyperoestrogénie induite -Pas de risque de réintroduction de maladie résiduelle	-Technique nécessitant une maturation ovocytaire in vitro (= MIV, encore peu pratiquée en France) -Absence de recul concernant les chances de grossesse après MIV puis congélation de

		l'ovocyte mature ainsi obtenu.
Stimulation puis FIV et cryoconservation des embryons	Congélation embryonnaire bien maîtrisée : technique offrant probablement le plus de chances de grossesse	-Risque de retarder le début du traitement anticancéreux -Réponse parfois médiocre à l'induction si atcd de chimiothérapie -Peu de données et de suivi à long terme sur les résultats de FIV réalisées dans ce contexte
Alternatives: -Don d'ovocytes -Adoption	Méthodes alternative palliative en cas d'impossibilité d'application des autres méthodes	Problèmes éthiques Difficultés sociales indéniables

6.5. Conclusion

Les situations devant lesquelles l'application d'une méthode de préservation de la fertilité devient nécessaire en oncologie sont nombreuses. Le choix judicieux parmi différentes possibilités doit être soutenu par une meilleure connaissance de ces méthodes et leur faisabilité.

Bibliographie

Généralités

ARVAS M, KAHRAMANOGLU I, BESE T, TURAN H et al., *The Role of Pathological Margin Distance and Prognostic Factors After Primary Surgery in Squamous Cell Carcinoma of the Vulva*, Int J Gynecol Cancer. 2018; 28, 623-631

BEDELL SM, HEDBERG C, GRIFFIN A, PEARSON H et al. *Role of Adjuvant Radiation or Re-Excision for Early Stage Vulvar Squamous Cell Carcinoma with Positive or Close Surgical Margins*. Gynecol Oncol. 2019; 154, 276-279.

BORNSTEIN J, BOGLIATTO F, HAEFNER HK, STOCKDALE CK et al., *The 2015 International Society for the Study of Vulvovaginal Disease (ISSVD) Terminology of Vulvar Squamous Intraepithelial Lesions*. Obstet Gynecol. 2016; 127:264-8.

BUTLER JS, MILLIKEN DA, DINA R, ECCLES SA et al., *Isolated groin recurrence in vulval squamous cell cancer (VS CC), the importance of node count.* Eur.J.Gynaec.Oncol, 2010,31:10-513.

ETIENNE J, CLAUSER E, CONCHON S, MILLOT F., *Biochimie génétique Biologie moléculaire*, 8ème édition Paris, Masson, 2004.

Cancer de la vulve

COURTNEY-BROOKS M, SUKUMVANICH, BERIWAL S, ZORN KK et al. Does the number of nodes removed impact survival in vulvar cancer patients with node-negative disease? Gynecol.Oncol, 2010,117:308-311.

COVENS A, VELLA ET, KENNEDY EB et al. *Sentinel lymph node biopsy in vulvar cancer: Systematic review, meta-analysis and guideline recommendations.* Gynecol Oncol. 2015; 137:351-61.

FAUL CM, MIRMOW D, HUANG Q, GERSZTEN K et al. *Adjuvant radiation for vulvar carcinoma: improved local control*. Int J Radiat Oncol Biol Phys 1997;38: 381-9.

GASIMLI K, STRAUSSNER M, SCHMEIL I, KARN T et al. *Impact of Re-Excision of Residual Adjacent Vulvar Intraepithelial Neoplasia (VIN III) and*

Histological Tumour-Free Margin (hTFM) on Survival in Primary Squamous Cell Carcinoma of Vulva Arch. Gynecol Obstet. 2018; 298:945-950.

GONZALEZ BOSQUET J, MAGRINA JF, GAFFEY TA, HERNANDEZ JL ET AL. *Long-term survival and disease recurrence in patients with primary squamous cell carcinoma of the vulva.* Gynecol Oncol. 2005; 97: 828-33.

GORDINIER ME, MALPICA A, BURKE TW, BODURKA DC ET AL. *Groin recurrence in patients with vulvar cancer with negative nodes on superficial inguinal lymphadenectomy.* Gynecol Oncol. 2003; 90: 625-8.

KIM CH, OLSON AC, KIM H, BERIWAL S ET AL. *Contouring international and femoral nodes; how much margin is needed around the vessels ?* Pract Radiat Oncol 2012; 2:274-2.

KIRTSCHIG G. *Lichen Sclerosus-Presentation, Diagnosis and Management.* Vulve Dtsch Arztebl Int. 2016; 113:337-43.

LE T, ELSUGI R, HOPKINS L, FAUGHT W, FUNG-KEE-FUNG M. *The definition of optimal inguinal femoral nodal dissection in the management of vulva squamous cell carcinoma.* Ann.Surg.Oncol, 2007; 14:2128-2132.

LEVENBACK CF, ALI S, COLEMAN RL, GOLD MA ET AL. *Lymphatic Mapping and Sentinel Lymph Node Biopsy in Women with Squamous Cell Carcinoma of the Vulva: A Gynecologic Oncology Group Study.* J Clin Oncol. 2012; 30:3786-91.

LEVENBACK CF, VAN DER ZEE AGJ, ROB L, PLANTE M ET AL. *Sentinel lymph node biopsy in patients with gynecologic cancers. Expert panel statement from the International Sentinel Node Society Meeting, February 21, 2008.* Gynecologic Oncology 2009; 114: 151-6.

MICHELETTI L, PRETI M, CINTOLESI V, CORVETTO E ET AL. *Prognostic Impact of Reduced Tumor-Free Margin Distance on Long-Term Survival in FIGO Stage IB/II Vulvar Squamous Cell Carcinoma.* J Gynecol Oncol. 2018; 29, e61.

OONK MH, VAN HEMEL BM, HOLLEMA H, DE HULLU JA ET AL. *Size of sentinel-node metastasis and chances of non-sentinel-node involvement and survival in early stage vulvar cancer: results from GROINSS-V, a multicentre observational study.* Lancet Oncol 2010; 11: 646–52.

PARTHASARATHY A, CHEUNG MK, OSANN K, HUSAIN A ET AL. *The benefit of adjuvant radiation therapy in single-node-positive squamous cell vulvar carcinoma.* Gynecologic Oncology 2006; 103: 1095-9.

PECORELLI S. *Revised FIGO staging for carcinoma of the vulva, cervix, and endometrium.* Int J Gynaecol Obstet. 2009; 105:103-4.

PLEUNIS N, LEERMAKERS M, VAN DER WURFF A, KLINKHAMER P ET AL. *Surgical Margins in Squamous Cell Carcinoma, Different for the Vulva?* Eur J Surg Oncol. 2018; 44, 1555-1561.

RAIMOND E, DELORME C, OULDAMER L, CARCOPINO X ET AL. *Surgical Treatment of Vulvar Cancer: Impact of Tumor-Free Margin Distance on Recurrence and Survival. A Multicentre Cohort Analysis from the Francogyn Study Group*. Eur J Surg Oncol. 2019; 45, 2109-2114.

TE GROOTENHUIS NC, POUWER AW, DE BOCK GH, HOLLEMA H et al. *Margin Status Revisited in Vulvar Squamous Cell Carcinoma.* Gynecol Oncol. 2019; 154, 266-275.

THOMAS GM, DEMBO AJ, BRYSON SC, OSBORNE R ET AL. *Changing concepts in the management of vulvar cancer*. Gynecol Oncol 1991; 42: 9-21.

VAN DER ZEE AG, OONK MH, DE HULLU JA, ANSINK AC, et al. *Sentinel node dissection is safe in the treatment of early-stage vulvar cancer. J Clin Oncol. 2008; 26:884-9*

Cancer du vagin

HAYS DM, *Pelvic rhabdomyosarcoma in childhood.Diagnosis and concepts of management reviewed.* Cancer, 1980; 45: 1810-5.

LUTZ MH, UNDER WOOD PB, ROZIER JC, PUTNEY FW. *Genital malignancy in pregnancy* .Am J Obstet Gynecol, 177; 129:536- 41.

MASHKAR R,TAKKAR D, BIJLANI L, MALA6RUTH G. *Embryonam rhabdomyosrcoma of the vagina associated with pregnancy ; a case repport*. Eur J Obstet Gynecol Reprod Biol, 1989; 30: 95-8.

SADAN O, KRUGER S, VAN IDDEKINGE B. *Vaginal tumors pregnancy.*Acta Obstet Gyneco Scand, 1987; 66: 559-62.

Cancer du col utérin

AZAÏS H, GHESQUIERE L, PETITNICOLAS C, BORGHESI Y et al. *Pretherapeutic staging of locally advanced cervical cancer: Inframesenteric paraaortic lymphadenectomy accuracy to detect paraaortic metastases in comparison with infrarenal paraaortic lymphadenectomy.* Gynecol Oncol. 2017; 147:340-344

BARILLOT I, HAIE-MEDER C, CHARRA BRUNAUD C, PEIGNAUX K et al. *Radiotherapy of cervix and endometrial carcinoma Cancer Radiother.* 2016; 20 Suppl: S189-95

BHATLA N, AOKI D, SHARMA DN, SANKARANARAYANAN R. *Cancer of the cervix uteri.* Int J Gynaecol Obstet. 2018; 143 Suppl 2:22-36

BENDIFALLAH S, DE FOUCHER T, OULDAMER L, BRICOU A et al. *Comparison of pelvic and para-aortic lymphadenectomy versus paraaortic lymphadenectomy alone for locally advanced FIGO stage IB2 to IIB cervical cancer using a propensity score matching analysis: Results from the francogyn study group.* Eur J Surg Oncol. 2018; 44:1921-1928.

DEVILLE P, TAVASSOLI FATTANEH *A. Pathology and Genetics of Tumours of the Breast and Female Genital Organs.* (World Health Organization Classification of Tumors) International Agency for Research on Cancer, IARC Press Lyon 2003.

HAIE-MEDER C, PÖTTER R, VAN LIMBERGEN E et al. *Recommendations for Gynaecological (GYN) GEC-ESTRO Working Group (I): concepts and terms in 3D image based 3D treatment planning in cervix cancer brachytherapy with emphasis on MRI assessment of GTV and CTV.* Radiother Oncol. 2005;74:235-45.

HAIE-MEDER C, DE CREVOISIER R, BRUNA A, LHOMME C et al. *Association radio-chimiothérapie chez les patientes atteintes d'un carcinome du col utérin.* Bull Cancer 2005; 92: 1032-8 .

HAUTE AUTORITE DE SANTE. Radiothérapie conformationnelle avec modulation d'intensité dans le cancer du col de l'utérus. Janvier 2015.

KITAGAWA R, KATSUMATA N, SHIBATA T, KAMURA T et al. *Paclitaxel Plus Carboplatin Versus Paclitaxel Plus Cisplatin in Metastatic or*

Recurrent Cervical Cancer: The Open-Label Randomized Phase III Trial JCOG0505. J Clin Oncol. 2015;33:2129-35.

LAI CH, HUANG KG, HONG JH, LEE CL et al. *Randomized trial of surgical staging (extraperitoneal or laparoscopic) versus clinical staging in locally advanced cervical cancer.* Gynecol Oncol. 2003; 89:160-7.

LEE J, LIN JB, CHANG CL, SUN FJ et al. *Impact of para-aortic recurrence risk-guided intensity-modulated radiotherapy in locally advanced cervical cancer with positive pelvic lymph nodes.* Gynecol Oncol. 2018; 148:291-298

LONG HJ 3RD1, BUNDY BN, GRENDYS EC JR, BENDA JA et al. *Randomized phase III trial of cisplatin with or without topotecan in carcinoma of the uterine cervix: a Gynecologic Oncology Group Study.* J Clin Oncol. 2005; 23:4626-33

MAHÉ MA, BARILLOT I, CHAUVET B. *Guidelines for external radiotherapy and brachytherapy: 2nd edition. Cancer Radiother.* 2016; 20 Suppl: S4-7.

MONK BJ, SILL MW, MCMEEKIN DS, COHN DE et al. *Phase III trial of four cisplatin-containing doublet combinations in stage IVB, recurrent, or persistent cervical carcinoma: a Gynecologic Oncology Group study.* J Clin Oncol. 2009; 27:4649-55.

MOORE DH, BLESSING JA, MCQUELLON RP, THALER HT et al. *Phase III study of cisplatin with or without paclitaxel in stage IVB, recurrent, or persistent squamous cell carcinoma of the cervix: a gynecologic oncology group study.* J Clin Oncol. 2004; 22:3113-9

PIVER MS, RUTLEDGE F, SMITH JP. *Five classes of extended hysterectomy for women with cervical cancer.* Obstet. Gynecol. 1974; 44: 265-72.

PÖTTER R, HAIE-MEDER C, VAN LIMBERGEN E, et al. *Recommendations from gynaecological (GYN) GEC ESTRO working group (II): concepts and terms in 3D image-based treatment planning in cervix cancer brachytherapy- 3D dose.* Radiother Oncol. 2006; 78:67-77. Epub 2006 Jan 5.

PÖTTER R, TANDERUP K, KIRISITS C, DE LEEUW A et al. *The EMBRACE II study: The outcome and prospect of two decades of evolution within the GEC-ESTRO GYN working group and the EMBRACE studies.* Clin Transl Radiat Oncol. 2018; 9:48-60.

QUERLEU D, MORROW CP. *Classification of radical hysterectomy.* Lancet Oncol. 2008 ; 9:297-303.

RAMIREZ PT, FRUMOVITZ M, PAREJA R, LOPEZ A et al. *Minimally Invasive versus Abdominal Radical Hysterectomy for Cervical Cancer.* N Engl J Med. 2018; 379:1895-1904.

TEWARI KS, SILL MW, LONG HJ 3RD, PENSON RT et al. *Improved survival with bevacizumab in advanced cervical cancer.* N Engl J Med. 2014; 370:734-43

VALE C, TIERNEY JF, STEWART LA, BRADY M et al. *Reducing Uncertainties About the Effects of Chemoradiotherapy for Cervical Cancer: A Systematic Review and Meta-Analysis of Individual Patient Data From 18 Randomized Trials. Chemoradiotherapy for Cervical Cancer Meta-Analysis Collaboration.* J Clin Oncol. 2008; 26:5802-12.

Cancer de l'endomètre

BALDUCCI L, EXTERMANN M. *Management of cancer in the older person: a practical approach.* Oncologist. 2000; 5:224-37.

BALLESTER M, DUBERNARD G, LÉCURU F, HEITZ D et al. *Detection rate and diagnostic accuracy of sentinel-node biopsy in early stage endometrial cancer: a prospective multicentre study (SENTI-ENDO).* Lancet Oncol. 2011; 12:469-76.

BOLLINENI VR, YTRE-HAUGE S, BOLLINENI-BALABAY O, SALVESEN HB *et al. High Diagnostic Value of 18F-FDG PET/CT in Endometrial Cancer: Systematic Review and Meta-Analysis of the Literature.* J Nucl Med. 2016; 57:879-85.

BOSSE T, PETERS EE, CREUTZBERG CL, JÜRGENLIEMK-SCHULZ IM et al. *Substantial lymph-vascular space invasion (LVSI) is a significant risk factor for recurrence in endometrial cancer--A pooled analysis of PORTEC 1 and 2 trials.* Eur J Cancer. 2015; 51:1742-50.

CREUTZBERG CL, VAN PUTTEN WL, KOPER PC, LYBEERT ML et al. *Surgery and postoperative radiotherapy versus surgery alone for patients with stage-1 endometrial carcinoma: multicentre randomised trial. PORTEC*

Study Group. Post Operative Radiation Therapy in Endometrial Carcinoma. Lancet. 2000; 355:1404-11.

CREUTZBERG CL, VAN PUTTEN WL, WÁRLÁM-RODENHUIS CC, VAN DEN BERGH AC et al. *Outcome of high-risk stage IC, grade 3, compared with stage I endometrial carcinoma patients: the Postoperative Radiation Therapy in Endometrial Carcinoma Trial.* J Clin Oncol. 2004; 22:1234-41.

DE BOER SM, POWELL ME, MILESHKIN L, and KATSAROS D et al. *Adjuvant chemoradiotherapy versus radiotherapy alone for women with high-risk endometrial cancer (PORTEC-3): final results of an international, open-label, multicentre, randomised, phase 3 trial.* Lancet Oncol. 2018; 19:295-309

HARKENRIDER MM, MARTIN B, NIETO K, SMALL C et al. *Multi-institutional Analysis of Vaginal Brachytherapy Alone for Women With Stage II Endometrial Carcinoma.* Int J Radiat Oncol Biol Phys. 2018; 101:1069-1077.

HOLLOWAY RW, ABU-RUSTUM NR, BACKES FJ, BOGGESS JF et al. *Sentinel lymph node mapping and staging in endometrial cancer: A Society of Gynecologic Oncology literature review with consensus recommendations.* Gynecol Oncol. 2017; 146:405-15

MATEI D, FILIACI V, RANDALL ME, MUTCH D et al. *Adjuvant Chemotherapy plus Radiation for Locally Advanced Endometrial Cancer. N* Engl J Med. 2019; 380:2317-2326.

MATSUO K, YABUNO A, HOM MS, SHIDA M et al. *Significance of abnormal peritoneal cytology on survival of women with stage I-II endometrioid endometrial cancer.* Gynecol Oncol. 2018; 149:301-309.

NOUT RA, SMIT VT, PUTTER H, JÜRGENLIEMK-SCHULZ IM et al. *Vaginal brachytherapy versus pelvic external beam radiotherapy for patients with endometrial cancer of high-intermediate risk (PORTEC-2): an open-label,non-inferiority, randomised trial.* Lancet. 2010; 375:816-23.

OLAWAIYE A, BORUTA DM 2nd. *Management of women with clear cell endometrial cancer : a Society of Gynecologic Oncology (SGO) review.* Gynecol Oncol. 2009. 113:277-83.+

RANDALL ME, FILIACI V, MCMEEKIN DS, VON GRUENIGEN V et al. *Phase III Trial: Adjuvant Pelvic Radiation Therapy Versus Vaginal Brachytherapy Plus Paclitaxel/Carboplatin in High-Intermediate and High-Risk Early Stage Endometrial Cancer.* J Clin Oncol. 2019; 37:1810-1818.

SCHOLTEN AN, VAN PUTTEN WL, BEERMAN H, SMIT VT. *Postoperative radiotherapy for Stage 1 endometrial carcinoma: long-term outcome of the randomized PORTEC trial with central pathology review.* Int J Radiat Oncol Biol Phys. 2005; 63:834-8.

SORBE B, NORDSTRÖM B, MÄENPÄÄ J, KUHELJ J et al. *Intravaginal brachytherapy in FIGO stage I low-risk endometrial cancer: a controlled randomized study.* Int J Gynecol Cancer. 2009; 19:873-8.

Sarcome utérin

BELISSANT O, CHAMPION L, WARTSKI M, THEVENET H et al. *Value of [18F]-FDG PET/CT in the staging, restaging, monitoring of response to therapy and surveillance of uterine leiomyosarcomas.* Nucl Med Comm 2018; 39:652-658.

DUBREUIL J, TORDO J, RUBELLO D, GIAMMARILE F et al. *Diffusion-weighted MRI and 18F-FDG-PET/CT imaging: competition or synergy as diagnostic methods to manage sarcoma of the uterus? A systematic review of the literature.* Nucl Med Commun 2017; 38:84–90.

LEE HJ, PARK J-Y, LEE JJ, KIM MH et al. *Comparison of MRI and 18F-FDG PET/CT in the preoperative evaluation of uterine carcinosarcoma.* Gynecol Oncol 2016; 140:409–14.

MURAKAMI M, TSUKADA H, SHIDA M, WATANABE M et al. *Whole-body positron emission tomography with F-18 fluorodeoxyglucose for the detection of recurrence in uterine sarcomas.* Int J Gynecol Cancer 2006; 16:854–60.

PARRA-HERRAN C, HOWITT BE. Uterine Mesenchymal Tumors: Update on Classification, Staging, and Molecular Features. Surg Pathol Clin. 2019 ; 12:363-396.

SADEGHI R, ZAKAVI SR, HASANZADEH M, TREGLIA G et al. *Diagnostic performance of fluorine-18-fluorodeoxyglucose positron emission tomography imaging in uterine sarcomas: systematic review and meta-analysis of the literature.* Int J Gynecol Cancer 2013; 23:1349–56.

SHARMA P, KUMAR R, SINGH H, JEPH S et al. *Role of FDG PET-CT in detecting recurrence in patients with uterine sarcoma: comparison with conventional imaging.* Nucl Med Commun 2012; 33:185–90.

Cancer de la trompe

BADY G, CALAIS G, FETENOF et al. : *Tumeurs de la trompe*. Encyclopedie Medico Chirurgicale Gynecologie, Paris Edition Techniques, 689A10, IO1990, 13p.

BENOIT L, ARNOLD AR, CHEYNEL N et al.: *The role of surgery and treatment trends in uterine sarcoma.* Eur J Surg Oncol. May 2005; 31(4):434-42.

DIREE, GROSSO G, RASPAGIES F et al.: *Fallopian tube cancer incidence and the role of lymphatic spread.* Gnyecol Oncol 1996; 62:199-202.

NIKURI N, DUSKA LR. *Fallopian tube carcinoma.* Surg Oncol Clin. N Am. 1998; 7(2):363-73.

Cancer de l'ovaire

AGHAJANIAN C, BLANK SV, GOFF BA, JUDSON PL et al. OCEANS*: a randomized, double-blind, placebo-controlled phase III trial of chemotherapy with or without bevacizumab in patients with platinum-sensitive recurrent epithelial ovarian, primary peritoneal, or fallopian tube cancer*. J Clin Oncol. 2012; 30:2039-45.

ALBERTS DS et al. *Intraperitoneal Cisplatin plus Intravenous Cyclophosphamide versus Intravenous Cisplatin plus Intravenous Cyclophosphamide for Stage III Ovarian Cancer*. N Eng J Med 1996, 335: 1950-5

ARMSTRONG D et al. N Engl J Med. 2006; 354: 34-43.

BOMMERT M, HARTER P, HEITZ F, DU BOIS A. *When should Surgery be used for Recurrent Ovarian Carcinoma?* Clin Oncol (R Coll Radiol). 2018; 30:493-497.

BURGER RA, BRADY MF, BOOKMAN MA, FLEMING GF et al. *Incorporation of bevacizumab in the primary treatment of ovarian cancer.* N Engl J Med. 2011 ; 365:2473-83.

CHAMBRIER C, SZTARK F, Société Francophone de nutrition clinique et métabolisme (SFNEP), Société française d'anesthésie et réanimation (SFAR). Actualisation 2010 de la conférence de consensus de 1994 sur la « Nutrition artificielle périopératoire en chirurgie programmée de l'adulte » SFAR 2010. J Visc Surg. 2012; 149:325-36.

COLEMAN RL, OZA AM, LORUSSO D, AGHAJANIAN C et al. *Rucaparib Maintenance Treatment for Recurrent Ovarian Carcinoma After Response to Platinum Therapy (ARIEL3): A Randomised, Double-Blind, Placebo-Controlled, Phase 3 Trial.* Lancet. 2017; 390:1949-1961.

HARTER P, SEHOULI J, REUSS A, HASENBURG A et al. *Prospective validation study of a predictive score for operability of recurrent ovarian cancer: the Multicenter Intergroup Study DESKTOP II. A project of the AGO Kommission OVAR, AGO Study Group, NOGGO, AGO-Austria, and MITO.* Int J Gynecol Cancer. 2011; 21:289-95.

KATSUMATA N ET AL. *Dose-dense paclitaxel once a week in combination with carboplatin every 3 weeks for advanced ovarian cancer: a phase 3, open-label, randomised controlled trial.* Lancet. 2009; 374(9698): 1331-8. Epub 2009 Sep 18.

LEDERMANN J, HARTER P, GOURLEY C, FRIEDLANDER M et al. *Olaparib maintenance therapy in platinum-sensitive relapsed ovarian cancer.* N Engl J Med. 2012; 366:1382-92.

MARKMAN M et al. *Phase III trial of standard-dose intravenous cisplatin plus paclitaxel versus moderately high-dose carboplatin followed by intravenous paclitaxel and intraperitoneal cisplatin in smallvolume stage III ovarian carcinoma: an intergroup study of the Gynecologic Oncology Group, Southwestern Oncology Group, and Eastern Cooperative Oncology Group.* J Clin Oncol. 2001; 19:1001-7.

MEURIC J, BESNARD I. *Nutrition chez le patient adulte atteint de cancer : quand doit-on proposer un conseil diététique personnalisé* ? Nutrition clinique et métabolisme 26;2012, 197-218.

MIRZA MR, MONK BJ, HERRSTEDT J, OZA AM et al. *Niraparib maintenance therapy in platinium-sensitive, recurrent ovarian cancer*. N Engl J Med 2016; 375:2154-64.

MOORE K, COLOMBO N, SCAMBIA G KIM BG et al. *Maintenance Olaparib in patients with newly diagnosed advanced ovarian cancer*. N Engl J Med 2018; 379: 2495-2505

MORGAN RT, JR., ALVAREZ RD et al.: *Ovarian Cancer, version 2.2013*. J.Natl Compr Cancer Netw. 2013; 11(10): 1195-209.

PERREN TJ, SWART AM, PFISTERER J, LEDERMANN JA et al. *A phase 3 trial of bevacizumab in ovarian cancer.* N Engl J Med. 2011; 365:2484-96.

PUJADE-LAURAINE E, LEDERMANN JA, SELLE F, GEBSKI V et al. *Olaparib tablets as maintenance therapy in patients with platinum-sensitive, relapsed ovarian cancer and a BRCA1/2 mutation (SOLO2/ENGOT-Ov21): a double-blind, randomised, placebo-controlled, phase 3 trial*. Lancet Oncol. 2017 ; 18:1274-1284.

PUJADE-LAURAINE E, HILPERT F, WEBER B, REUSS A et al. *Bevacizumab combined with chemotherapy for platinum-resistant recurrent ovarian cancer: The AURELIA open-label randomized phase III trial*. J Clin Oncol. 2014; 32:1302-8.

RUSTIN GJ, VAN DER BURG ME, and GRIFFIN CL, GUTHRIE D et al. *Non platinum topotecan combinations versus topotecan alone for recurrent ovarian cancer: results of Early versus delayed treatment of relapsed ovarian cancer (MRC OV05/EORTC 55955): a randomised trial*. Lancet. 2010; 376:1155-63.

SOCIETE FRANCAISE D'ONCOLOGIE GYNECOLOGIQUE (SFOG) : *Fiche de tumeur épiothelial de l'ovaire*. SFOG ; 2010.

VAN DRIEL WJ, KOOLE SN, SIKORSKA K, SCHAGEN VAN LEEUWEN JH et al. *Hyperthermic Intraperitoneal Chemotherapy in Ovarian Cancer.* N Engl J Med. 2018; 378:230-240.

Choriocarcinome

BEKOWITTZ RS, GOLSDTEIN AP, BERNSTEIN MR: *Ten yaers experience with Methotrexate and folinic acid as primary theory for gestational trophoblastic diseae.* Gynecol Oncol 23(1); 1986:111-8.

DROG JP, LHOME C.: *Choriocarcinome placentaire. Cancer : evaluation, taritement et surveillance* JM Audience, P Colona (éd).Paris : ESTERM, 1997.

GERULATH AH, ELHEN TG, BESSETTE P et al.: *Gestational trophoblaste desease*. J Obstet Gynecol. 2002; 24(5):434-46.

HOMESLY HD, BLESSING JM, SCHI LAETH J et al.: *Rapid escalation of weekly intramuscular Methotrexate for non metastatic gestational trophoblastic disease: a gynecology oncology group study.* Gynecol Oncol 39(3); 1990:305-8.

HOMESLY HD, BLESSING JA, RETTESSWARIER M et al.: *Weekly intramuscular Methotrexate for non metastatic gestational trophoblastic disease*: Obstet Gynecol 72(3pt1); 1988:413-8.

KENDELL A, GILLMORE R, NEULED E.: *Chemotherapy for Trophoblastic disease: Current Standards.* Cura Opin Obstet Gynecol 2002; 14(1): 33-8.

NEWLANDS ES, BAGSHAWE KD, BEGETE R et al.: *Results with the EMACO regimen in high risk gestational trophoblasti tumors 1979 to 1989.* Br J Obstet Gynecol 98(6); 1991:550-7.

SECK MJ, NEWLANDS ES. *Traitement of gestational trophoblastic desease.*

SOPER JJ, EVANS AC, CLARKE-PEARSON AL et al.: *Alternating weekly chemotherapie with etoposide-methotrexate-doxorubicine /cyclophosphamide-vincristine for high risk gestational trophoblastic disease*: Obstet Gynecol 83(1); 1994:113-7.

SOPER JJ, MUTCH AG, SCHINK JC.: *For the American College of Obstétricians ans Gynecologists. Diagnosis and treatment of gestational trophoblastic desease:* ACOG Pratice Bulletin No 53. Gynecol Oncol 2004, 93:575-85q.

SURVIT EM, CLIDERS JM. : *High risk métastasis gestational trophoblastic diseases. A new dose intensive muti agent chemotherapeutic regimen*. J Reprod Med 36(1); 1997: 45-8.

XUE Y, ZHAY J, WU TX et al.: *Combinaition Chemothérapuof high risk gestational trophoblaste tumor.* Cochrane Database Syst Rev 2006; 3:CD00196.

Cancer du sein

ALI D, STEVENS D. *Exclusive and adjuvant radiotherapy in breast cancer patients with synchronous metastase.* BMC Cancer 2010, 17; 10:630.

AMADORI D, AGLIETTA M, ALESSI B et al. *Efficacy and safety of 12-weekly versus 4-weekly zoledronic acid for prolonged treatment of patients with bone metastases from breast cancer (ZOOM): a phase 3, open-label, randomised, non-inferiority trial*. Lancet Oncol. 2013; 14:663-70.

ANDERSEN MR, SWEET E, HAGER S et al. *Effects of Vitamin D Use on Health-Related Quality of Life of Breast Cancer Patients in EarlySurvivorship*. Integr Cancer Ther. 2019; 18:1534735418822056

ANDRÉ F, CIRUELOS E, RUBOVSZKY G. *Alpelisib (ALP) + fulvestrant (FUL) for advanced breast cancer (ABC): results of the Phase 3 SOLAR-1 trial. Proceedings of the ESMO Conference 2018*. Ann Oncol. 2018: Abstr. LBA3.

BADWE R, HAWALDAR R, NAIR N et al. *Locoregional treatment versus no treatment of the primary tumour in metastatic breast cancer: an open-label randomised controlled trial.* Lancet Oncol. 2015;16:1380–1388.

BASELGA J, CAMPONE M, PICCART M, BURRIS HA 3rd et al. *Everolimus in postmenopausal hormone-receptor-positive advanced breast cancer.* N Engl J Med. 2012; 366:520-9.

BEAR HD, ANDERSON S, SMITH RE, GEYER CE Jr et al. *Sequential preoperative or postoperative docetaxel added to preoperative doxorubicin plus cyclophosphamide for operable breast cancer: National Surgical Adjuvant Breast and Bowel Project Protocol B-27. Extrapolation du schéma d'étude NSABP-B27 (Aberdeen).* J Clin Oncol. 2006, 24:2019-27.

BEDARD PL, DI LEO A, and PICCAT-GEBHART MJ *Taxanes: optimizing adjuvant chemotherapy for early-stage breast cancer. Nat Rev* Clin Oncol 2010; 7:22-36.

BELKACEMI Y, FOURQUET A, CUTULI B, BOURGIER C et al. *Radiotherapy for invasive breast cancer: guidelines for clinical practice from the French expert review board of Nice/Saint-Paul de Vence*. Crit Rev Oncol Hematol. 2011; 79:91-102.

BERGH J, JÖNSSON PE, LIDBRINK EK et al. *FACT: an open-label randomized phase III study of fulvestrant and anastrozole in combination compared with anastrozole alone as first-line therapy for patients with receptor-positive postmenopausal breast cancer*. J Clin Oncol. 2012; 30:1919-25.

BORDELEAU L, PANCHAL S, GOODWIN P. *Prognosis of BRCA-associated breast cancer: a summary of evidence.* Breast Cancer Res Treat. 2010; 119:13-24.

BRENNER DJ, SHURYAK I, JOZSEF G, DEWYNGAERT KJ et al. *Risk and risk reduction of major coronary events associated with contemporary breast radiotherapy.* JAMA Intern Med. 2014; 174:158-60.

BRIA E, NISTICO C, CUPPONE F et al. *Benefit of taxanes as adjuvant chemotherapy for early breast cancer: pooled analysis of 15,500 patients*. Cancer. 2006; 106:2337-44.

BURSTEIN HJ, LACCHETTI C, GRIGGS JJ. *Adjuvant Endocrine Therapy for Women with Hormone Receptor-Positive Breast Cancer: ASCO Clinical Practice Guideline Focused Update.* J Oncol Pract. 2019;15:106-107.

CARDOSO F et al. *ESO-ESMO 2nd international consensus guidelines for advanced breast cancer (ABC2). Ann Oncol.2014 OCT; 25 (10):1871-88:doi:10.1093/annonc/mdu385*. Epub 2014 Sept18.

CARDOSO F, SENKUS E, COSTA A et al. *4th ESO-ESMO international consensus guidelines for advanced breast cancer (ABC4).* Ann Oncol. 2018; 29:1634-57

CECCHINI MJ, YU E, POTVIN K, D'SOUZA D et al. *Concurrent or Sequential Hormonal and Radiation Therapy in Breast Cancer: A Literature Review.* Cureus. 2015; 7:e364.

CHIA S, GRADISHAR W, MAURIAC L et al. *Double-blind, randomized placebo controlled trial of fulvestrant compared with exemestane after prior nonsteroidal aromatase inhibitor therapy in postmenopausal women with hormone receptor-positive, advanced breast cancer: results from EFECT.* J Clin Oncol. 2008; 26:1664-70.

CITRON ML, BERRY DA, CIRRINCIONE C, HUDIS C et al. *Randomized trial of dosedense versus conventionally scheduled and sequential versus concurrent combination chemotherapy as postoperative adjuvant treatment of nodepositive primary breast cancer: first report of Intergroup Trial C9741/Cancer and Leukemia Group B Trial 9741.* J Clin Oncol. 2003;21:1431-9.

CLARKE M, COLLINS R, DARBY S, DAVIES S et al. *Effects of radiotherapy and of differences in the extent of surgery for early breast cancer on local recurrence and 15 yer survival: an overview of the randomized trials.* Lancet 2005 ; 366: 2087-106

CLARKE M, COLLINS R, DARBY S, DAVIES S et al. *Effects of radiotherapy and of differences in the extent of surgery for early breast cancer on local recurrence and 15 year survival: an overview of the randomized trials.* Lancet 2005; 366: 2087-106

COATES AS, WINER EP, GOLDHIRSCH A, GELBER RD et al. *tailoring therapies--improving the management of early breast cancer: St Gallen International Expert Consensus on the Primary Therapy of Early Breast Cancer 2015.* Ann Oncol. 2015; 26:1533-46

CORONA SP, ROVIELLO G, STRINA C, MILANI M *Efficacy of extended aromatase inhibitors for hormone-receptor-positive breast cancer: A literature-based meta-analysis of randomized trials.* Breast. 2019; 46:19-24.

CONFORTI F, PALA L. *Exemestane Plus Ovarian Function Suppression Is the Best Adjuvant Treatment of Premenopausal Women With*

EndocrineResponsive Breast Cancer at Higher Risk of Relapse and With HER2-Negative Tumors. J Clin Oncol. 2019:JCO1900559.

CRISTOFANILLI M, TURNER NC, and BONDARENKO I et al. *Fulvestrant plus palbociclib versus fulvestrant plus placebo for treatment of hormone-receptor-positive, HER2-negative metastatic breast cancer that progressed on previous endocrine therapy (PALOMA-3): final analysis of the multicentre, double-blind, phase 3 randomised controlled trial.* Lancet Oncol. 2016; 17:425-439.

CURIGLIANO G, BURSTEIN HJ, P WINER E, GNANT M et al. *De-escalating and escalating treatments for early-stage breast cancer: the St. Gallen International Expert Consensus Conference on the Primary Therapy of Early Breast Cancer 2017.* Ann Oncol. 2017 ; 28:1700-1712

CUTULI B, DE LAFONTAN B, VITALI E, COSTA L et al. *Breast conserving treatment (BCT) for stage I-II breast cancer in elderly women: analysis of 927 cases.* Crit Rev Oncol Hematol. 2009 ; 71:79-88.

CUTULI B. HYPOFRACTIONATED WHOLE BREAST IRRADIATION (WBRT): *Results and indications.* Cancer Radiother. 2016; 20:567-71

DARBY SC, EWERTZ M, MCGALE P, BENNET AM et al. *Risk of ischemic heart disease in women after radiotherapy for breast cancer.* N Engl J Med. 2013; 368:987-98.

DAVIES C, GODWIN J, GRAY R, CLARKE M, et al. Early Breast Cancer Trialists' Collaborative Group (EBCTCG), *Relevance of breast cancer hormone receptors and other factors to the efficacy of adjuvant tamoxifen: patient-level meta-analysis of randomised trials.* Lancet. 2011; 378:771-84.

DAVIES C, PAN H, GODWIN J, GRAY R et al. *Long-term effects of continuing adjuvant tamoxifen to 10 years versus stopping at 5 years after diagnosis of oestrogen receptor-positive breast cancer: ATLAS, a randomised trial.* Lancet. 2013 Mar 9; 381(9869):805-16.

DEL MASTRO L, DE PLACIDO S, BRUZZI P, DE LAURENTIIS M et al. *Fluorouracil and dose-dense chemotherapy in adjuvant treatment of patients with early-stage breast cancer: an open-label, 2 × 2 factorial, randomised phase 3 trial.* Lancet. 2015; 385:1863-72.

DI LEO A, JERUSALEM G, PETRUZELKA L et al. *Results of the CONFIRM phase III trial comparing fulvestrant 250 mg with fulvestrant 500 mg in postmenopausal women with estrogen receptor-positive advanced breast cancer.*

DI LEO et al. Final *Overall survival: fulvestrant 500mg vs 250mg in the randomized CONFIRM trial.* J Natt Cancer Inst 2014; 106:dj337.

DIRECTOIRE DE CHIRURGIE PLASTIQUE, RECONSTRUCTRICE & ESTHETIQUE, 22 NOVEMBRE 2018 Recommandations du Directoire Professionnel des Plasticiens relatives aux implants mammaires et au risque de LAGC

DIXON JM, RENSHAW L, MACASKILL EJ, YOUNG O et al. *Increase in response rate by prolonged treatment with neoadjuvant letrozole.* Breast Cancer Res Treat. 2009; 113:145-51.

DONKER M, STRAVER ME, VAN TIENHOVEN G, VAN DE VELDE CJ et al. *Comparison of the sentinel node procedure between patients with multifocal and unifocal breast cancer in the EORTC 10981-22023 AMAROS Trial: identification rate and nodal outcome*. Eur J Cancer. 2013; 49:2093-100.

DONKER M, VAN TIENHOVEN G, STRAVER ME, MEIJNEN P et al. *Radiotherapy or surgery of the axilla after a positive sentinel node in breast cancer (EORTC 10981-22023 AMAROS): a randomised, multicentre, openlabel, phase 3 non-inferiority trial.* Lancet Oncol. 2014;15:1303-10.

DORE M, CUTULI B, CELLIER P, CAMPION L et al. Hypofractionated irradiation in elderly patients with breast cancer after breast conserving surgery and mastectomy: Analysis of 205 cases. Radiat Oncol. 2015; 10:161.

EARLY BREAST CANCER TRIALISTS' COLLABORATIVE GROUP (EBCTCG), COLEMAN R, POWLES T, PATERSON A et al. *Adjuvant bisphosphonate treatment in early breast cancer: meta-analyses of individual patient data from randomised trials.* Lancet. 2015; 386:1353-61.

EARLY BREAST CANCER TRIALISTS' COLLABORATIVE GROUP (EBCTCG), DARBY S, MCGALE P, CORREA C, TAYLOR C. *Effect of radiotherapy after breast-conserving surgery on 10-year recurrence and 15-year breast cancer death: meta-analysis of individual patient data for 10,801 women in 17 randomised trials.* Lancet. 2011 12; 378:1707-16.

EARLY BREAST CANCER TRIALISTS' COLLABORATIVE GROUP (EBCTCG). *Increasing the dose intensity of chemotherapy by more frequent administration or sequential scheduling: a patient-level meta-analysis of 37 298 women with early breast cancer in 26 randomised trials*. Lancet. 2019 ; 393:1440-1452.

EARLY BREAST CANCER TRIALISTS' COLLABORATIVE GROUP (EBCTCG). *Long-term outcomes for neoadjuvant versus adjuvant chemotherapy in early breast cancer: meta-analysis of individual patient data from ten randomised trials*. Lancet Oncol. 2018; 19:27-39.

EIERMANN W, PIENKOWSKI T, CROWN J, SADEGHI S et al. *Phase III study of doxorubicin/cyclophosphamide with concomitant versus sequential docetaxel as adjuvant treatment in patients with human epidermal growth factor receptor 2-normal, node-positive breast cancer: BCIRG-005 trial*. J Clin Oncol. 2011; 29:3877-84.

FINN RS, CROWN JP, LANG I et al. *The cyclin-dependent kinase 4/6 inhibitor palbociclib in combination with letrozole versus letrozole alone as first-line treatment of oestrogen receptorpositive, HER2-negative, advanced breast cancer (PALOMA-1/TRIO-18): a randomised phase 2 study*. Lancet Oncol. 2015;16:25-35.

FINN RS, MARTIN M, RUGO HS ET AL. *Palbociclib and letrozole in advanced breast cancer.* N Engl J Med. 2016;375(20): 1925–1936.

FOURQUET A, KIROVA Y, BOLLET MA, TOURNAT H et al. *Méta analyses des effets de la radiothérapie dans le cancer du sein : la preuve absolue ?* Cancer Radiotherapy, 2008; 12: 554-8

FRANCIS PA, REGAN MM, FLEMING GF, LÁNG I et al. *Adjuvant ovarian suppression in premenopausal breast cancer.* N Engl J Med. 2015; 372:436-46.

FRENCH EPIRUBICIN STUDY GROUP. *Benefit of a high-dose epirubicin regimen in adjuvant chemotherapy for node-positive breast cancer patients with poor prognostic factors: 5-year follow-up results of French Adjuvant Study Group 05 randomized trial.* J.Clin.Oncol. 2001, 19 : 602-11.

GALIMBERTI V, COLE BF, ZURRIDA S, VIALE G et al. *Axillary dissection versus no axillary dissection in patients with sentinel-node micrometastases (IBCSG 23-01): a phase 3 randomised controlled trial.* Lancet Oncol. 2013; 14:297-305.

GASPAINI G et al. *Randomized phase II trial of weekly paclitaxel alone versus trastuzumab plus weekly paclitaxel as first line therapy of patients with HER2positive advanced breast cancer.* Breast Cancer Res.Treat.101 (2007):355-365.

GIANNI L, PIENKOWSKI T, IM YH, ROMAN L *et al. Efficacy and safety of neoadjuvant pertuzumab and trastuzumab in women with locally advanced, inflammatory, or early HER2-positive breast cancer (NeoSphere): a randomised multicentre, open-label, phase 2 trial.* Lancet Oncol. 2012; 13:25-32.

GIBSON et al. *Aromatase inhibitors for treatment of advanced breast cancer in premenopausal women.* Cochrane Database Syst Rev 2009.

GIULIANO AE, HUNT KK, BALLMAN KV, BEITSCH PD, et al. *Axillary dissection vs no axillary dissection in women with invasive breast cancer and sentinel node metastasis: a randomized clinical trial* JAMA. 2011; 305:569-575.

GIULIANO AE, MCCALL L, and BEITSCH P, WHITWORTH PW et al. *Locoregional recurrence after sentinel lymph node dissection with or without axillary dissection in patients with sentinel lymph node metastases: the American College of Surgeons Oncology Group Z0011 randomized trial.* Ann Surg. 2010; 252:426-32;

GOETZ MP, TOI M, CAMPONE M et al. *MONARCH 3: abemaciclib as initial therapy for advanced breast cancer.* J Clin Oncol. 2017; 35: 3638–3646.

GOLDHIRSCH A, WINER EP, COATES AS, GELBER RD et al. *personalizing the treatment of women with early breast cancer: highlights of the St Gallen International Expert Consensus on the Primary Therapy of Early Breast Cancer 2013.* Ann Oncol. 2013; 24:2206-23.

GOLDHIRSCH A, WOOD WC, COATES AS, GELBER RD et al. *Strategies for subtypes--dealing with the diversity of breast cancer: highlights of the St. Gallen International Expert Consensus on the Primary Therapy of Early Breast Cancer 2011.* Ann Oncol. 2011; 22:1736-47.

GOSS PE, INGLE JN, MARTINO S, ROBERT NJ et al. *Randomized trial of letrozole following tamoxifen as extended adjuvant therapy in receptor-positive breast cancer: updated findings from NCIC CTG MA.17.* J Natl Cancer Inst. 2005; 97:1262-71.

GOSS PE, INGLE JN, PRITCHARD KI, NICHOLAS J et al. *A randomized trial (MA.17R) of extending adjuvant letrozole for 5 years after completing an initial 5 years of aromatase inhibitor therapy alone or preceded by tamoxifen in postmenopausal women with early-stage breast cancer.*

GRAY RG, REA D, HANDLEY K, BOWDEN SJ et al. *aTTom: Long-term effects of continuing adjuvant tamoxifen to 10 years versus stopping at 5 years in 6,953 women with early breast cancer.* J Clin Oncol 31, 2013 (suppl; abstr 5)

HAMIZI S, FREYER G, BAKRIN N et al. *Subcutaneous trastuzumab: development of a new formulation for treatment of HER2-positive early breast cancer.* Onco Targets Ther. 2013; 6:89-94.

HAMIZI S, FREYER G, BAKRIN N, HENIN E et al. *Subcutaneous trastuzumab: development of a new formulation for treatment of HER2-positive early breast cancer.* Onco Targets Ther. 2013; 6:89-94.

HAS, JUILLET 2015 RAPPORT D'EVALUATION : *Techniques de reconstruction après ablation d'implant mammaire dans le contexte d'un LAGC-AIM*

HAVILAND JS, OWEN JR, DEWAR JA, AGRAWAL RK et al. *The UK Standardisation of Breast Radiotherapy (START) trials of radiotherapy hypofractionation for treatment of early breast cancer: 10-year follow-up results of two randomised controlled trials.* Lancet Oncol. 2013; 14:1086-94.

HEEMSKERK-GERRITSEN BA, ROOKUS MA, AALFS CM, AUSEMS MG et al. *Improved overall survival after contralateral risk-reducing mastectomy in BRCA1/2 mutation carriers with a history of unilateral breast cancer: a prospective analysis.* Int J Cancer. 2015 ; 136:668-77

HENNEQUIN C, BOSSARD N, SERVAGI-VERNAT S, MAINGON P et al. *Ten-year survival results of a randomized trial of irradiation of internal mammary nodes after mastectomy.* Int J Radiat Oncol Biol Phys. 2013;86:860-6.

HENNEQUIN C, FOURQUET A. *Controverse sur l'irradiation de la chaîne mammaire interne dans le cancer du sein.* Cancer Radiother. 2014; 18:351-5.

HOFER S, MENGELE K, STEMMLER HJ et al. *Intrathecal trastuzumab: dose matters.* Acta Oncol. 2012; 51:955-6.

HORLOBAGYI GN et al. *Efficacy and safety of continued zoledonic acid every 4 weeks versus 12 weeks in women with bone metastasis from breast cancer: results of OPTIMIZE-2 trial.* ASCO abstracts 2014; 32: LBA9500.

HORTOBAGYI GN, LIPTON A, CHEW HK et al. *Efficacy and safety of continued zoledronic acid every 4 weeks versus every 12 weeks in women with bone metastases from breast cancer: Results of the OPTIMIZE-2 trial.* J Clin Oncol 32:5s, 2014 (suppl; abstr LBA9500)

HORTOBAGYI GN, STEMMER SM, BURRIS HA et al. *Ribociclib as First-Line Therapy for HR-Positive, Advanced Breast Cancer.* N Engl J Med. 2016; 375:1738-1748.

HUOBER J, VON MINCKWITZ G, AND DENKERT C, and TESCH H et al. *Effect of neoadjuvant anthracycline-taxane-based chemotherapy in different biological breast cancer phenotypes: overall results from the GeparTrio study.* Breast Cancer Res Treat. 2010; 124:133-40.

INCa-HAS *Recherche de déficit en dihydropyrimidine deshydrogénase en vue de prévenir certaines toxicités sévères survenant sous traitement comportant des fluoropyrimidines Recommandations et référentiels* - Décembre 2018

INSTITUT NATIONAL DU CANCER. *Recommandations professionnelles. Chirurgie prophylactique des cancers avec prédisposition génétique - Cancer du sein*. Août 2009.

ISHITOBI M, SHIBA M, NAKAYAMA T, MOTOMURA K et al. *Treatment sequence of aromatase inhibitors and radiotherapy and long-term outcomes of breast cancer patients*. Anticancer Res. 2014; 34:4311-4.

JOHNSTON SR, KILBURN LS, ELLIS P et al. *Fulvestrant plus anastrozole or placebo versus exemestane alone after progression on non-steroidal aromatase inhibitors in postmenopausal patients with hormone-receptor-positive locally advanced or metastatic breast cancer (SoFEA): a composite, multicentre, phase 3 randomised trial*. Lancet Oncol. 2013; 14:989-98.

JONES S.E., SAVIN M.A., HOLMES F.A., O'SHAUGHNESSY J.A. et al. *Phase III trial comparing doxorubicin plus cyclophosphamide with docetaxel plus cyclophosphamide as adjuvant therapy for operable breast cancer*. J.Clin.Oncol 2006, 24: 5381-87.

KAIDAR-PERSON O, VROU OFFERSEN B, HOL S, ARENAS M et al. *ESTRO ACROP consensus guideline for target volume delineation in the setting of postmastectomy radiation therapy after implant-based immediate reconstruction for early stage breast cancer*. Radiother Oncol. 2019; 137:159-166.

KAUFMANN M, HORTOBAGYI GN, GOLDHIRSCH A, SCHOLL S et al. *Recommendations from an international expert panel on the use of n eoadjuvant systemic treatment of operable breast cancer: an update*. J Clin Oncol. 2006; 24, 1940-1949.

KRONOWITZ SJ, LAM C, TEREFE W, HUNT KK et al. *A multidisciplinary protocol for planned skin-preserving delayed breast reconstruction for patients with locally advanced breast cancer requiring postmastectomy radiation therapy: 3-year follow-up. Plast Reconstr Surg.* 2011; 127:2154-66.

LANG I, BRODOWICZ T, RYVO L et al. *Bevacizumab plus paclitaxel versus bevacizumab plus capecitabine as first-line treatment for HER2-negative metastatic breast cancer: interim efficacy results of the randomised, open-label, non-inferiority, phase 3 TURANDOT trial*. Lancet Oncol. 2013; 14:125-33.

LEE SJ, TOI M, LEE ES, OHTANI S et al. *A phase III trial of adjuvant capecitabine in breast cancer patients with HER2-negative pathologic residual invasive disease after neoadjuvant chemotherapy (CREATE-X, JBCRG-04). 2015 San Antonio Breast Cancer Symposium*. Abstract S1-07. Presented December 9, 2015.

LITTON JK, RUGO HS, ETTL J et al. *Talazoparib in Patients with Advanced Breast Cancer and a Germline BRCA Mutation.* N Engl J Med. 2018; 379:753-763.

LOIBL S, O'SHAUGHNESSY J, UNTCH M, SIKOV WM et al. *Addition of the PARP inhibitor veliparib plus carboplatin or carboplatin alone to standard neoadjuvant chemotherapy in triple-negative breast cancer (BrighTNess): a randomised, phase 3 trial.* Lancet Oncol. 2018; 19:497-509.

LOMBARDI G, ZUSTOVICH F, FARINA P et al. *Neoplastic meningitis from solid tumors: new diagnostic and therapeutic approaches*. Oncologist. 2011; 16:1175-88.

MASUDA N, IWATA H, RAI Y ET AL. *Monthly versus 3-monthly goserelin acetate treatment in pre-menopausal patients with estrogen receptor-positive early breast cancer.* Breast Cancer Res Treat. 2011; 126:443-51

MASUDA N, LEE SJ, OHTANI S, IM YH et al. *Adjuvant Capecitabine for Breast Cancer after Preoperative Chemotherapy.* N Engl J Med. 2017; 376:2147-2159.

MEHTA RS, BARLOW WE, ALBAIN KS et al. *Combination anastrozole and fulvestrant in metastatic breast cancer*. N Engl J Med. 2012; 367:435-44.

METCALFE K, GERSHMAN S, GHADIRIAN P, LYNCH HT et al. *Contralateral mastectomy and survival after breast cancer in carriers of BRCA1 and BRCA2 mutations: retrospective analysis*. BMJ. 2014; 348:g226.

METCALFE K, GERSHMAN S, LYNCH HT, GHADIRIAN P et al. *Predictors of contralateral breast cancer in BRCA1 and BRCA2 mutation carriers.* Br J Cancer. 2011; 104:1384-92.

METCALFE K, LYNCH HT, GHADIRIAN P, TUNG N et al. *Contralateral breast cancer in BRCA1 and BRCA2 mutation carriers*. J Clin Oncol. 2004; 22:2328-35.

METCALFE KA, CIL TD, and SEMPLE JL, LI LD et al. *Long-Term Psychosocial Functioning in Women with Bilateral Prophylactic Mastectomy: Does Preservation of the Nipple-Areolar Complex Make a Difference?* Ann Surg Oncol. 2015; 22:3324-30.

METCALFE KA, KIM-SING C, GHADIRIAN P, SUN P et al. *Health care provider recommendations for reducing cancer risks among women with a BRCA1 or BRCA2 mutation.* Clin Genet. 2014; 85:21-30.

MILES D, ZIELINSKI C, MARTIN M et al. *Combining capecitabine and bevacizumab in metastatic breast cancer: a comprehensive review. Eur J Cancer. 2012; 48:482-91.* Breast Cancer Res Treat. 2012; 136:503-11.

MILLER K et al. *Paclitaxel plus bevacizumab versus paclitaxel alone for metastatci breast cancer*. NEngl.J.Mzd.357 (2007):2666-2676.

MØLLER P1, STORMORKEN A, JONSRUD C, HOLMEN MM et al. *Survival of patients with BRCA1-associated breast cancer diagnosed in an MRI-based surveillance program*. Breast Cancer Res Treat. 2013; 139:155-61

NITZ U, GLUZ O, CLEMENS M, MALTER W et al. *West German Study PlanB Trial: Adjuvant Four Cycles of Epirubicin and Cyclophosphamide Plus Docetaxel Versus Six Cycles of Docetaxel and Cyclophosphamide in HER2-Negative Early Breast Cancer.* J Clin Oncol. 2019; 37:799-808.

NOGUCHI S, KIM HJ, JESENA A et al. *Phase 3, open-label, randomized study comparing 3-monthly with monthly goserelin in pre-menopausal women with estrogen receptor-positive advanced breast cancer*. Breast Cancer. 2016; 23:771-9

NWALLGREN A, BONETTI M, GELBER RD, GOLDHIRSCH A et al. *Risk factors for loco regional recurrence among breast cancer patients: results from International Breast cancer Study group Trials I through VII*. J Clin Oncol 2003; 21: 1205-13

OGER AS, CLASSE JM, INGSTER O, MORIN-MESCHIN ME et al. *Prophylactic surgery in patients mutated BRCA or high risk: retrospective study of 61 patients in the ICO*. Ann Chir Plast Esthet. 2015 ; 60:19-25.

OVERGAARD M, HANSEN PS, OVERGAARD J, HANSSEN PS et al. *Post operative radiotherapy in high risk pre menopausal women with breast cancer who receive adjuvant chemotherapy. Danish Breast Cancer Cooperative group 82b Trial.* N. Eng. J.Medicine 1997; 337:949-55

OVERGAARD M, JENSSEN MB, OVERGAARD J, ROSE C, et al. *Post operative radiotherapy in high risk post menopausal breast cancer patients given adjuvant tamoxifen . Danish Breast Cancer Cooperative group 82c Trial.* Lancet 1999; 353: 1641-8

OVERGAARD M, NIELSEN HM, OVERGAARD J. *Is the benefit of postmastectomy irradiation limited to patients with four or more positive nodes as recommended in international consensus report*? Radiother Oncol. 2007; 82:247-53.

PAGANI O, REGAN MM, WALLEY BA, FLEMING GF et al. *Adjuvant exemestane with ovarian suppression in premenopausal breast cancer.* N Engl J Med. 2014 Jul 10; 371(2):107-18

PAN K, BOSSERMAN LD, CHLEBOWSKI RT. *Ovarian Suppression in Adjuvant Endocrine Therapy for Premenopausal Breast Cancer*. J Clin Oncol. 2019 ; 37:858-861

PERRONE F, NUZZO F, DI RELLA F, GRAVINA A et al. *Weekly docetaxel versus CMF as adjuvant chemotherapy for older women with early breast cancer: final results of the randomized phase III ELDA trial.* Ann Oncol. 2015 ; 26:675-82.

PETO R, DAVIES C, GODWIN J, GRAY R et al. Early Breast Cancer Trialists' Collaborative Group (EBCTCG), Comparisons *between different polychemotherapy regimens for early breast cancer: meta-analyses of long-term outcome among 100,000 women in 123 randomised trials*. Lancet. 2012; 379:432-44.

PETO R, DAVIES et al. *Comparisons between different polychemotherapy regimes for early breast cancer: meta-analysises of logn-term outcome among 100.000 women in 123 randomised trials*. Lancet 2012; 379: 432-444.

PETRELLI F, CABIDDU M, COINU A, BORGONOVO K et al. *Adjuvant dose-dense chemotherapy in breast cancer: a systematic review and meta-analysis of randomized trials.* Breast Cancer Res Treat. 2015; 151:251-9.

PETRELLI F, COINU A, LONATI V, CABIDDU M et al. *Neoadjuvant dose-dense chemotherapy for locally advanced breast cancer: a meta-analysis of published studies.* Anticancer Drugs. 2016; 27:702-8

PILEWSKIE M, MORROW M, *Margins in breast cancer: How much is enough?* Cancer. 2018 124:1335-134

POLGÁR C, VAN LIMBERGEN E, PÖTTER R, KOVÁCS G et al. *Patient selection for accelerated partial-breast irradiation (APBI) after breast-conserving surgery: recommendations of the Groupe Européen de Curiethérapie-European Society for Therapeutic Radiology and Oncology (GEC-ESTRO) breast cancer working group based on clinical evidence (2009).* Radiother Oncol. 2010; 94:264-73.

POORTMANS PM, COLLETTE S, KIRKOVE C, VAN LIMBERGEN E et al. *Internal Mammary and Medial Supraclavicular Irradiation in Breast Cancer.* N Engl J Med. 2015; 373:317-27.

RADIOTHERAPIE DES CANCERS DU SEIN EN 2012 : *quelles stratégies ?* Cancer Radiother. 2012; 16:493-502

RAGAZ J, OLIVOTTOIA, SPINELLI J, PHILIPS N, et al. *Loco regional radiation therapy in patients with high risk breast cancer receiving adjuvant chemotherapy: 20 years results of the British Columbia randomized trial.* J Natl Cancer Inst 2005; 97: 116-26

RAPHAEL MJ, BIAGI JJ, KONG W, MATES M et al. *The relationship between time to initiation of adjuvant chemotherapy and survival in breast cancer: a systematic review and meta-analysis.* Breast Cancer Res Treat. 2016; 160:17-28.

RECOMMANDATIONS PROFESSIONELLES DE L'INCA : http://www.e-cancer.fr/soins/recommandations/cancers-du-sein

RECOMMANDATIONS PROFESSIONNELLES DE L'INCA : *cancer du sein infiltrant non métastatique : questions d'actualité, juillet 2012. n°4 : quelles sont les indications de la surimpression du lit tumoral (boost) ? p23-27 n°5 : quelles sont les indications d'un schéma d'irradiation mammaire hypofractionné ? p28-34 n°6 : quelles sont les indications de l'irradiation partielle mammaire ? p35-39 n°7 : quelles sont les indications de l'irradiation*

RENOULT F, MARCHAL C, BRUNAUD C, HARTER V et al. *Safety and efficacy of whole breast irradiation with a concomitant boost: analysis of 121 cases treated at the Institute of Cancerology of Lorraine*. Cancer Radiother. 2014; 18:165-70.

RIDKER PM, BURING JE, RIFAI N, COOK NR. *Development and validation of improved algorithms for the assessment of global cardiovascular risk in women: the Reynolds Risk Score.* JAMA. 2007; 297:611-9.

RIJNSBURGER AJ1, OBDEIJN IM, KAAS R, TILANUS-LINTHORST MM et al. *BRCA1-associated breast cancers present differently from BRCA2-associated and familial cases: long-term follow-up of the Dutch MRISC Screening Study.* J Clin Oncol. 2010; 28:5265-73

ROBERTSON JF, LINDEMANN JP, LLOMBART-CUSSAC A et al. *Fulvestrant 500 mg versus anastrozole 1 mg for the first-line treatment of advanced breast cancer: follow-up analysis from the randomized 'FIRST' study.* Breast Cancer Res Treat. 2012; 136:503-11.

ROBERTSON JFR, BONDARENKO IM, TRISHKINA E et al. *Fulvestrant 500 mg versus anastrozole 1 mg for hormone receptor-positive advanced breast cancer (FALCON): an international, randomised, double-blind, phase 3 trial.* Lancet. 2016; 388:2997-3005.

ROBSON M, IM SA, SENKUS E et al. *Olaparib for Metastatic Breast Cancer in Patients with a Germline BRCA Mutation*. N Engl J Med. 2017; 377:523-533.

ROCHE, H., P. FUMOLEAU, M. SPIELMANN, J. L. CANON, et al. *Sequential adjuvant epirubicin-based and docetaxel chemotherapy for node-positive breast cancer patients: the FNCLCC PACS 01 Trial.* J.Clin.Oncol. 2006, 24 : 5664-71.

ROMOND EH, PEREZ EA, BRYANT J, SUMAN VJ et al. *Trastuzumab plus adjuvant chemotherapy for operable HER2-positive breast cancer.* N Engl J Med. 2005; 353:1673-84.

ROMOND TH, PEREZ E et al. *Trastuzumab plus chemotherapy for operative HER2 positive breast cancer.*N Engl J Med 2005; 353:1673-1684.

ROSSI L, BIAGIONI C MCCARTNEY A, MIGLIACCIO I et al. *Clinical outcomes after palbociclib with or without endocrine therapy in postmenopausal women with hormone receptor positive and HER2-negative metastatic breast cancer enrolled in the TREnd trial.* Breast Cancer Res. 2019; 21:71.

SATALOFF DM, MASON BA, PRESTIPINO AJ, SEINIGE UL, LIEBER CP, BALOCH Z. *Pathologic response to induction chemotherapy in locally advanced carcinoma of the breast: a determinant of outcome*. J Am Coll Surg. mars 1995; 180(3):297- 306.

SCHMID P, ADAMS S, RUGO HS et al. *Atezolizumab and Nab-Paclitaxel in Advanced Triple-Negative Breast Cancer.* N Engl J Med. 2018; 379:2108-2121.

SCHNEEWEISS A, CHIA S, HICKISH T, HARVEY V et al. *Pertuzumab plus trastuzumab in combination with standard neoadjuvant anthracycline-containing and anthracycline-free chemotherapy regimens in patients with HER2-positive early breast cancer: a randomized phase II cardiac safety study (TRYPHAENA)*. Ann Oncol. 2013; 24:2278-84.

SENKUS E, KYRIAKIDES S, OHNO S, PENAULT-LLORCA F et al. *Primary breast cancer: ESMO Clinical Practice Guidelines for diagnosis, treatment and follow-up*. Ann Oncol. 2015 ; 26 Suppl 5:v8-30.

SHAO N, WANG S, YAO C et al. *Sequential versus concurrent anthracyclines and taxanes as adjuvant chemotherapy of earlybreast cancer: a meta – analysis of phase III randomized control trial*. Breast 2012; 21: 389-393.

SLAMON D et al. *Adjuvant trastuzumab in HER2 positive breast cancer* .NEngl J Med 2011; 365:1273-1283.

SLAMON D, EIERMANN W, ROBERT N, PIENKOWSKI T et al. *Breast Cancer International Research Group. Adjuvant trastuzumab in HER2-positive breast cancer.* N Engl J Med. 2011; 365:1273-83.

SLAMON DJ, NEVEN P, CHIA S et al. *Phase III randomized study of Ribociclib and Fulvestrant in hormone receptor-positive, human epidermal growth factor receptor 2-negative advanced breast cancer: MONALEESA-3.* J Clin Oncol 2018; 36:2465–2472.

SLEDGE GW JR, TOI M, and NEVEN P ET AL. MONARCH 2: *abemaciclib in combination with fulvestrant in women with HR+/HER2- advanced breast cancer who had progressed while receiving endocrine therapy.* J Clin Oncol. 2017; 35: 2875–2884.

SMITH I, PIERGA JY, BIGANZOLI L et al. *Final overall survival results and effect of prolonged (≥ 1 year) first-line bevacizumab-containing therapy for metastatic breast cancer in the ATHENA trial.* Breast Cancer Res Treat. 2011; 130:133-43.

SORAN A, OZMEN V, OZBAS S et al. *Randomized Trial Comparing Resection of Primary Tumor with No Surgery in Stage IV Breast Cancer at Presentation: Protocol MF07-01.* Ann Surg Oncol. 2018; 25:3141-3149.

SPARANO JA, ZHAO F, MARTINO S, LIGIBEL JA et al. *Long-Term Follow-Up of the E1199 Phase III Trial Evaluating the Role of Taxane and Schedule in Operable Breast Cancer.* J Clin Oncol. 2015; 33:2353-60.

SSO/ASTRO/ASCO *Consensus Guideline on Margins for Breast Conserving Surgery (BCS) with Whole Breast Irradiation in Ductal Carcinoma in Situ Septembre 2016*

START TRIALISTS GROUP, BENTZEN SM, AGRAWAL RK, AIRD EG, BARRETT JM et al. *The UK Standardisation of Breast Radiotherapy (START) Trial A of radiotherapy hypofractionation for treatment of early breast cancer: a randomised trial.* Lancet Oncology 2008; 9:331-41.

START TRIALISTS GROUP, BENTZEN SM, AGRAWAL RK, AIRD EG, BARRETT JM et al. *The UK Standardisation of Breast Radiotherapy (START) Trial B of radiotherapy hypofractionation for treatment of early breast cancer: a randomised trial.* Lancet 2008; 371:1098-107.

STEVENS D, BRAIN E, FLOIRAS JL et al. *Breast cancer with synchronous metastases: survival impact of exclusive locoregional radiotherapy.* J Clin Oncol. 2009; 27:1375-81.

STOPECK AT et al. *Denosumab compared with zoledronic acid for bone metastasis in patients with advanced breast cancer. randomized, double blind study.*J.Clin.Oncol 2010; 28:5132-5139.

STRNAD V, HANNOUN-LEVI JM, GUINOT JL, LÖSSL K et al. *Recommendations from GEC ESTRO Breast Cancer Working Group (I):*

Target definition and target delineation for accelerated or boost Partial Breast Irradiation using multicatheter interstitial brachytherapy after breast conserving closed cavity surgery. Radiother Oncol. 2015; 115:342-8.

STRNAD V, OTT OJ, HILDEBRANDT G, KAUER-DORNER D et al. *5-year results of accelerated partial breast irradiation using sole interstitial multicatheter brachytherapy versus whole-breast irradiation with boost after breast-conserving surgery for low-risk invasive and in-situ carcinoma of the female breast: a randomised, phase 3, non-inferiority trial*. Lancet. 2016; 387:229-38

SWAIN SM, KIM SB, CORTÉS J et al. *Pertuzumab, trastuzumab, and docetaxel for HER2-positive metastatic breast cancer (CLEOPATRA study): overall survival results from a randomised, double-blind, placebo-controlled, phase 3 study*. Lancet Oncol. 2013; 14:461-71.

TADROS AB, SMITH BD, SHEN Y, LIN H et al. *Ductal Carcinoma In Situ and Margins<2mm: Contemporary Outcomes With Breast Conservation*. Ann Surg. 2019; 269:150-157

TAMOXIFEN FOR EARLY BREAST CANCER: *an overview of the randomized trials. Early breast cancer trialist's collaborative group*. Lancet 1998; 351:1451-1467.

TAYLOR C, CORREA C, DUANE FK, AZNAR MC et al. *Estimating the Risks of Breast Cancer Radiotherapy: Evidence from Modern Radiation Doses to the Lungs and Heart and From Previous Randomized Trials*. J Clin Oncol. 2017; 35:1641-1649.

THORSEN LB, OFFERSEN B V, DANØ H, BERG M et al. *DBCG-IMN: A Population-Based Cohort Study on the Effect of Internal Mammary Node Irradiation in Early Node-Positive Breast Cancer*. J Clin Oncol. 2016; 34:314-20.

TOLANEY SM, BARRY WT, DANG CT, YARDLEY DA et al. *Adjuvant paclitaxel and trastuzumab for node-negative, HER2-positive breast cancer*. N Engl J Med. 2015; 372:134-41.

TOLANEY SM, BARRY WT, DANG CT, YARDLEY DA ET AL. *Adjuvant paclitaxel and trastuzumab for node-negative, HER2-positive breast cancer*. N Engl J Med. 2015; 372:134-41.

TRIPATHY D, IM SA, COLLEONI M et al. *Ribociclib plus endocrine therapy for premenopausal women with hormone-receptor-positive, advanced breast cancer (MONALEESA-7): a randomised phase 3 trial.* Lancet Oncol 2018; 19:904-915.

TRUONG PT, SADEK BT, LESPERANCE MF, ALEXANDER CS et al. *Is biological subtype prognostic of locoregional recurrence risk in women with pT1-2N0 breast cancer treated with mastectomy?* Int J Radiat Oncol Biol Phys. 2014; 88:57-64.

TUTT A, TOVEY H, CHEANG MCU et al. *A randomized phase III trial of carboplatin compared with docetaxel in BRCA1/2 mutated and pre-specified triple negative breast cancer "BRCAness"subgoups: the TNT trial.* Nat Med 2018; 24: 628-37.

VAN RAMSHORST MS, VAN DER VOORT A, VAN WERKHOVEN ED, MANDJES IA et al. *Neoadjuvant chemotherapy with or without anthracyclines in the presence of dual HER2 blockade for HER2-positive breast cancer (TRAIN-2): a multicentre, open-label, randomised, phase 3 trial.* Lancet Oncol. 2018 ; 19:1630-1640.

VERMA S1, MILES D, GIANNI L et al.*Trastuzumab emtansine for HER2-positive advanced breast cancer.* N Engl J Med. 2012; 367:1783-91.

VON MINCKWITZ G, HUANG CS, MANO MS, LOIBL S et al. *Trastuzumab Emtansine for Residual Invasive HER2-Positive Breast Cancer.* N Engl J Med. 2019; 380:617-628

VON MINCKWITZ G, HUANG CS, MANO MS, LOIBL S et al. *Trastuzumab Emtansine for Residual Invasive HER2-Positive Breast Cancer.* N Engl J Med. 2019; 380:617-628.

VON MINCKWITZ G, KÜMMEL S, VOGEL P, HANUSCH C et al. *Neoadjuvant vinorelbine-capecitabine versus docetaxel-doxorubicin-cyclophosphamide in early nonresponsive breast cancer: phase III randomized GeparTrio trial.* J Natl Cancer Inst. 2008; 100:542-51

VON MINCKWITZ G, PROCTER M, DE AZAMBUJA E, ZARDAVAS D et al. *Adjuvant Pertuzumab and Trastuzumab in Early HER2-Positive Breast Cancer.* N Engl J Med. 2017; 377:122-131

VRIELING C, VAN WERKHOVEN E, MAINGON P, POORTMANS P et al. *Prognostic Factors For Local Control in Breast Cancer After Long-term Follow-up in the EORTC Boost vs No Boost Trial: A Randomized Clinical Trial.* JAMA Oncol. 2016 Sep 8. [Epub ahead of print]

WEI CH, SCOTT AM, PRICE AN, MILLER HC et al. *Psychosocial and Sexual Well-Being Following Nipple-Sparing Mastectomy and Reconstruction.* Breast J. 2016; 22:10-7.

WHELAN TJ, OLIVOTTO IA, PARULEKAR WR, ACKERMAN I et al. *Regional Nodal Irradiation in Early-Stage Breast Cancer.* N Engl J Med. 2015; 373:307-16.

WHELAN TJ, PIGNOL JP, LEVINE MN, JULIAN JA et al. *Long-term results of hypofractionated radiation therapy for breast cancer.* N Engl J Med. TAYLOR C, DARBY SC. *Ischemic heart disease and breast cancer radiotherapy: the way forward.* JAMA Intern Med. 2014; 174:160-1.

WONG SM, FREEDMAN RA, SAGARA Y, AYDOGAN F et al. *Growing Use of Contralateral Prophylactic Mastectomy Despite no Improvement in Long-term Survival for Invasive Breast Cancer.* Ann Surg. 2017; 265:581-589

WOO SB et al. *Narrative (corrected) review: bisphosphonates and osteoporosis of the jaws.* Ann Intem Med 2006; 144:753-7561.

XU X, CHLEBOWSKI RT, SHI J, BARAC A et al. *Aromatase inhibitor and tamoxifen use and the risk of venous thromboembolism in breast cancersurvivors.* Breast Cancer Res Treat. 2019; 174:785-794.

YU KD, LIU GY, CHEN CM, LI JW et al. *Weekly paclitaxel/carboplatin/trastuzumab therapy improves pathologic complete remission in aggressive HER2-positive breast cancers, especially in luminal-B subtype, compared with a once-every-3-weeks schedule.* Oncologist. 2013; 18:511-7.

ZAGOURI F, SERGENTANIS TN, BARTSCH R et al. *Intrathecal administration of trastuzumab for the treatment of meningeal carcinomatosis in HER2-positive metastatic breast cancer: a systematic review and pooled analysis.* Breast Cancer Res Treat. 2013; 139:13-22.

Toxicite de traitement et conduite à tenir

D.KHAYAT, O. RIXE avec la collaboration de CH .BORET, G. AUTERC, M.WEIL. *Chimiotherapie anti cancéreuse : protocoles et traitements des effets secondaires*. Arnette 1994 .Lille / France.

Indice de KARNOSFKY:

The clinical evaluation of chemothérapeutic agents in cancer. Columbia University Press, New-York 1949; 191-205.

Webographie

Préface:

www.percée.fr>bagf_0004-5321_1936_num_73_2_1886

www.who-int>topics>Mortality

www.who.int>Principaux repères>Detail

www.un.org>objectifs-de-developpement-double

Cancer vulvaire:

file/// C:/Users/USER/Downloads/vulve-version-59-publiee-du-18-06-2020.pdf

Cancer du vagin:

file:/// C:/Users/USER/Downloads/vagin-version-21-publiee-du-18-06-2020.pdf

Cancer du col utérin :

File:///C:/Users/USER/Downloads/uterus-col-version-82-publiee-du-20-072020.pdf

Cancer de l'endomètre :

file:///C:/Users/USER/Downloads/Uterus-corps-endometre-version-75-publiéee-du-20-07-2020-pdf

Sarcome utérin :

file:///C://Users/USERS/Downloads/Sarcomes-de-l-uterus-version-57-publiee-du-20-07-2020.pdf

Cancer de la trompe :

Source : fr/Wp-content/Uploads./2017/10/r éferentiel-cancer-de-lovaire-2017m.pdf

Cancer ovarien :

file:///C:/Users/USER/Downloads/ovaire-version-117-publiee-du-07-08-2020%20(1).pdf

Choriocarcinome:

file:///C:/Users/USER/Downloads/Public_Reco_MTG_avril_2010_final.pdf

file:///C:/Users/USER/Desktop/EP%20EMA.pdf

http://guide.medlive.cn/

Cancer du sein

file:///C:/Users/Downloads/Sein-principes-de-prise-e–charge-version-373-publiée-du-10-01-2020.pdf.

Immunothérapie:

https://www.inserm-fr/information-en- sante/dossiers-information/immunothérapie -cancers

VACCINATION ANTI HPV:

https://vaccination- info –service-fr/Les –maladies- et- leurs-vaccins/infection- a- papillomavirus- humains-HPV

BEVACIZUMAB:

https://www.doctissimo.fr/medicament-AVASTIN-thm

PAZOPANIB:

https:/www.doctissimo-fr/medicament-VOTRIENT.htm.

TRASTUZUMAB:

https://en.wikipedia.org/wiki/Trastuzumab

PERTUZUMAB:

https:/fr.wikipedia.org/wiki/Pertuzumab

EMTANSINE:

https://www.doctissimo.fr/medicament-KADCYLA-thm

LAPATINIB:

https://www.doctissimo.fr/medicament-TYVERB-htm

EVEROLIMUS:

https://www.doctissimo.fr/medicament-AFINITOR-htm

PALBOCICLIB :

https://www.doctissimo.fr/medicament-IBRANCE-htm

ABEMACICLIB :

https://en.wikipedia.org/wiki/Abemaciclib

OLAPARIB:

https:/www.doctissimo-fr/medicament-OLAPARIB.htm..

NIRAPARIB :

https://www.vidal.fr/actualites-AFINITOR/23220/Zejula_100mg_ gellule_ niraparib_ inhibiteur_de_ parp_ en_ 2e- ligne_ de_ traitement_d'_entretien_ du_ cancer _de_l'ovaire

E-CADHERINE:

https://www.google.fr/search.bin.

P-gp :

https://fr.wikipedia.org/wiki/Glucoproteine P.

TELOMERASE:

https://www.arcagy.org/infocancer/traitements-systémiques/therapies-ciblees/la -chromatine-et-son-remodalage.html. Mise à jour 2020.

MMP13 :

https://www.ipubli.inserm.fr/bitstream/handle/1068/4969/MS_2002_5_565_ html.

NIVOLUMAB :

https://en.wikipedia.org/wiki/Nivolumab

PEMBROLIMUMAB :

https://en.wikipedia.org/wiki/Pembrolizumab

ATEZOLIZUMAB:

https://www.doctissimo.fr/medicament-TECENTRIQ-htm

DURVALIMUMAB:

https://www.doctissimo.fr/medicament-DURVALIMUMAB-htm

BLINATUMOMAB:

https://en.wikipedia.org/wiki/Blinatumomab

IPILIMUMAB :

https://en.wikipedia.org/wiki/Ipilimumab

Douleur ;

https://www.e-cancer-fr/Patients-de-proches/Qualité-de-vie/Douleur/Outils-d'-évaluation/Utiliser -une- échelle-d-intensité.

https ;//pharmacomedical-org/medicaments/parspécialités /item/opiacés-

forts

Toxicité du traitement et conduite à tenir

http://www.doctissimo.fr/sante/dictionaire-medical/toxicite-liee-a-la-rediotherapie.

Les réponses au traitemment :

http://www.e-cancer.fr/Patients-et -proches/Les-cancers/Le -lymphome-hogkinien/Les-réponses-possibles -au-traitement

Guérison du cancer : http://www.cancer.be/le-cancer/de-la-r-mission-la-gu-rison/gu-rison-du-cancer.

Preservation de la fertilite en cas de cancer :

File:///C:/users/PRA-FOS-ONCO F-1511 pdf

File:///C/users/USER/19 berrart-cours.nationaux.rt.juin.2016 pdf

Table des matières

Abréviations et acronymes -- VII
Dédicace-- XIII
Remerciements -- XV
Préface --- XVII
Avant Propos --- XIX
Introduction Générale -- 21

CHAPITRE 1

GÉNÉRALITÉS -- 23

I.Multiplication cellulaire et oncogenese--23
I.1. Multiplication cellulaire------------------------------ --------------------23
1.1.1. Définition --- 23
1.1.2. Etapes préparatoires du cycle cellulaire--------------------- 24
1.1.3. Cycle Cellulaire --- 25
1.1.4. Régulation du cycle cellulaire -------------------------------------- 25
La régulation du cycle cellulaire est l' ------------------------------------ 25
1.1.4.1. Régulation Positive --- 26
1.1.4.2. Régulation Inhibitrice -- 27
1.1.5. Oncoprotéines--- 28
I.2. ONCOGENÈSE -- 29
I.2.2. Schéma général de l'oncogenèse ------------------------------- 29
I.2.3. Initiation -- 30
I.2.3.1. Schéma : --- 30
I.2.3.2. Les principaux groupes des facteurs oncogéniques ---------- 30
1.2.3.2.1. Facteurs extrinsèques --- 30
1.2.3.2.2. Facteurs intrinsèques--- 30
I.2.3.3. Mécanismes et résultantes des actions des facteurs oncogéniques --- 31
I.2.4. Promotion--- 32
I.2.4.1. Schéma-- 32
I.2.4.2. Facteurs de promotion --- 32
I.2.4.3. Voies de signalisation des facteurs de promotion. ----------- 32
I.2.4.3.1. Voie des récepteurs membranaires ----------------------- 33
I.2.4.3.2. Voie des récepteurs cytoplasmiques --------------------- 34
I.2.4.3.3. Voie des récepteurs nucléaires --------------------------- 34
I.2.4.4. Types d'oncoprotéines-- 35

1.2.4.5. Physiopathologie des oncoprotéines -------------------------- 36
I.2.5. Progression -- *37*
I.2.5.1. Schéma -- 37
I.2.5.2. Bases physiopathologiques des métastases ------------------ 37
I.2.5.3. Basses physiopathologiques de résistance au traitement --- 38
I.2.6. Conclusion -- *38*

II. Stratégies de lutte contre les cancers -- 39

III. Axes de traitement curatif des cancers ------------------------------------- 40

IV. Niveau d'action des anticancéreux dans le cycle cellulaire ------------- 45

CHAPITRE 2

PROTOCOLES DE TRAITEMENT --------------------------------------- **47**

I. CANCER DE LA VULVE --- **47**

I.. DIAGNOSTIC POSITIF --- 47
1.1. ANAMNÈSE : --- 47
1.2. EXAMEN PHYSIQUE -- 47
1.3. EXAMENS PARA CLINIQUES --- 48
2. CLASSIFICATION --- 49
2.1. CLASSIFICATION TNM 2018. -- 49
2.2. STADIFICATION FIGO 2018 --- 50
3. TRAITEMENT : -- 51
3.1. RECOMMANDATION ;--- 51
3.2. MODALITÉS DE TRAITEMENT -- 51
3.2.1. Prévention : --- *51*
3.2.2. Traitement curatif --- *52*
3.2.2.1. Néoplasie vulvaire intra épithéliale (VIN) ------------------ 52
3.2.2.1.1 Types : -- 52
3.2.2.1.2 Grades histopronostics : -------------------------------------- 52
3.2.2.1.3. Modalités de traitement : --------------------------------------- 53
3.2.2.2. Cancer invasif :--- 55
3.2.2.2.1. But :--- 55
3.2.2.2.2. Moyens thérapeutiques :--- 55
3.2.2.2.3. Choix thérapeutiques de référence : ---------------------- 55
3.2.2.2.4. Modalité de la chimiothérapie (Auteur) : --------------- 56
3.2.2.2.5. Algorithme décisionnel de traitement : ------------------ 59
3.2.2.3. Cancer vulvaire récidivant --- *68*
3.2.2.4. Cas de progression tumorale ------------------------------------- *69*
3.2.2.5. Cancer vulvaire et grossesse ------------------------------------- *69*
4. SURVEILLANCE APRÈS TRAITEMENT -- 70

II. CANCER DU VAGIN -- 71

1. DIAGNOSTIC POSITIF-- 71
1.1. ANAMNÈSE-- 71
1.2. EXAMEN PHYSIQUE-- 71
1.3. EVALUATION ONCOGÉRIATRIQUE CHEZ LES FEMMES DE PLUS DE 75 ANS -- 72
1.4. EXAMENS PARACLINIQUES-- 74
2. CLASSIFICATION FIGO - TNM 2018-- 75
3. TRAITEMENT-- 76
3.1. PRÉVENTION --- 77
3.2. TRAITEMENT CURATIF -- 77
3.2.1. Tumeurs opérables d'emblée :-- 77
3.2.1.2. Algorithme décisionnel du traitement :----------------------- 78
3.2.2. Tumeur non opérable d'emblée (stades III et IV)---------------- 82
3.2.2.1. Possibilités thérapeutiques ------------------------------------- 82
3.2.2.2. Algorithme décisionnel du traitement :----------------------- 82
3.2.3. Forme récidivante -- 84
3.2.4. Cas de progression tumorale :-------------------------------------- 84
3.2.5. Cancer vaginal et grossesse-- 84
4. SURVEILLANCE APRÈS TRAITEMENT -- 85

III. CANCER DU COL UTÉRIN -- 86

1. DIAGNOSTIC POSITIF-- 86
1.1. ANAMNÈSE-- 86
1.2. EXAMEN PHYSIQUE-- 86
1.3. EXAMENS PARACLINIQUES --- 86
3. TRAITEMENT-- 90
3.1. PRÉVENTION-- 90
3.2. TRAITEMENT CURATIF -- 91
3.2.1. Cancer in situ : -- 92
3.2.2. Cancer invasif :-- 93
3.2.2.1. Possibilités thérapeutiques ------------------------------------- 93
3.2.2.2. Traitement initial : radio chimiothérapie concomitante----- 94
3.2.2.3. Modalité de la chimiothérapie (Auteur)---------------------- 94
3.2.2.4. Algorithmes décisionnels des traitements selon le stade de la maladie -- 97
3.2.2.4.1. Stade IA1 --- 97
3.2.2.4.2. Stade IA2 --- 98
3.2.2.4.3. IB1 et IB2 : --- 99
3.2.2.4.4. Stades IB3 à IIIC -- 100
3.2.2.4.5. Stade IVA et IVB--- 101
3.2.2.5. Options thérapeutiques si PET-Scan non disponible------- 102
3.2.3. Le traitement du cancer du col restant------------------------------ 103

3.2.4. Cancer métastatique ou en rechute---------------------------------103
3.2.5. Cas de progression tumorale ---------------------------------------104
3.2.6. Cancer du col utérin et grossesse ----------------------------------104
3.2.6.1. Cancer in *situ* et grossesse------------------------------------104
3.2.6.2. Cancer *invasif* et grossesse :-----------------------------------105
4. SURVEILLANCE APRÈS TRAITEMENT---------------------------------------106

IV. CANCER ENDOMÈTRIAL --107

1. DIAGNOSTIC POSITIF---107
1.1. ANAMNÈSE---107
1.2. EXAMEN PHYSIQUE--107
1.3. EXAMENS PARACLINIQUES ---107
2.2. GRADES HISTOPRONOSTICS---111
3. TRAITEMENT---111
3.1. PRÉVENTION---111
3.2. TRAITEMENT CURATIF---111
3.2.1. Moyens thérapeutiques ---111
3.2.1.1. Chirurgie --111
3.2.1.2. Radiothérapie--112
3.2.2. Traitement des adénocarcinomes endometrioïdes---------------------115
3.2.3. Prise en charge des tumeurs non endometrioïdes --------------------121
3.2.4. TRAITEMENT DES RÉCIDIVES ET DES MÉTASTASES -----------------------122
3.2.5. CAS DE PROGRESSION TUMORALE : -----------------------------------123
3.5. CANCER ENDOMÈTRIAL ET GROSSESSE-------------------------------------124
4. SURVEILLANCE APRÈS TRAITEMENT---------------------------------------124

V. SARCOME UTÉRIN ---126

1. DIAGNOSTIC POSITIF---126
1.1. ANAMNÈSE---126
1.2. EXAMEN PHYSIQUE--126
1.3. EXAMENS PARACLINIQUES ---126
2. CLASSIFICATIONS FIGO 2009 ET TNM 2017-----------------------------129
2.1. LÉIOMYOSARCOME, SARCOME DU STROMA ENDOMÉTRIAL ---------129
2.2. ADÉNOSARCOME---130
3. TRAITEMENT---131
3.1. REMARQUE --131
3.2. PRÉVENTION---131
3.3. TRAITEMENT CURATIF : ---131
3.3.1. MOYENS THÉRAPEUTIQUES---131
3.3.2. PRISE EN CHARGE INITIALE : ALGORITHME DÉCISIONNEL DU TRAITEMENT : --142
3.3.3. TRAITEMENT DES RÉCIDIVES : ALGORITHME DÉCISIONNEL DE TRAITEMENT : --143
3.3.4. Cas de progression tumorale--144

3.3.5. SARCOME UTÉRIN ET GROSSESSE ---------------------------------------144
4. SURVEILLANCE APRÈS TRAITEMENT : TABLEAU INDICATIF ------------144

VI. CANCER DE LA TROMPE --145

1. DIAGNOSTIC POSITIF. ---145
1.1. ANAMNÈSE---145
1.2. EXAMEN PHYSIQUE : ---145
1.3. EXAMENS PARACLINIQUES ---145
1.4. BILAN ONCOGERIATRIQUE-------------------------------------- 146
2. CLASSIFICATION ---148
3. TRAITEMENT---148
3.1. PRÉVENTION : ---148
3.2. TRAITEMENT CURATIF --148
3.3. FORME RÉCIDIVANTE --149
3.4 CAS DE PROGRESSION TUMORALE------------------------------149
3.5. Cancer de la trompe et grossesse---------------------------------- 149
4. SURVEILLANCE APRÈS TRAITEMENT ----------------------------------150

VII. CANCER OVARIEN ---151

1. DIAGNOSTIC POSITIF---151
1.1. ANAMNÈSE--151
1.2. EXAMEN PHYSIQUE --151
1.3. AUTRES ÉVALUATIONS ---151
1.4. EXAMENS PARACLINIQUES --151
2. -CLASSIFICATIONS 2018 FIGO ET TNM DES TUMEURS ÈPITHÉLIALES DE L'OVAIRE, TROMPES ET PÉRITONÉALES PRIMITIVES -----------------------153
3. TRAITEMENT--156
3.1. PRÉVENTION---156
3.2. TRAITEMENT CURATIF---157
3.2.1. Conduite à tenir devant une tumeur ovarienne ------------------157
3.2.2. Bilan pré-chirurgical d'une tumeur ovarienne suspecte de malignité --158
3.2.3. Cancer opérable d'emblée : algorithme décisionnel de traitement. --160
3.2.4. Cancers inopérables d'emblée ou chirurgie incomplète --------161
3.2.5. Prise en charge des carcinoses péritonéales---------------------162
3.2.6. Traitement complémentaire ------------------------------------169
3.2.7. Bilan d'évaluation --173
3.2.7. TRAITEMENT DES RECHUTES OU RÉCIDIVE---------------------------174
3.2.9. CANCER OVARIEN ET GROSSESSE -----------------------------------179
4. SURVEILLANCE APRÈS TRAITEMENT ----------------------------------182

VIII.CHORIOCARCINOME--183

1. DIAGNOSTIC POSITIF---183
1.1. ANAMNÈSE--183
1.2. EXAMEN PHYSIQUE : --184
1.3. EXAMENS PARACLINIQUES --184
2. SCORE PRONOSTIC DE FIGO 2000--186
3. TRAITEMENT---188
3.1. CHORIOCARCINOME DE BAS RISQUE------------------------------------188
3.1.1. Critère : score pronostic de FIGO ≤ 6 : monothérapie. --------188
3.1.2. Algorithme décisionnel de traitement : --------------------------188
3.1.3. Modalités de la chimiothérapie------------------------------------189
3.2. CHORIOCARCINOME DE HAUT RISQUE-----------------------------------191
3.2.1. Critère : score pronostic de FIGO ≥7 ---------------------------191
3.2.2. Principe de traitement --191
3.2.3. Algorithme décisionnel de traitement----------------------------192
3.2.4. Modalités de la polychimiothérapie. ----------------------------193
3.3. CHORIOCARCINOME ET GROSSESSE--------------------------------------199
4. SURVEILLANCE APRÈS TRAITEMENT---200

IX. CANCER DU SEIN --201

1. DIAGNOSTIC POSITIF---201
1.1. ANAMNÈSE--201
1.2. EXAMEN PHYSIQUE---201
1.3. EXAMENS PARACLINIQUES --201
2. CLASSIFICATION ---207
2.1. CLASSIFICATIONS TNM 2017---207
2.2. CLASSIFICATION PAR STADE 2017--------------------------------------211
3. TRAITEMENT---211
3.1. PRÉVENTION---211
3.2. TRAITEMENT CURATIF. ---211
3.2.1. Moyens thérapeutiques ---211
3.2.1.1. Chirurgie :--211
3.2.1.2. Traitement médical adjuvant-----------------------------------212
3.2.1.2.1. Chimiothérapie : ---212
3.2.1.2.2. Anticorps monoclonaux (Trastuzumab) ---------------225
3.2.1.2.3. Hormonothérapie --227
3.2.1.2.4. Algorithme décisionnel de traitement adjuvant--------231
3.2.1.2.5. Biphosphonates --234
3.2.1.2.6. Radiothérapie --234
3.2.1.3. Traitement médical néo-adjuvant -----------------------------238
3.2.1.3.1. Chimiothérapie/traitements ciblés néo-adjuvants -----238
3.2.1.3.2. Radiothérapie néo adjuvante-----------------------------245
3.2.1.3.3. Hormonothérapie néo-adjuvante ------------------------245
3.2.1.3.4. Algorithme décisionnel de traitement néo-adjuvant --246
3.2.1.4. Cancer du sein métastatique------------------------------------248

3.2.1.4.1. Généralités--248
3.2.1.4.2. Modalités de traitement---------------------------------250
3.2.1.4.3. Recommandations possibles en fonction des AMM disponibles actuellement (France). -------------------------------261
3.2.1.4.4. Tumeurs RH-/HER2- -------------------------------------262
3.2.1.4.5. Tumeurs BRCA mutées -----------------------------------262
3.2.1.5. Cas particuliers--263
3.2.1.5.1. Patientes métastatiques d'emblée-----------------------263
3.2.1.5.2. Métastases accessibles à des traitements spécifiques en complément des traitements géneraux----------------------------264
3.2.1.5.2.1. Métastases osseuses-------------------------------------264
3.2.1.5.2.2. Métatases hépathiques et pulmpnaires----------- ----265
3.2.1.5.2.3. Métastases cérébrales--------------------------- ----- 267
3.2.1.5.2.4. Métastases méningées-------------------------------- 268
3.2.1.5.2.5. Métastases pleurales--------------------------------- 269
3.2.1.5.2.6. Métastases péricardiques----------------------------- 270
3.2.2. Situations cliniquqes nécessitant une remière ligne de traitement - 271
3.3. Cas de récidive tumorale-- 271
3.4. Cas de progression tumorale---273
3.5. Cancer du sein et grossese--- 273
4. SURVEILLANCE APRÈS LE TRAITEMENT-----------------------------------274

CONCLUSION--277

ANNEXES--279

I. Immunothérapie ---279

1.1. IMMUNOTHÉRAPIE ACTIVE --279
1.1.1. But : ---279
1.1.2. Immunothérapie active spécifique = Vaccination anti HPV :--279
1.1.3. Immunothérapie active non spécifique = emploi des cytokines 280
1.2.1. But : ---281
1.2.2. Types : ---281
1.2.2.1. Immunothérapie passive ciblée anti mitotique :-------------281
1.2.2.1.1. But :---281
1.2.2.1.2. Principaux groupes des produits à usage clinique sont : --281
1.2.2.2. Immunothérapie passive ciblée inhibitrice des freins ------282
immunologiques.--282
1.2.2.2.1. But :---282
1.2.2.2.2. Produits disponibles : --283
1.2.3. Produits validés recommandés dans le présent ouvrage -------283
4.1.1. TRASTUZUMAB (Herceptin)------------------------------------286*

4.1.2. PERTUZUMAB (Perjeta)* ---------------------------------------*288*
4.1.3. KADCYLA ---*290*
*(Emtansine/Adotrastuzumab/Trastuzumab emtasine /T-DM1) *------290*
4.2. BLOQUEUR DE ERB B1 (HER1) ET ERB B2 (HER2) : LAPATINIB--292
(TYVERB*) ---292
5. BLOQUEUR DE LA VOIE PI3K-AKT-MTOR : EVEROLIMUS
(AFFINITOR*) --293
6. INHIBITEURS DU CYCLE CELLULAIRE ---------------------------------295
6.1. PALBOCICLIB (PALBONIB*) : -------------------------------------295
6.2. ABEMACICLIB (VERZEMIO*) :-------------------------------------296
7. INHIBITEURS DE LA RÉPARATION DES LÉSIONS DE L'ADN : ----------297
7.1. OLAPARIB (LYMPARZA*) --297
7.2. NIRAPARIB (ZEJULA*)---297

II. Traitement palliatif anticancéreux ---------------------------------298

2.1. DÉFINITION --298
2.2. APPROCHES ---298
2.3. CARACTÉRISATION DE LA DOULEUR DU CANCER--------------------299
2.3.1. Paramètres à évaluer pour caractériser la douleur. -----------299
2.3.2. Classification de la douleur chez le patient atteint de cancer--300
2.3.3. Echelle d'intensité de la douleur cancéreuse selon l'OMS : ---301
2.4. MODALITÉS DE TRAITEMENT DE LA DOULEUR DU CANCER---------302
2.4.1. Approche pharmacologique : les trois palliers de l'OMS : ----302
2.4.2. Traitement anti cancéreux : chimiothérapie,-------------------302
hormonothérapie, ---302
2.4.3.Techniques anesthésiques, neuroleptiques ou neurochirurgicales
--302
2.4.4. Thérapies physique : ---------------------------------------302
2.4.5. Approches psychologiques :----------------------------------303
2.4.6. Prise en charge de : ---------------------------------------303
2.5. LES PRODUITS UTILISABLES---------------------------------------303

III. Toxicité du traitement et conduite à tenir -------------------------307

3.1.2. TOXICITÉS HABITUELLES NON RADIOTHÉRAPIQUE ET CONDUITE À
TENIR.---311
3.1.2.1. Toxicité hématologique ------------------------------------311
3.1.2.2. Toxicité cardiaque ---312
3.1.2.3. Toxicité neurologique---------------------------------------312
3.1.2.4. Toxicité digestive --312
3.1.2.6. Autres toxicités :---313
3.2. TOXICITÉ RADIOTHÉRAPIQUE : -----------------------------------313

IV. Evaluation des besoins des soins et des performances après traitement ducancer : indice de KARNOFSKY ---------------------------315

V. Modalités des reponses au traitement anti cancéreux ----------------317

VI.Préservation de la fertilité-en cas de cancer-----------------------------320

6.1. Mecanismes pathogéniques d'altération de la fertilié selon l'étiologie---322
6.2. Précautions à prendre pour minimiser les effets déletères du traitement sur la fertilité aucours de son application---------------------- 322
6.3. Moyens pour diagnostiquer l'infertilité après traitement--------- 322
6.4. Méthodes de péservation de la fertilité----------------------------- 322
6.5. Conclusion---324

BIBLIOGRAPHIE ---325

TABLE DES MATIÈRES ---361

Structures éditoriales du groupe L'Harmattan

L'Harmattan Italie
Via degli Artisti, 15
10124 Torino
harmattan.italia@gmail.com

L'Harmattan Hongrie
Kossuth l. u. 14-16.
1053 Budapest
harmattan@harmattan.hu

L'Harmattan Sénégal
10 VDN en face Mermoz
BP 45034 Dakar-Fann
senharmattan@gmail.com

L'Harmattan Cameroun
TSINGA/FECAFOOT
BP 11486 Yaoundé
inkoukam@gmail.com

L'Harmattan Burkina Faso
Achille Somé – tengnule@hotmail.fr

L'Harmattan Guinée
Almamya, rue KA 028 OKB Agency
BP 3470 Conakry
harmattanguinee@yahoo.fr

L'Harmattan RDC
185, avenue Nyangwe
Commune de Lingwala – Kinshasa
matangilamusadila@yahoo.fr

L'Harmattan Congo
67, boulevard Denis-Sassou-N'Guesso
BP 2874 Brazzaville
harmattan.congo@yahoo.fr

L'Harmattan Mali
ACI 2000 - Immeuble Mgr Jean Marie Cisse
Bureau 10
BP 145 Bamako-Mali
mali@harmattan.fr

L'Harmattan Togo
Djidjole – Lomé
Maison Amela
face EPP BATOME
ddamela@aol.com

L'Harmattan Côte d'Ivoire
Résidence Karl – Cité des Arts
Abidjan-Cocody
03 BP 1588 Abidjan
espace_harmattan.ci@hotmail.fr

Nos librairies en France

Librairie internationale
16, rue des Écoles
75005 Paris
librairie.internationale@harmattan.fr
01 40 46 79 11
www.librairieharmattan.com

Librairie des savoirs
21, rue des Écoles
75005 Paris
librairie.sh@harmattan.fr
01 46 34 13 71
www.librairieharmattansh.com

Librairie Le Lucernaire
53, rue Notre-Dame-des-Champs
75006 Paris
librairie@lucernaire.fr
01 42 22 67 13

www.ingramcontent.com/pod-product-compliance
Lightning Source LLC
LaVergne TN
LVHW011149061026
849535LV00003B/664